ペリオバカ養成講座

～学びの門戸を開くための100の質問～

山本浩正 著

This book was originally published in Japanese
under the title of :

Periobaka Youseikoza—Manabi-no Monko-wo Hirakutame-no 100-no Shitsumon

(The training course becoming for Perio-Baka—100 questions to open your door for learning)

Yamamoto, Hiromasa
    Yamamoto Dental Clinic

© 2014 1st ed.

ISHIYAKU PUBLISHERS, INC.
    7-10, Honkomagome 1 chome, Bunkyo-ku,
    Tokyo 113-8612, Japan

はじめに

みなさん，こんにちは．Dr. Hiroこと山本浩正です．（自分で言うのは案外恥ずかしい……）

このたびは本書をご購入いただきありがとうございます．本書は2012年7月号から2013年12月号まで1年半にわたって月刊『デンタルハイジーン』で連載していた『Dr.Hiroのペリオバカ養成講座』に新たなトピックを4項（計20問）加え，そして"余計な"コラムエッセイ10編までつけ加えた渾身のペリオ本です．あくまで，『私たちは知らないことだらけだ』ということを基本にしていますので，知らないことに"喜び"を感じてもらいたいという想いで作りました．つまり，通常の本のように，"知らないことを知るために"読むのではなく，本書を読むことで"知らないことがある"ということに気づいてもらい，それを学びの起動にまで引き上げるきっかけとしていただければと考えています．そして，学びを一生続けていただきたいという気持ちで，巻末に『入学試験』を作りました．本書全体から"学びに対する前のめり感"という空気を感じていただければ，もうあなたの学びのスイッチはONです．

最近，「勉強」という言葉を使うことに抵抗を感じるようになってきました．勉強といわれると，机に向かってがむしゃらに頑張った学生時代を思い出しませんか？　私もそこそこ頑張ってきたつもりですが，決していい思い出ではありません．勉強という言葉に，学生時代のトラウマのようなものを感じてしまうのは私だけではないと思います．原因はいろいろあると思います．まず，学校の勉強は"なぜ？"から始まらず，いきなり新しい知識や考え方を押しつけられていた，ということが考えられます．自分の好みにかかわらず，あらゆるジャンルを無理やり押しつけられるというのも原因かもしれません．また，テストでよい成績を取ることが最重要の成果と判断されるのも問題です．テストは100点が最高と決められているわけですから，最初からこれ以上はないと宣言されているのと同じです．150点とか，200点というのはないわけです．ということは，いかに失点を防ぐかということがテクニック上大切になってきます．これって，スッキリしませんよね．

学校を卒業し，社会人になって自ら学ぶとき，これらの問題はすべてリセットされます．自分が"なぜ？"と思ったことから調べればいいし，自分の好みに合わせてテーマを決めればいい．100点満点のテストなんてないので，成果によっては，自分のなかで200点，300点ということがありうる．こんな状況に"勉強"という言葉を使うのは憚られ，私はあえて"学び"という言葉を使いたいと思います．

さあ，あなたも"学び"の楽しさを味わってください．そして，学生時代の勉強から脱却し，大人として，知の探究に加わる"知的ロマン"を仕事の糧にする歯科衛生士，歯科医師になってもらいたいと心から願っています．本書がその一助になればこれ以上の幸せはありません．では，学びの世界でお待ちしております．

最後に，連載時からお世話になった医歯薬出版㈱松崎祥子氏，大西香織氏，イラストレーター，デザイナー，そして本書作成にあたってお世話になったすべての方々に，この場をお借りして御礼申し上げます．いい本になりましたね．（自分で言うな！）

2014年初夏

山本浩正

ペリオバカ養成講座
~学びの門戸を開くための100の質問~
CONTENTS

はじめに	3
プロローグ	6
1. 歯周組織検査編	12
2. 細菌編	37
3. SRP編	51
4. 歯肉退縮編	65
5. リスク編	75
6. 根分岐部病変編	83
7. 骨欠損編	91
8. 口臭編	99
9. 咬合性外傷編	105
10. 歯周外科編	111
11. 抗菌薬編	117
12. メインテナンス編	123

ペリオバカ度診断 成績表	136
ペリオバカ度診断 入学試験（低学年用）	137
ペリオバカ度診断 入学試験（高学年用）	138
参考文献	139
索　引	141

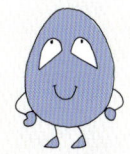
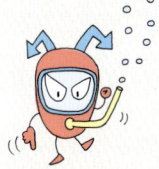
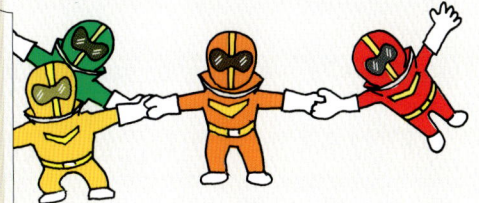

COLUMN
ぺり男のつぶやき

① 知のありか	36
② 愛は迂回で深くなる？	50
③ ガーリックチップ	64
④ 経験とエビデンス	82
⑤ "いい気"のススメ	90
⑥ 生身の身体を通すということ	98
⑦ 夏の美瑛にて	104
⑧ 個と国家の歴史認識	110
⑨ 終の仕事場	116
⑩ 敬意を払うということ	122

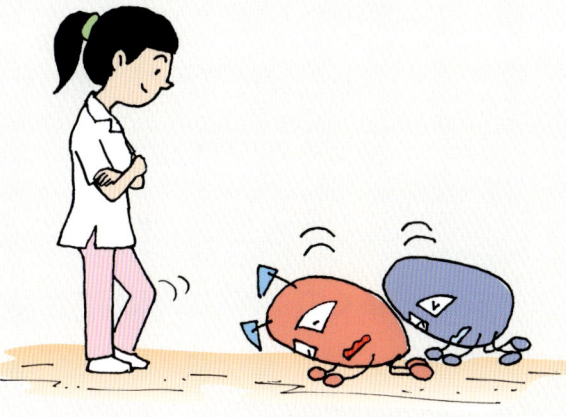

Page Design／solo　Illustration／パント大吉, TDL

プロローグ

"ペリオバカ"とは"ペリオオタク"のことではない．つまり"バカといわれるほどペリオを極めた勉強家"を意味しているわけではない．ここでいう"ペリオバカ"とは，"**本当の**"バカのことである．私は自分自身を"**そちらの**"バカだと自称している．

　大学を卒業してから29年間，歯周病学に重点を置いた勉強をしてきたつもりだが，いまだに知らないことだらけ，わからないことだらけである．つまり，私は正真正銘の"**ペリオバカ**"なのである．これは決して謙遜して言っているのではない．大切なのは，変わり者が歴史を動かすように，学問を動かすのは"**バカ**"だという事実である．勉強しようと鼻息荒くこの講座を読みかけた"あなた"．あなたは立派な"**バカ**"である．**バカ**に**バカ**を教えられるのかとお叱りを受けそうだが，幸い私は29年もバカをやってる"**年季の入った**"バカである．読者と同じような悩みや苦労を抱えながらここまでやってきた．この講座を通じて一人でも多くの"**ペリオバカ**"が誕生することを祈っている．

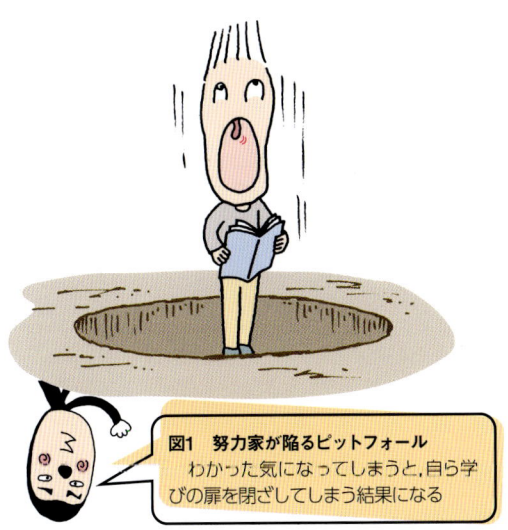

図1 努力家が陥るピットフォール
わかった気になってしまうと,自ら学びの扉を閉ざしてしまう結果になる

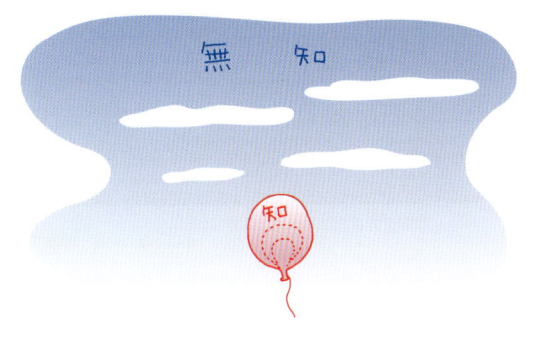

図2 無知という空に浮かぶ知という風船
勉強をすると知という風船は膨らむが,膨らめば膨らむほど無知と接する表面積が増えて,自分の知が"しれたもの"であることを実感する

知らないことの大切さ

　長年地道に勉強を続けている努力家が陥るピットフォールがある（図1）．それは"自分はわかっている"という錯覚である．この錯覚は案外重症で，これに罹患すると新たに知ろうというモチベーションが急落する．新しい知識や情報，技術が入る扉を自ら閉ざしてしまうのである．学びが起動するのは"自分は知らないということを知っている"からであり，"自分はできないということを知っている"からである．この学びの閉じ込もりともいえる病気にならないためには，自分の無知や無能を素直に認め，新しい情報に素直に喜び，情報発信者に敬意を忘れない謙虚さが大切である．

　人間はすぐに"いい気になる"動物なので（もちろん私を含めて），勉強を続けていくうちに"知らないことが少なくなった"という錯覚に陥ることもあるかもしれない．これも気をつけるべき併発症である．我々の学びの対象は海や空に例えられることが多い．つまり学びとは，大海や大空のような無知の世界に，小さな島や小さな風船という知を浮かばせるようなものというわけだ．島や風船を大きくすればするほど，限りなく広がるその接触面積に，我々は素直にうろたえ，海や空の大きさに圧倒されるのである（図2）．

"アカデミックハイ"というモチベーション

　自分の無知を最大限に痛感し，しかもそれを喜ぶ瞬間がある．それが"アカデミックハイ"という状態である（図3）．いままで知らなかった知識や考えに触れたときには，誰しも"とっても得をした気持ち"になるものだ．"せこい"私は，他人に教えたくなるような，つまり自分だけの秘密にしておきたいような気持ちまでもってしまう．残念ながらハイになると，その後べらべらとしゃべってしまうのだが……．

　こんなことは勉強を始めたばかりの浅学若輩者にだけ特異的に起こることと思われがちであるが，私のような年季の入ったバカでもときどき起こるものだ．だって，海や空は無限なのだから．

　ここでは，最近私に起こった"アカデミックハイ"を紹介しながら，学びのスイッチの入った瞬間を当時を思い出して実況中継してみよう．長時間の実況中継になるが，お付き合いいただきたい．

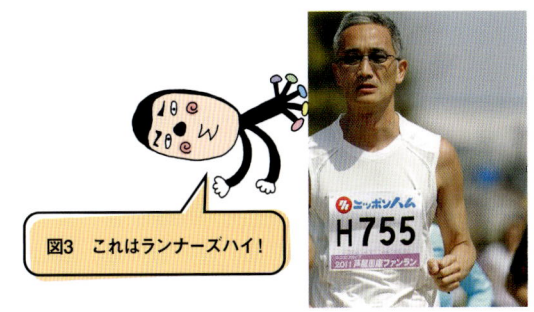

図3 これはランナーズハイ！

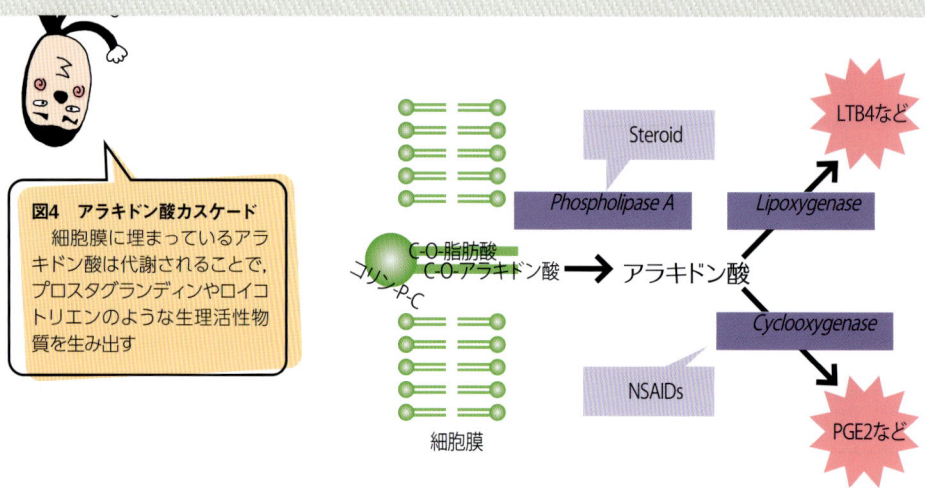

図4 アラキドン酸カスケード
細胞膜に埋まっているアラキドン酸は代謝されることで，プロスタグランディンやロイコトリエンのような生理活性物質を生み出す

「アラキドン酸カスケード続編」

　いまから5年前，私はとある歯周病関係の学術雑誌に目を通していた．それは『Periodontology 2000』というレビュー論文ばかりを扱う年3冊発刊される雑誌である．その雑誌の2007年45巻158ページから始まる論文は，特別私の興味を引いたわけでもなく，なんとなく流し読みをしていた論文の単なる1つにすぎなかった[1]．Thomas E. Van Dyke の書かれた『Control of inflammation and periodontitis』は，昔懐かしい「アラキドン酸カスケード」の話から始まっていた．これは，細胞膜からアラキドン酸が遊離して，最終的にプロスタグランディンやロイコトリエンといった生理活性物質が出てくることにより炎症が起こること，と学生時代に習った（図4）．なんと30年前の話だ！　抗炎症薬はこのカスケード（次々に起きる化学反応）にストップをかけることで炎症を抑えるのであった．非ステロイド系炎症薬（Non Steroidal Anti Inflammatory Drugs, NSAIDs）の場合，このカスケードのCyclooxygenase（COX）という酵素を抑えることで抗炎症作用が起こる．おそらく読者のなかには，ここまで読んで"学びの起動"どころか，"眠気の起動"に悩まされている方もおられるかもしれない．しかし，話はここからである．

　少なくとも私が学んだこの「アラキドン酸カスケード」のストーリーは，アラキドン酸からプロスタグランディンやロイコトリエンができて炎症が起こり，NSAIDsでこのプロセスを抑制できる，というところで終わっていた．映画ファンであれば，大好きな映画の続編を観たくなるのと同じように，Van Dykeらはその続編に興味をもった（はずである）．炎症が起こるのは理解できるとしても，炎症が消えるのはどうしてだろう？　ということだ．そういわれればそうである．私はそれまで，プロスタグランディンのような生理活性物質は半減期が短いので，それらが消失することで炎症も消えるのだろうという程度にしか考えていなかった．しかしその論文には，私が"ハイ"になる画期的な解説がされていた．つまり，「炎症を消すというメカニズムがもともと生体に備わっている」ということである．

ω3（オメガ-スリー）と歯周病の関係

　その解説はこうだ．細胞膜に含まれる脂肪酸にエイコサペンタエン酸（EPA）やドコサヘキサエン酸（DHA）というω3脂肪酸があるが，これらが代謝されると，リゾルビン（Resolvin）やプロテクチン（Protectin）という物質が作られ，これらには炎症を消す作用があるのだ（図5）．具体的には，好中球を自殺（アポトーシス）に追い込んだり，マクロファージにその後始末をさせたりする．健康オタクの読者であればもうすでに気づかれていることと思うが，このEPAやDHAは魚によく含まれる脂肪酸で，すでにサ

- ■ エイコサペンタエン酸（EPA, ω3, C20:5） → リゾルビン
- ■ ドコサヘキサエン酸（DHA, ω3, C20:5） → プロテクチン

アスピリンで効果UP

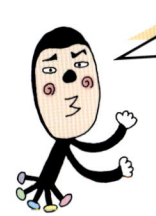

図5 防御的脂質メディエーター（Protective lipid mediators）
EPAやDHAなどのω3脂肪酸は代謝されるとリゾルビンやプロテクチンという生理活性物質になり，これらは炎症を消す作用をもつ

プリメントとして販売されている．サプリメントの効能には，動脈硬化，脂質異常症（高脂血症）の予防や健脳効果などが記載されているようだが，私にとって興味があるのはやはり歯周病への影響である．

ウサギに P. gingivalis を感染させると歯周病を誘発できるが，そのときリゾルビンもいっしょに与えるとそれが明らかに抑制できた．しかも驚くことに，リゾルビンを与えたグループでは，ポケットから歯周病菌が減少していたのである．通常，歯周治療というのは，歯周病菌を減らすことにより炎症を抑える，という戦略なのだが，ここでは炎症を抑えることにより歯周病菌が減るということが起こったのだ．これは私にとっては逆転の発想であり，"アカデミックハイ"のスイッチが入った瞬間であった．

和食は歯ぐきによい？

20年ほど前から栄養学には興味があり，脂肪酸についても，飽和脂肪酸[*1]のことや，ω3，ω6といった不飽和脂肪酸[*2]のこと，トランス脂肪酸[*3]のことなどちょくちょくと情報を入手していたが，まさかω3脂肪酸に炎症を抑える作用があり，それが歯周病の改善に結びつく可能性があるとは思わなかった．しかも，EPAからリゾルビンが作られるときにアスピリンが存在すると，できあがるリゾルビンの効果が長時間作用性になることがわかっている．これは，代謝途中でできる物質が異性体になるためで，これにより，同じ

リゾルビンでも分解されにくくなる，といわれている．ということは，バイアスピリンなどの抗凝固療法を受けている方が魚中心の食生活を続ければ，歯周病の改善が期待できるのではないかと勝手に想像（妄想？）していた．

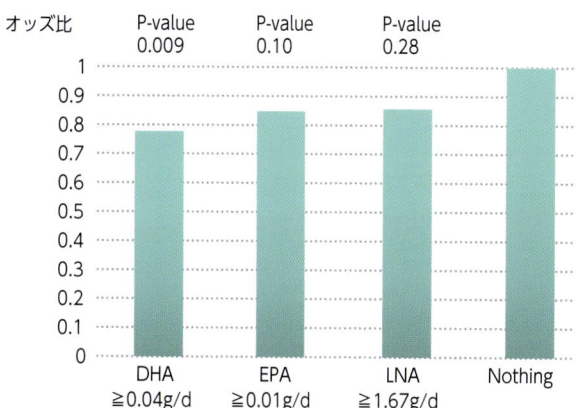

図6 ω3脂肪酸摂取量と歯周病の関係
ω3脂肪酸（DHA, EPA, LNA）を摂取している人は，そうでない人（Nothing）に比べて歯周病罹患のオッズ比が低く，歯周病になりにくいことが示されている

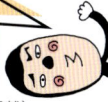

（LNAはリノレイン酸（文献2）のデータを基にグラフ化して掲載）

- -

＊1 飽和脂肪酸：
脂質の材料で，肉類の脂肪や乳製品の脂肪に多く含まれる．体内では固まりやすく，中性脂肪やコレステロールを増加させる作用があるため，血中に増えすぎると動脈硬化の原因となる

＊2 不飽和脂肪酸：
脂質の材料で，血中の中性脂肪やコレステロールの量の調節を助ける働きがある．魚類や植物油に多く含まれる

＊3 トランス脂肪酸：
不飽和脂肪酸の一種．工業的に作られるトランス脂肪酸の摂りすぎは悪玉コレステロール（LDLコレステロール）を増やし心臓病の原因となるといわれており，摂取量を抑えることが勧められている

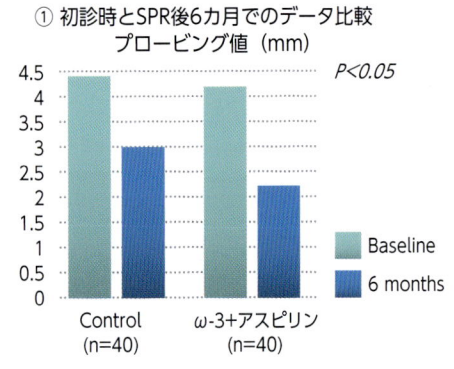
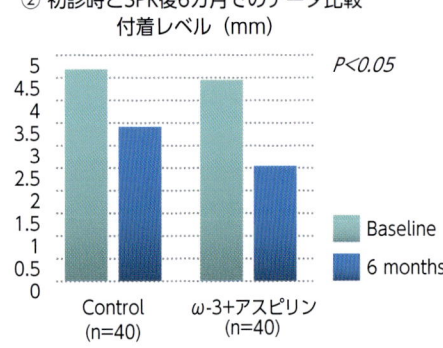
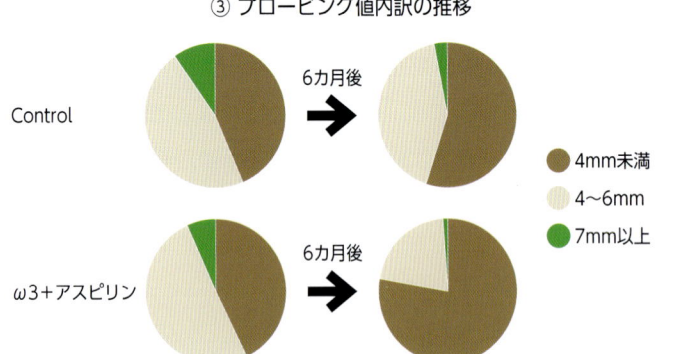

図7　SRPの効果への魚油とアスピリンの影響
　魚油（900mg, EPA/DHA 30%）とアスピリン（81mg）を毎日服用した場合，SRP後のプロービング値（図7-①），付着レベル（図7-②）両方ともにコントロール以上の改善を認めた．
　図7-③はプロービング値の内訳の推移

（①〜③は文献3）のデータをグラフ化して掲載）

　同じようなことを考える研究者はどこにでもいるようで，2010年にはアメリカ栄養学会が，ω3脂肪酸の摂取量の多い人ほど歯周病の罹患率が抑えられていると発表している[2]（図6）．また同じく2010年に，ω3を多く含む魚油と低用量アスピリンの服用により，SRP後のプロービング値の改善や付着の獲得が期待できるという論文が発表されている[3]（図7）．

"バカ"が患者さんを救う

　"アカデミックハイ"の話をするために長い解説になってしまった．私が伝えたかったのは話の内容ではなく，私にこのような長文の話を書かせてしまう"アカデミックハイ"そのものである．年季の入ったバカでも，ちょくちょく論文をチェックしていたらこの"ハイ"には出合うのだ．"ハイ"のレベルはその時々であるが，確実に年に数回出合っている．この姿勢は生涯続けたいと思うし，思わなくても続けることになるだろう．なぜなら，ペリオの勉強が好きだから．

　学問は，その領域でもっともスマートな人たちが引っ張っていくものではないと思う．それよりむしろ，その領域でもっともバカな人たちが先導していく構造になっている．"知のありか"を知っている人（そんな人いないけど……）が無知な人を導くのではなく，"知のありか"を求めて"先に"さまよってきた先輩が，無知な後輩にアドバイスするのが教育である．そして，店に入る前に空っぽだった買い物かごが，店を出るときには知識でいっぱいになることを目指すのが教育ではなく，店に入る前と後でその"人"が変わることが教育なのである．BF Skinnerによれば，『教育とは，学んだことがすべて忘れられた後に残る何かである』とのこと．本書を読んだ読者の皆さんに"何か"が残れば幸いである．

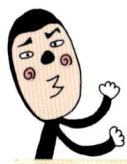

"ペリオバカ"度診断とは

　さて，ここからが本書の本番である（なんといままでは枕!?）．読者の皆さんには，ちょっと気が引けるが，全12編，計100問のテストをしてもらう．それは"どれだけ自分がわかっているか"という習熟度のテストではなく，**"どれだけ自分がわかっていないか"** という未熟度テストになる．つまり，バカ度診断である．

　これは私が主宰しているPEC（Postgraduate Education Course）というコースでも毎回行っているもので，自分がどれだけ知らないかということを学びのスタートとしようという企画に乗っ取っている．結果的に，盛りだくさんの知識を提供することになるが，これは知識を吸収してもらうためではなく，吸収すべき知識はたくさんあるのだ，ということを認識してもらいたいからだ．

　それでは，頭をリセットしてチャレンジしてもらいたい．

1. 歯周組織検査編

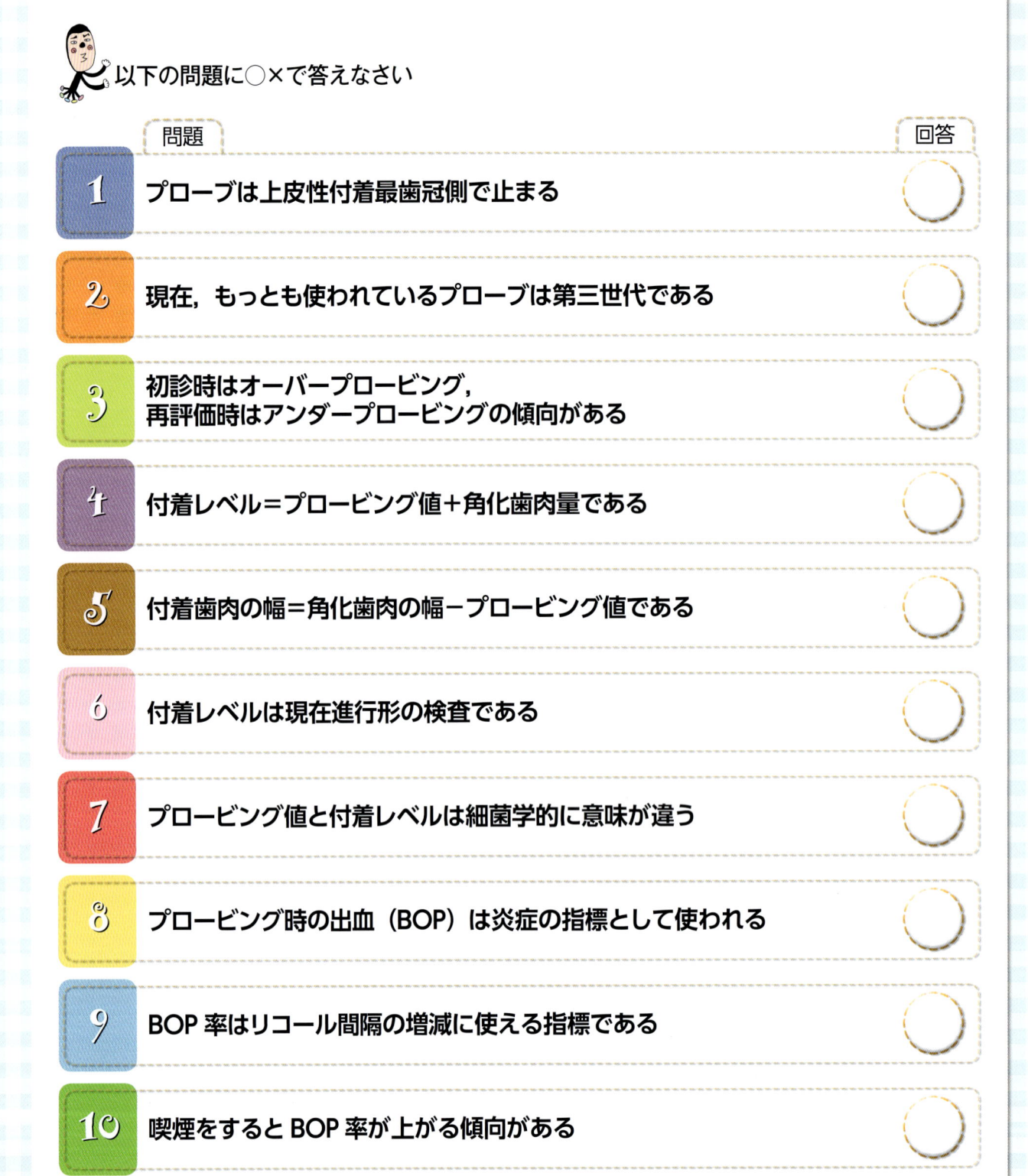

以下の問題に○×で答えなさい

問題		回答
1	プローブは上皮性付着最歯冠側で止まる	○
2	現在，もっとも使われているプローブは第三世代である	○
3	初診時はオーバープロービング，再評価時はアンダープロービングの傾向がある	○
4	付着レベル＝プロービング値＋角化歯肉量である	○
5	付着歯肉の幅＝角化歯肉の幅−プロービング値である	○
6	付着レベルは現在進行形の検査である	○
7	プロービング値と付着レベルは細菌学的に意味が違う	○
8	プロービング時の出血（BOP）は炎症の指標として使われる	○
9	BOP率はリコール間隔の増減に使える指標である	○
10	喫煙をするとBOP率が上がる傾向がある	○

問題	回答
11 上皮性付着では上皮細胞の機嫌が大切である	○
12 上皮性付着は幅が変わることがある	○
13 上皮性付着には本物と偽者がある	○
14 線維芽細胞が付着すると結合組織性付着になる	○
15 結合組織性付着に偽物はない	○
16 天然歯とインプラントでプローブの止まる位置は同じ	○
17 臨床でLJE（長い接合上皮）と判断するのは難しい	○
18 プロービング値で1mm大きくなると付着の喪失を起こしている可能性が高い	○
19 深い歯周ポケットは悪くなりやすい	○
20 深い骨欠損は悪くなりやすい	○
21 BOPは単発より継続が問題である	○
22 歯科衛生士によるケア頻度がリスクを下げる	○

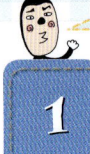 ここからは、歯周組織検査に関係する疫学的なエビデンスに注目してみたい。患者さんに説明するときにも役立ちそうな情報満載。誰もがスルーしてきた問題に果敢に挑戦してみよう

1 プローブは上皮性付着最歯冠側で止まる

答え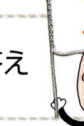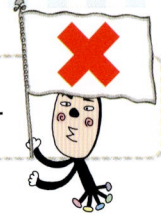

プローブを歯肉溝の中に入れてグイグイ押し込んでいくことを想像してみよう（実践しないように！）。プローブの先には超小型カメラが備えつけられている。最初は細菌や好中球がウヨウヨいる歯肉溝の中をすり抜けていく。グリコカリックス（glycocalyx）というベトベトした多糖体もあってうっとおしいかぎりだが、それを抜けると、急に上皮細胞だらけの中に突入していく。そしてそれを突き抜けると、今度はコラーゲン線維のブッシュの中に行く手を阻まれてしまい、急に前に進みにくくなってしまう。しかも、赤血球などもどんどん自分に向かって突進してくるので視界不良である（図1）。

『ミクロの決死圏』ばりの（古い？）このアドベンチャーには、付着の理解に役立つ示唆が満載である。まず大きく分けて、「歯肉溝」「上皮性付着」「結合組織性付着」の3つのパーツに分かれているということ。そして結合組織性付着ではプローブは止まりやすく、そこまで達するようなときには出血を伴うということが理解できる。では実際に、臨床の場面ではプローブはどこで止まるのだろう？ それは状況によるのである。

ここでは100 kgのプロービング圧とか、エキスプローラーのような尖った器具というアンフェアな状況は除外する。つまり、適正なプロービングをした場合にプローブがどこに止まるか、ということである。結論から先に言うと、炎症がなければ上皮性付着がプローブを止め、炎症があれば結合組織性付着がプローブを止める（図2）。ただし、付着がプローブを止めるときには多少"後ずさり"するので、炎症がなくても上皮性付着にすこし入り込むし、炎症があっても結合組織性付着にすこし入り込むのである。ということは、炎症がない状態でも本題の上皮性付着最歯冠側で止まるということはなく、多少オーバーランすることになる。上皮性付着最歯冠側を歯肉溝底（あるいはポケット底）とすれば、この時点で歯肉溝の深さ（ポケットの深さ）がプロービング値とずれていることが理解できると思う。

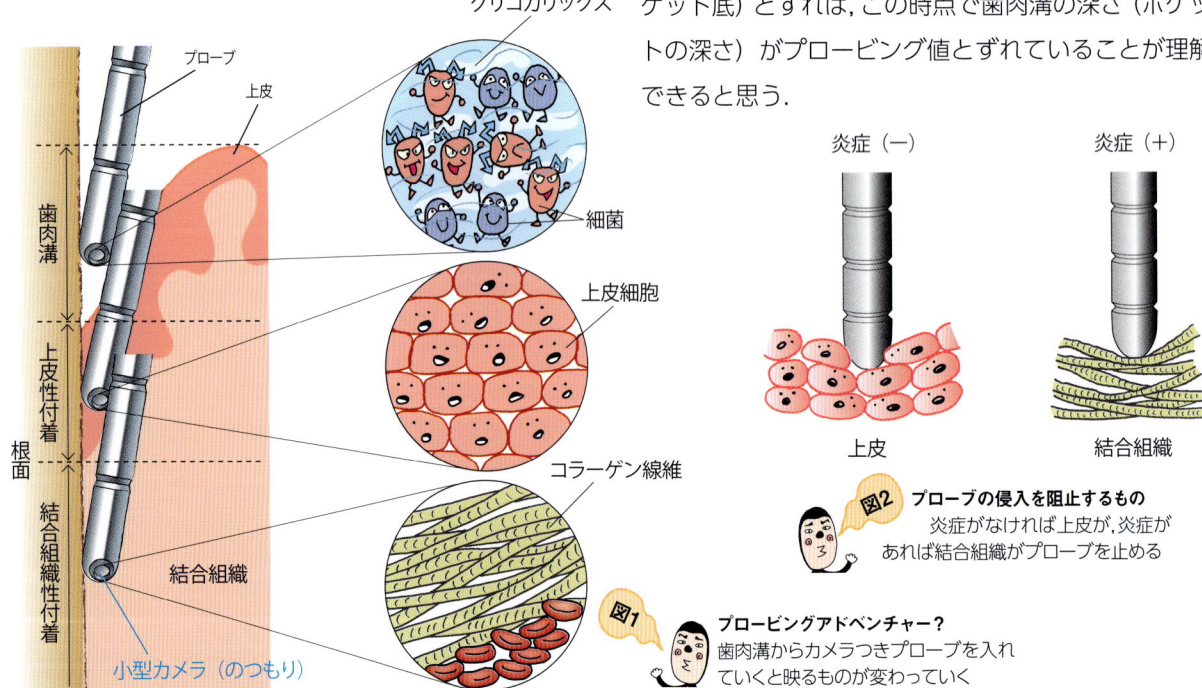

図1 プロービングアドベンチャー？
歯肉溝からカメラつきプローブを入れていくと映るものが変わっていく

図2 プローブの侵入を阻止するもの
炎症がなければ上皮が、炎症があれば結合組織がプローブを止める

2 現在，もっとも使われているプローブは第三世代である

答え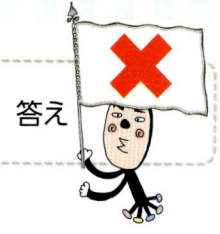

「プローブに世代なんてあるの？」と思っているあなた．あなたはまだペリオの第一世代人です．実は日ごろ皆さんが使っているプローブは，ほとんどが第一世代といわれるものである．従来型で conventional probe とも表現される（図3）．それに対して，第二世代のプローブは感圧式（pressure-sensitive）になり，プロービング圧を一定にできるタイプに世代UPする（図4-①）．そして第三世代までいくと，コンピュータと連動して，自動的にプロービング値や付着レベルを測定してくれるようになる（図4-②）．ちなみにプローブを挿入するのは手動で，出血までは感知してくれない（当たり前？）．

通常，世代 UP すればするほど便利になって有用になるはずであるが，プローブに限っては例外である．疫学調査でもするのであれば第二世代の感圧式プローブが役に立つこともあるかもしれないが，プローブは"圧力命"というわけではなく，根面の感触やちょっとした歯肉の側方圧を感じ取ったりするときにも有用で，第二世代プローブはそういった我々の手指の感度を落としてしまう．第三世代にいたっては高価なオタクグッズである．

さて，もっとも多用されている第一世代プローブをうまく使いこなすためのコツを伝授しておこう．

①信頼のおけるメーカーのプローブを一種類だけそろえる

"信頼のおけるメーカー"の製品はばらつきが少なく，製品自体の誤差が最小限である．"1種類"というのは，いろんな種類が院内にあると誤差を生む温床になるからである．

②担当歯科衛生士制で，プロービング時には二人一組で

同じ患者さんは同じ歯科衛生士が検査するのが基本．プロービング時にはアシスタントが前回の値に目を光らせて，大きなズレがあったときにはすぐに術者に知らせるシステムが効率的である．

③痛みを与えやすい部位や要注意部位を事前にチェック

前回痛みを与えていたら記録しておき，次回の参考にする．X線写真で骨欠損部位などを確認して，見過ごさないようにする．もちろん前回のデータも事前にチェック．

④トレーニング，トレーニング，トレーニング!!

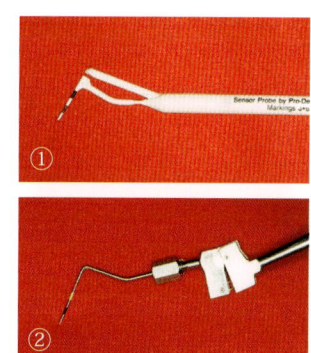

 第二世代プローブ
感圧式プローブである．図4-①は25g重でプローブの付け根が閉じる形態．図4-②は25g重でヒンジが開く形態になっている

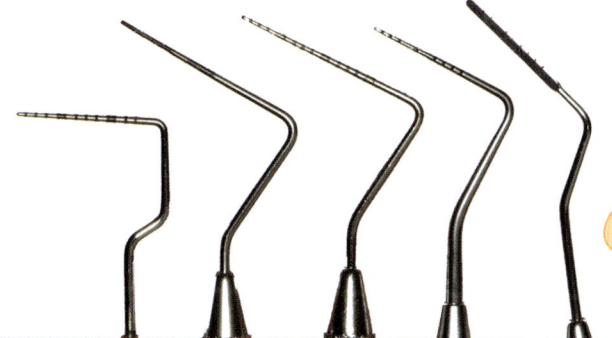

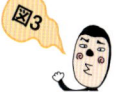 **第一世代プローブ**
もっとも一般的で使用頻度の高いプローブ．左からUNC15, CP11, Williams, Michigan-O, Goldman-Fox

3 初診時はオーバープロービング，再評価時はアンダープロービングの傾向がある

答え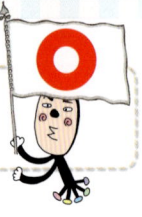

炎症が強いとプローブは深く入る．若干オーバーランしてコラーゲン線維をたわませ，あたかもハンモックに人が寝そべってお尻が突き出るようなイメージだ（図5）．これをハンモック効果という（うそのような本当の話）．それに対して，炎症がほとんど存在しない場合は，上皮性付着部でオーバーランするので，上皮の途中で止まる．ということは，初診時のような炎症が強いときにはプローブは深く入り（＝オーバープロービング，Over-probing），再評価時のように炎症が消退しているときにはプローブは入りにくい（＝アンダープロービング，Under-probing）傾向があるということになる．特に，SRP後に長い接合上皮による治癒が起こるとこの傾向が強くなる．

ただ，初診時は炎症が強いからといって深くプローブを突き刺して患者さんに悲鳴を上げさせることが"臨床的に"正しいわけではない．25 g重や0.3Nというプロービング圧を一定に保つことはもちろん大切である．そうでなければ，前回のデータと比較する意味がなくなってしまう．しかしながら，プロービング時の痛みのために患者さんとの間に信頼関係が築けなかったり，コミュニケーションがとれないことになれば，"データの採取に成功しても，歯周治療としては失敗"である．炎症の強そうなときには多少手加減して，つまり，あえてアンダープロービングにして痛み

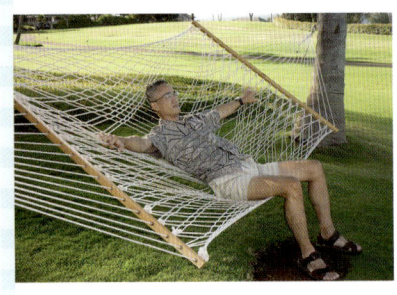

図5 ハンモック効果？
プローブは炎症が強いと結合組織性付着の中をオーバーランする．ハンモックに寝てお尻が沈むように，プローブの先でコラーゲン線維がたわむ（写真はプローブになりきっている筆者）

を回避し，その旨患者さんに伝えるほうが好ましいと私は考えている．再評価のときにその部位のプロービング値が上がってしまうこともあるが，前回手加減したこと，今回が本当の値であることを伝えればよいのではないだろうか．また初診時，大量の歯石で正確な測定ができなかった場合にも，再評価時でのプロービング値上昇が起こるが，やはり再評価時のプロービング値の信頼性が高いことを添える必要がある．

さて，"初診時オーバー，再評価時アンダー"という傾向の捉え方の問題である．プローブの止まる位置は条件によって変化するのだから，初診時には数値を小さめ，再評価時には大きめに考えるなんていう修正は不要である．ここで大切なのは，初診時と再評価時の差が大きくなるという傾向である．これを臨床に活かさない手はない．患者さんは改善を強く実感できるのだから．患者さんと担当歯科衛生士，そして歯科医師3人みんなで喜びをわかち合いたいところだ．再評価はあくまで喜びの場．メインテナンスにうまく移行するためにも，この傾向を"上手に"使いたい（図6）．

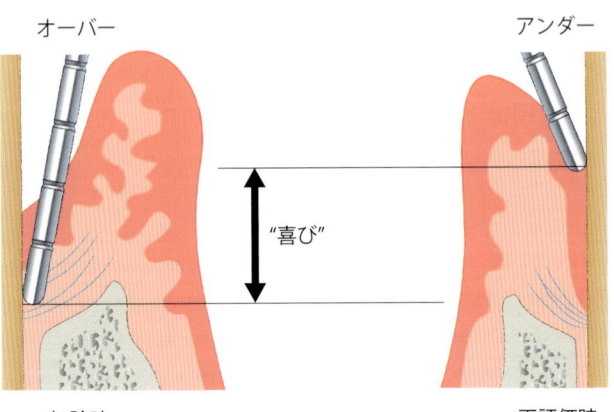

図6 オーバーとアンダーの差
オーバープロービングとアンダープロービングの差は大きくなる．それは改善したという喜びの大きさになる

4 付着レベル＝プロービング値＋角化歯肉量である

答え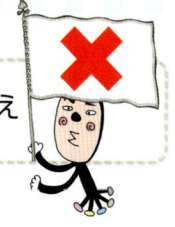

数学の苦手な文系人でも，歯科衛生士であればこれくらいの式は理解しておかなければならない．どこが間違いかというと，「角化歯肉量」のところである．ここは「歯肉退縮量」になっていなければならない．つまり，

「付着レベル＝プロービング値＋歯肉退縮量」

ということになる（図7）．

付着レベルはCEJ（セメント-エナメル境，cement-enamel junction）を基準にしてプローブがどこまで入るかという検査である．歯の固定点を基準にして，そこからどれだけ離れたところでプローブが止まるかを調べることで，付着の絶対的な位置を調べようというのだ．組織が根面のどこで付着しているのかは臨床ではプローブが止まる位置を想定する．止まる付着は炎症が弱ければ上皮性付着かもしれないし，炎症が強ければ結合組織性付着かもしれない．どちらにしても，

「臨床的な付着の位置＝プローブの止まる位置」

と考える．

実はこの「プローブの止まる位置」はプロービング値ではわからない．なぜならプロービング値は歯肉を基準にしているので，歯肉の位置が変われば（腫れたり，退縮したりすれば）変化してしまうからである．

歯の固定点から測ればプローブの止まる位置が確定する．東京と大阪の間の距離を測るのがプロービング，東京と大阪の位置をGPSで確定するのが付着レベルというイメージだ．CEJは結合組織性付着の最歯冠側だった場所なので，これを固定点に採用すれば絶対的な付着レベル，別の固定点を採用すれば相対的な付着レベルといえる．

ところで，歯肉退縮量もCEJを基準にして測定する．どれだけ根面が露出しているかを測っているわけだが，この歯肉退縮量とプロービング値を足せば付着レベルになるというのが本題であった．ということは，付着レベルをわざわざ測定しなくても，プロービング値と歯肉退縮量を測定しておけば付着レベルは算出できることになる．患者さんは「自分の歯肉がどれだけ下がったか」とか，「ポケットは深くなっていないか」ということは理解しやすいが，「付着の位置がどうなったか」ということは理解しにくい．そのため，私の医院では，プロービング値と歯肉退縮量を測定し，付着レベルはPCに計算してもらっている．プロービング値の測定に歯肉退縮量を加えるだけで，ポケットの深さだけでなく，歯肉の位置や付着の位置がわかるようになるメリットはきわめて大きい．

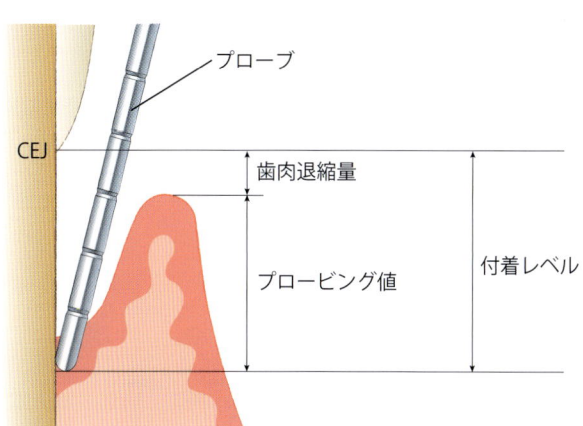

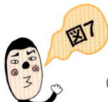 **図7 付着レベル，歯肉退縮量，プロービング値の三角関係**
CEJから測ってどこに付着があるかという「付着レベル」は，CEJからどれだけ歯肉が下がっているかという「歯肉退縮量」と，歯肉から測ってどこでプローブが止まるかという「プロービング値」の和である

5′ 付着歯肉の幅＝角化歯肉の幅－プロービング値である

答え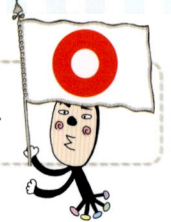

　この式は正解．前問と似たような式にみえるが，扱っている部分も目的も異なっている．前問はポケットの"内"をおもに調べていたが，今回はポケットの"外"がターゲットである．

　ご存じのように，歯肉は表層が角化している．それにより，ブラッシングにも耐えられるし，飲食時の刺激にも耐えられる．ただしこの場合の歯肉は，"外に見える歯肉"のことをさしている．なぜなら，歯肉溝の中に入ると角化度が落ちていくからだ．さて，この角化した歯肉（＝角化歯肉）が"見かけ倒し"のことがある．ちゃんと付着していないことがあるのだ．ジャストフィットしていない防弾チョッキのようなものである（強引な説明？）．

　付着のサポートがしっかりとある角化歯肉のことを付着歯肉という．この場合の「付着」には，上皮性付着もあれば，根面への結合組織性付着，骨膜への結合組織性付着もある（図8）．上皮性付着よりも結合組織性付着のほうがサポート役としては信頼度が高いと考えられるが，どちらにしても臨床的に付着の位置を調べるためにはプローブを挿入することになる．

　角化歯肉より根尖側の組織は「歯槽粘膜」とよばれ，組織は動き，角化していない．プローブがこの領域まで入るときには，いくら角化歯肉があっても背後には付着がないということになる．なぜなら，角化歯肉の裏はすべて歯肉溝（あるいはポケット）という空間になっているからである．こういう状況を「付着歯肉がない」という．もう1つ，付着歯肉がないという状況がある．それは角化歯肉そのものがない場合である．

　さて，付着歯肉というのは All or None というわけではない．その間には付着歯肉が少ないという状況もある．角化歯肉の幅からプロービング値を引いた値が1mmであれば，その付着は上皮性付着の可能性が高い．それが2mmになれば根面への結合組織性付着が参加している可能性もあるし，長い接合上皮による治癒が起こっていれば相変わらず上皮性付着という可能性もある．付着歯肉が増えるにしたがって，「上皮性付着」→「根面への結合組織性付着」→「骨膜への結合組織性付着」という順にサポートが増えていく．丈夫な角化歯肉のサポート役が何なのかを考えるのも大切なことである．

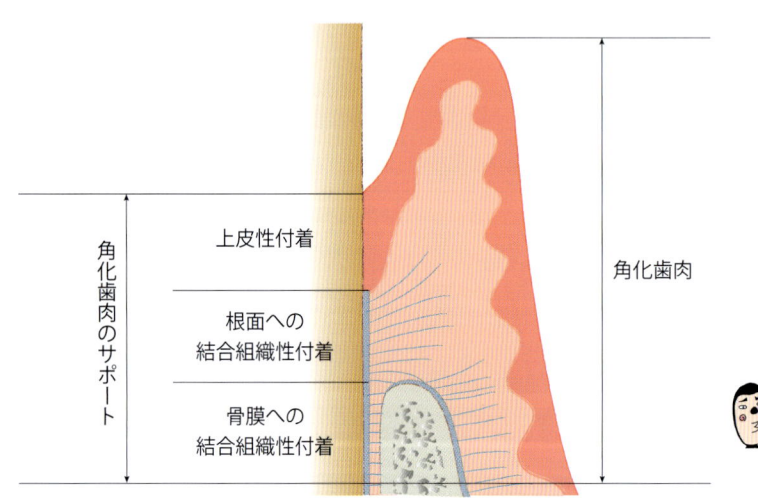

図8 **角化歯肉のサポート役**
　角化歯肉をしっかり裏でサポートする付着には，上皮性付着，根面への結合組織性付着，骨膜への結合組織性付着がある

6 付着レベルは現在進行形の検査である

答え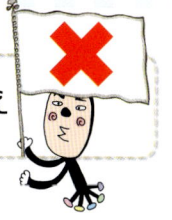

歯周組織検査には過去形の検査，現在形の検査，現在進行形の検査，そして未来形の検査がある．付着レベルは，このなかで過去形の検査になる．X線写真を用いた骨吸収の検査（骨レベル）も過去形である．

過去に破壊された"付着"を調べるのが「付着レベル」で，過去に破壊された"骨"を調べるのが「骨レベル」である（図9）．どちらも破壊の程度を見たいわけだが，それは「破壊が進んだところほど弱っていて，悪くなるリスクも高いから」である．

現在形と現在進行形の違いは微妙なところだが，「プロービング値」や「BOP」などは現在形，「歯肉溝滲出液の検査」は現在進行形と考えられる．いま現在，歯周組織で破壊が起こっているかどうかを調べるのが現在進行形の検査である．破壊に伴って，歯肉溝滲出液にはさまざまな物質が検出されるようになる．これは山の中に不法投棄された汚染物質があると，やがて湧き水に汚染物質が検出されるようになり，そのレベルから山の中の環境破壊が想像できるのと同じ原理である．歯肉溝滲出液で検出される物質には，組織破壊の命令にあたるサイトカイン（IL-1やTNFαなど）や破壊酵素（コラゲナーゼなど），また破壊されて出てきた瓦礫（ピリジノリン架橋物質など）が含まれている（図10）．このような物質が検出されれば，疾患活動度（disease activity）が上がっていると判断することになる．

さて，未来ある歯科衛生士の皆さんたちに，未来形の検査の話もしておこう．これは将来歯周病になりそうかどうか，つまり"ペリオ体質"かどうかを調べる検査になる．血液や口腔内の上皮をサンプルとして採取し，遺伝子を調べることになる．IL-1（インターロイキン-1）が最初に報告されて世界中の度肝を抜いた[1]．DNA上の1つの塩基が異なるだけでIL-1の活性が異なり，歯周病のリスクが変わるというのである．アジア人ではあまりインパクトがないということもわかって[2,3]，ちょっとがっかりだが，このような1塩基多型はたくさん調べられている．いまのところ無罪のオンパレードだが，遺伝子の配列ではなく，遺伝子の発現調整（これをエピジェネティクス，epigeneticsという）に注目が移ってきており，今後の展開が楽しみである．

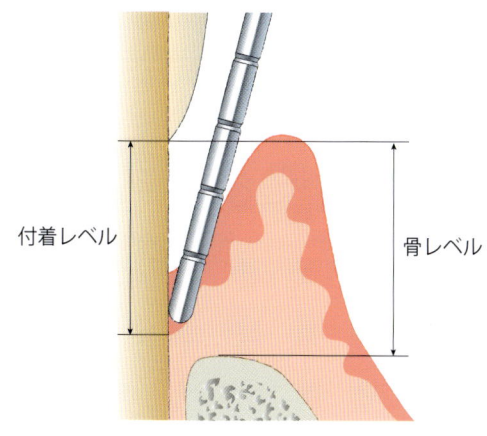

図9 **過去形の検査**
過去にどれだけ破壊が起こったかという検査には，CEJから測った付着の位置（＝付着レベル）とCEJから測った骨の位置（＝骨レベル）がある

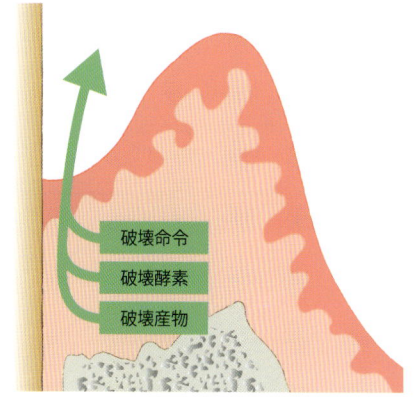

図10 **現在進行形の検査**
歯周組織で破壊が起こっているときには，歯肉溝滲出液にさまざまな物質が混入してくる

7 プロービング値と付着レベルは細菌学的に意味が違う

答え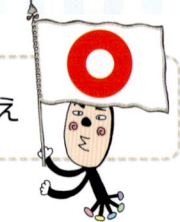

「プロービング値」も「付着レベル」もどちらもプローブを使って検査する．測る基準が「歯肉頂」なのか，「CEJ」なのかの違いである．にもかかわらず，それだけで現在形と過去形になってしまうのは不思議なことである．もう1つ不思議なことがある．それが本問題の細菌学的視点である．

「プロービング値が大きい」ということと，「付着レベルが大きい」ということは細菌にとってはちょっと意味合いが違う．プロービング値が大きいということは，"自分たち（細菌たち）が棲むテリトリーが大きい"ということであり，付着レベルが大きいということは"深くまで侵入した"ということなのだ（図11）．

多くの場合，プロービング値が大きいと付着レベルも大きい．これは細菌たちが深く，広く棲み着いていることを意味している．歯周病菌もいっぱいいることだろう．しかし，プロービング値が大きいにもかかわらず，付着レベルはほとんど正常ということもある．これは「仮性ポケット」といわれる状態で，若年者の歯肉炎などで見受けられる．細菌が増えているものの，付着の破壊までは至っていない．また，逆にプロービング値が小さいにもかかわらず，付着レベルが大きいということもある．非炎症性歯肉退縮などで認められる状態だ．こういう場合ではほとんど歯周病菌が見つからない．もちろんプロービング値も付着レベルも小さければ正常に近い状態と考えられる．

このようにプロービングの出発点を歯肉頂にする場合（＝プロービング値）とCEJにする場合（＝付着レベル）の2通りを考えることにより，検査の時制，細菌学的意味，歯周組織の状態を捉えられることを理解できたと思う．問題4（P.17）での解説に戻ることになるが，やっぱりプロービング値と歯肉退縮量の測定をしたいものである．

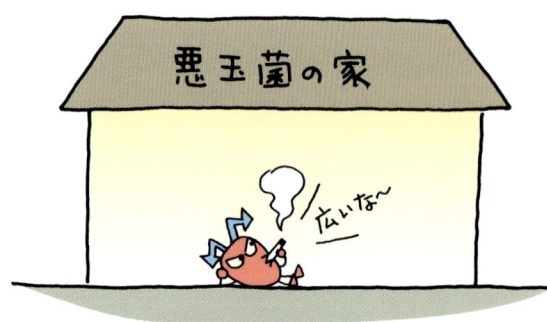

プロービング値

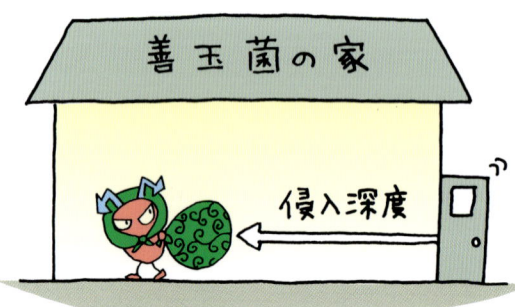

付着レベル

図11 歯周病菌から見たプロービング値と付着レベル
プロービング値は"歯周病菌が生活している家の大きさ"を，付着レベルは"歯周病菌が他人の家に侵入したレベル"を意味している

8 プロービング時の出血（BOP）は炎症の指標として使われる

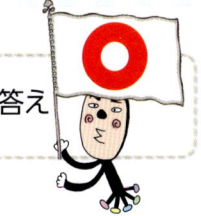
答え

　世間一般では，血が出たらどこかにけがをしたということを意味している．プロービングで出血するのもけがをしているのだろうか？　実は，そのとおりなのである．患者さんからお金をいただいてけがをさせるというのは，"かたぎ"の世界ではとっても気が引ける．しかしBOP（Bleeding on probing）というのは，"出血してしまうような歯周組織の状態である"ということを意味しているのである．言葉が悪いかもしれないが『プロービングで出血するようなやわな歯周組織が悪い』ということである（図12）．

　これでは責任の押しつけ合いになってしまうので，もうすこしアカデミックな話に移ろう．BOPを認めるような歯周組織を調べてみると（組織切片を顕微鏡で覗いてみるという意味），歯肉の結合組織中に炎症性細胞浸潤が認められる．つまり，炎症を起こしているのである．逆に言うと，炎症を起こしているからこそ，プローブが結合組織性付着の領域まで侵入してしまい，出血を起こすのだ．

　でも，炎症が起きるにはその原因があるはずである．その原因はポケット内にある．つまりBOPを認めるようなポケット内には歯周病菌が棲み着いている可能性が高い．これで「歯周病菌」→「炎症」→「BOP」がつながった．一方的にこの流れができるわけではないが，少なくともBOPを認めるようなポケットでは歯周病菌が見つかる可能性が高く，歯肉結合組織中には炎症を認める可能性が高いといえる．

　BOPはプロービングと同時に行うことができ，費用もかからない．時間もそんなにかかるものではない．プローブの目盛りを見ながらプロービングを行い，ときどき歯頸部に目をやるだけで有効なデータが集まるわけである．こんなおいしい検査は"かたぎ"であってもやめられない……．

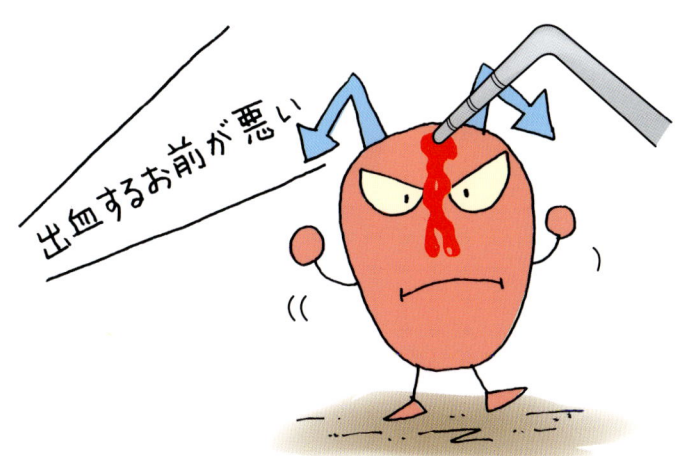

図12　出血するお前が悪い！？
プローブの侵入を阻止できないくらいやわで炎症の強い歯周組織になっているので出血する

1．歯周組織検査編

9 BOP率はリコール間隔の増減に使える指標である

答え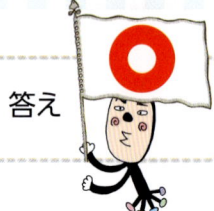

「BOP率」は別名「出血率」ともいわれ，これまたたいへんおいしいデータである．これは「出血した部位数」を「プロービングした部位数」で割ると算出される数値で，「プロービングした部位全体のなかで何％出血したか」ということを表している（図13）．これくらいであれば，パソコンの力を借りなくても誰でも簡単に計算できる．

高血圧や糖尿病と違って歯周病の場合，1つの数値で全体を表すのは難しいことが多いが，このBOP率は口腔内全体の炎症の強さを表す数値として有効である．プラークスコアというのもあるが，来院直前にプラークをうまく落とせる患者さんであればごまかされてしまう．しかし，いきなり一生懸命ブラッシングをしてもBOP率が急に下がることはない．つまり糖尿病の検査データでいうと，プラークスコアが血糖値，BOP率がHbA1c（過去1，2カ月の血糖コントロールを示す値）というイメージになる．

さて，炎症の全体像を表すこのBOP率．いろいろと疫学データが出ているのでこれを使わない手はない．

■『BOP 30％以上の患者は20％以下の患者よりも，部位数で3.3倍多く付着の喪失を起こした』
(Joss A, et al. *J Clin Periodontol*, 21（6）；402，1994.)

■『BOP 30％以上の患者は30％未満の患者よりもメインテナンス中に歯を失うリスクは2.2倍』
(Matuliene G, et al. *J Clin Periodontol*, 35（8）；685，2008.)

付着の喪失や歯の喪失というリスクはBOP率が高いと2～3倍に跳ね上がるわけである．メインテナンス途中でBOP率が上がり，プロービング値にそんなに大きな変化がないような場合，次回までのリコール間隔を短くすることが妥当なチョイスである．「炎症が強くなっているので，次回はいつもより短めの間隔で予約をとりましょう」と説明して断る患者さんは少ないだろう．なぜなら，いつもBOP率の情報提供を受けていて関心があるからである．悪化の徴候が数値として出ているときに気にならない人はいない．実際，リコール間隔を短くしたらどれくらいリスクが下がるのか，あるいはリコール間隔を短くしなかったらどれくらいリスクが上がるのかは誰にもわからない．しかしながら，メインテナンスの継続がリスクを下げるとわかっている以上，BOP率の推移を利用するのは"あり"だと思う．そして，リコール間隔を短くするときには次の言葉を忘れずに．

「〇〇さん，心配なので次は早く見せてくださいね」

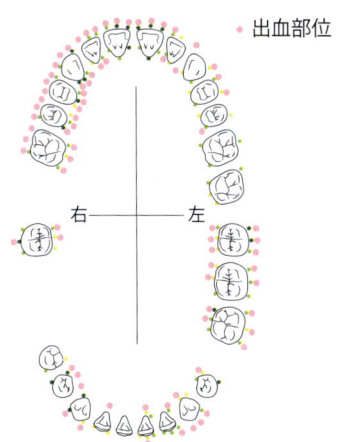
・出血部位
右 左

$$BOP率 = \frac{出血した部位数}{プロービングした部位数（歯数×6）} \times 100$$

$$左図の場合 = \frac{76}{26 \times 6} \times 100 = 49\%$$

図13 BOP率（出血率）
出血した部位をプロービングした部位で割ると全体のBOP率が算出できる．これは口腔内全体の炎症の強さを表すものとして有用である

10 喫煙をするとBOP率が上がる傾向がある

答え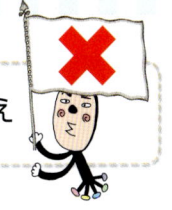

喫煙は歯周病のリスクファクターとして認知されている．タバコを吸うと歯周病になりやすかったり，進行しやすくなる．おまけに治りにくい．ということは，炎症が強くなるのだからBOP率が上がりそうにも思える．しかしながら，実際はBOP率が下がる傾向がある．これは喫煙で炎症がマスクされるからである（図14）．

疫学調査では，喫煙によりBOP率が下がるというデータは出ているが[4]，そのメカニズムは確定していない．ニコチンによる血管の収縮や結合組織の線維化，上皮の角化度の亢進などが候補としてあがっている．メカニズムが何であれ，大事なことはBOP率の低い患者さんが実はヘビースモーカーということであれば，BOP率は"下駄をはかせたほうがよい"ということである．患者さんに説明するときには，「タバコの影響で数値が低いが，実際はもうすこし高いはず」と，やんわりと喫煙への警鐘を鳴らすようにしたいところだ．

最近では，禁煙に踏み切る患者さんも増えている．特に，タバコの値上げのときにはかなりの数の患者さんがチャレンジされていたように思う．うまく禁煙に成功された患者さんのBOP率はどうなるだろう？ご想像のとおり，BOP率が上がる可能性がある．ただし，このBOP率が上がるには長い年月がかかりそうである．歯周病のリスクが，禁煙11年でやっとほぼ非喫煙者と同レベルというような報告もある[5]（図15）．何年でタバコの影響が抜けるのかは定かではないが，きっと喫煙歴や喫煙量が関係していることと思う．でももし禁煙した患者さんのBOP率が上がった場合，「タバコの影響が抜けてきた証拠で，これが本来のあなたのBOP率です」という説明も可能だろう．どれだけ真実かはわからないが，単純にブラッシングができていないと批判するよりも，禁煙の努力が評価され，健康志向が芽生えるのであればOKである．くれぐれも好きなタバコをやめたのに，歯ぐきが悪くなったという"踏んだり蹴ったり状態"にならないよう配慮したいものである．

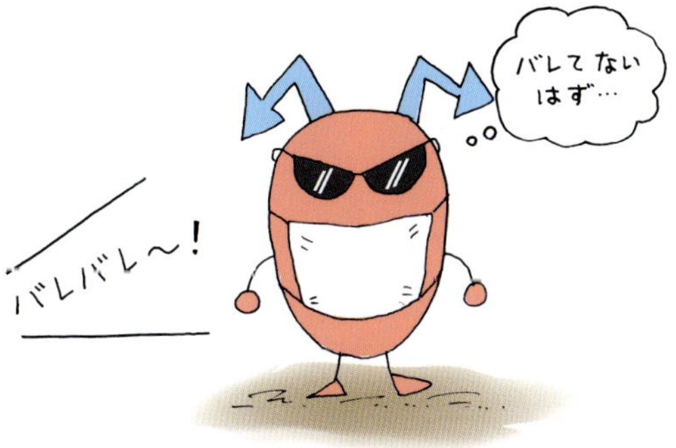

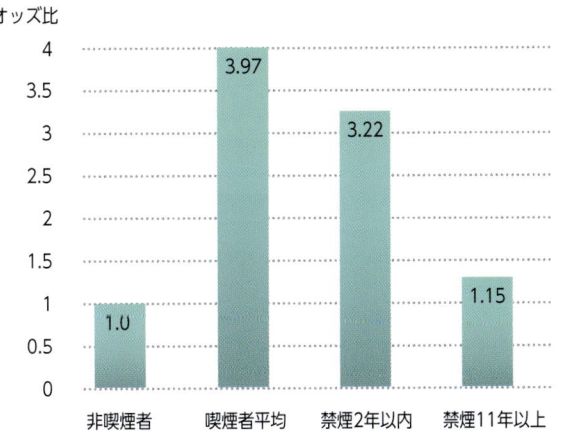

図14 喫煙でマスク
喫煙は炎症をマスキングするために表立っては悪いということがわかりにくい．ポケットが深くても出血してこないことも多い

図15 喫煙と歯周病のリスク関係
喫煙によりリスクが上がり，禁煙によりリスクが下がる．ただし非喫煙者と同レベルになるには時間がかかりそうだ（文献5）のデータを元にグラフ化）

11 上皮性付着では上皮細胞の機嫌が大切である

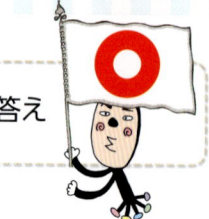
答え

微妙な表現で迷った方も多いだろうが，この問題の意図は"上皮性付着の鍵は上皮細胞自身にある"ということを伝えたかったわけである．上皮細胞は付着するための"手"をもっている．"インテグリン"とよばれる手である．この手は2本一組になっていて，αという手とβという手が相手をつかむことになる．インテグリンは上皮細胞だけがもっている手ではなく，多くの細胞がもっている一般的な手で，たとえば骨を食べる破骨細胞が骨に付着するときにもこの手を使う．ちなみに上皮細胞が付着するときには$α_6β_4$というインテグリンが大切といわれている（破骨細胞では$α_vβ_3$）．

上皮細胞のインテグリンが引っつく相手は何かというと，歯面上にコーティングされた内側基底板とよばれる膜に潜む"ラミニン"とよばれる物質である（図16）．ラミニンをインテグリンがつかんでいる状態は分子レベルの話なので，とても顕微鏡で見ることはできないが，顕微鏡ではちょうどその部分はヘミデスモゾーム結合として観察できる[6]．

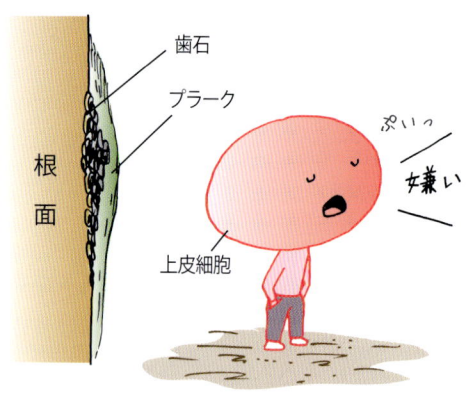

図17 ご機嫌斜め
上皮細胞は細菌のついていないツルツルの面が好み．インプラントという他人に引っつくこともあるかと思えば，根面という身内でも歯石やプラークがついていると引っつかない

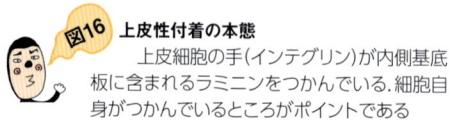

図16 上皮性付着の本態
上皮細胞の手（インテグリン）が内側基底板に含まれるラミニンをつかんでいる．細胞自身がつかんでいるところがポイントである

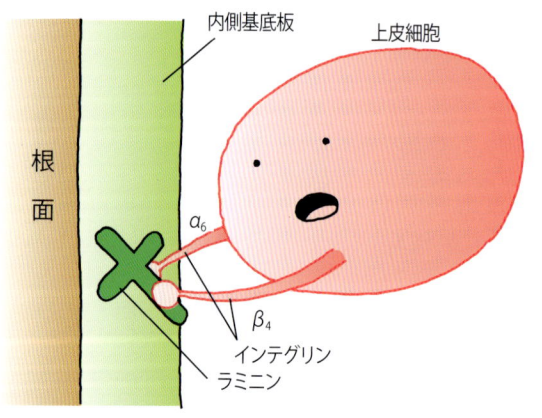

さて，上皮性付着というのは上皮細胞の1人芝居になっている．歯面にコーティングする内側基底板という膜も上皮細胞が作り出したものだし，そのなかのラミニンをつかむインテグリンも上皮細胞自身の手である．そのため上皮細胞の機嫌が悪いと付着ができない．SRPが不十分で歯石が残っている根面に上皮細胞は付着してくれないし，プラークコントロールが悪くて細菌のこびりついている根面にも上皮細胞は付着してくれないのである（図17）．

上皮細胞が機嫌よく握手してくれれば付着の獲得が起こり，手を離せば付着の喪失が起こるということは，上皮性付着は"動的"な付着ということである．上皮細胞は条件さえそろえば握手してくれる気前のよい細胞である．ガラスシャーレにまで付着する勘違いも起こすし，インプラントにもだまされて付着する．プロケアとセルフケアのポイントは，"上皮細胞の機嫌を損ねない"ということなのかもしれない．

12. 上皮性付着は幅が変わることがある

答え ◯

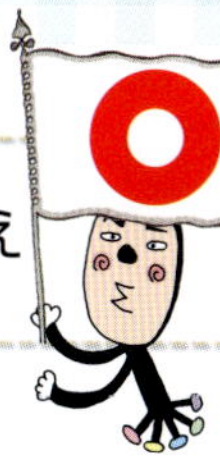

生物学的幅径（Biologic width）という概念がある．これによると上皮性付着も結合組織性付着も歯軸方向の幅はおよそ1mmである（合計2mmの付着）．ヒトの組織切片で測定して算出したこの幅は，歯周組織が健康であればだいたい万国共通のようである[7,8]．ツラの皮の厚さも人によってかなり異なると思うが，付着に関しては大きな個人差はないようだ．

でもこんなことはないだろうか？「X線写真を見ると骨欠損があって，その部分のポケットが深いときにSRPをしたとする．再評価でプロービングしてみるとかなり改善している．しかも歯肉退縮はほとんど起こっていない」．歯肉の位置がほとんど変わっていないのにプローブが入らなくなるということは付着の獲得が起こったことを意味している．このときの理想的な治癒形態は再生であるが，残念ながら，骨欠損部の再生が起こる前に上皮が入り込んでくるので再生は期待薄である．では，骨からプローブの止まった位置（＝付着の位置）までの間が2mm以上あるこのような場合，どういう治癒が起こっているのだろう？　それが長い接合上皮（Long junctional epithelium, LJE）による治癒とよばれるものである（図18）．

前問の解説で「上皮性付着は動的な付着だ」と説明したが，実際に上皮細胞は動いている．根面をロッククライミングするように，インテグリンという手を使って歯冠側に向かって動いていくのである．生物学的幅径の理論によると，その動く距離が1mmということになる．しかしSRPなどできれいな根面ができたときには，上皮細胞は若干長旅をすることがある．それがLJEによる治癒である（図19）．

このような治癒はSRPで起こることもあるし，歯周外科治療でも起こることがある．歯周外科治療では，フラップを元の位置に戻すような組織付着療法とよばれる処置でよく起こる．「プロケアとセルフケアで上皮細胞の機嫌を損ねない」と前述したが，機嫌のよくなった上皮細胞は，ときに大盤振る舞いしてLJEというご褒美をくれることがあるのだ．

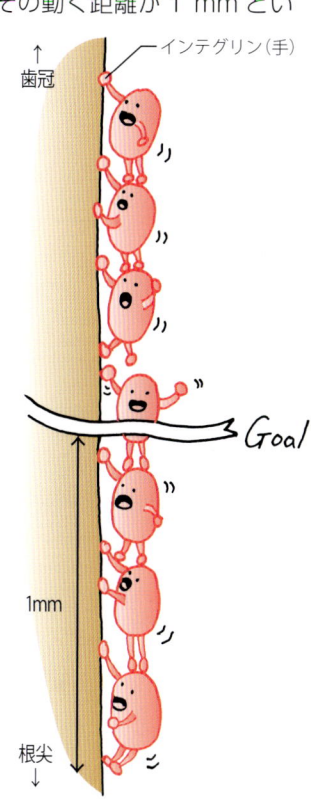

図19　上皮細胞のウイニングラン
約1mm根面をよじ登ればゴールだが，調子がよければその後もしばらくウイニングランを続けることがある．それがLJEとなる

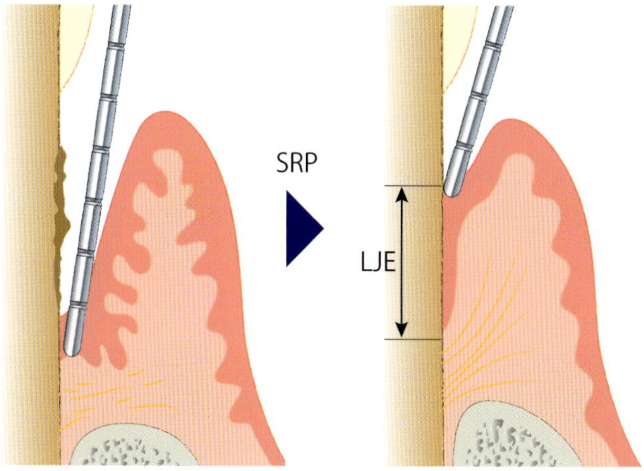

図18　長い接合上皮（LJE）による治癒
生物学的幅径の概念からすると，上皮性付着の幅は約1mmであるが，それを超えて付着することがある

13 上皮性付着には本物と偽者がある

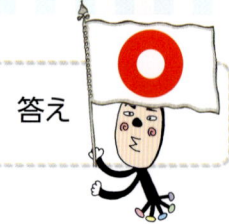

答え

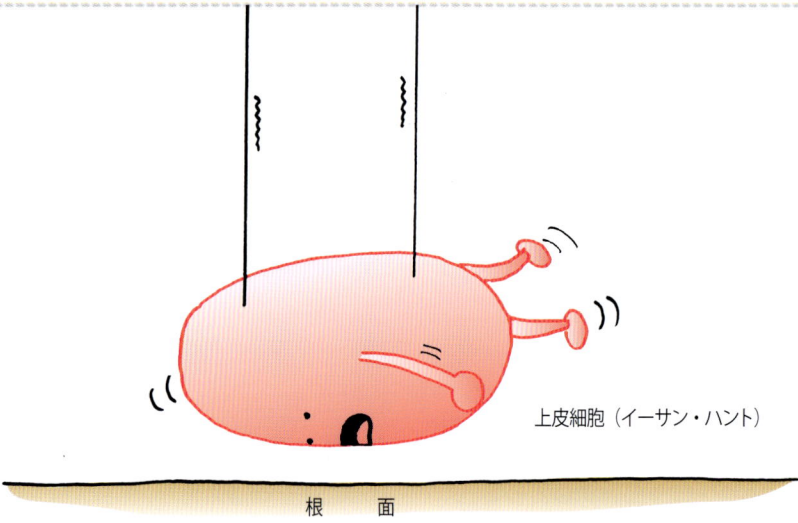

上皮細胞（イーサン・ハント）

根面

図20 **付着していない**
偽物の上皮性付着では上皮細胞は付着していない．付着すると警報がなるから……（映画の観すぎ？）

映画『ミッション：インポッシブル』でトム・クルーズ演じるイーサン・ハントが別人になりすまし，顔と声を変える，というトリックがよく出てくる．他人になりすますのは映画の世界ではスリリングでおもしろいが，付着の世界でこれが起こると我々にもわからない．

実は，いままでの上皮性付着の解説は本物の話であった．しかし，臨床ではたまにイーサン・ハントにめぐり合っている……はずである．付着の偽物は仮面を外すことはないので，わからないままおつきあいをしている……はずである．映画のイーサン・ハントなら高いビルでも器用によじ登っていくので，ビルの壁面への付着は得意だと思うが，付着のイーサン・ハントはこれと逆である．つまり正確には付着していないのだ．

本物の上皮性付着というのは，顕微鏡レベルでヘミデスモゾーム結合，分子レベルでインテグリンとラミニンの結合という付着が存在する．それに対して，偽物の上皮性付着ではこれらの結合が見当たらない．ただ単に，上皮細胞が根面に押しつけられているだけである（図20）．誰が押しつけているかというと，歯肉の結合組織線維群である．この線維は歯肉を根面に引っ張ったり（歯－歯肉線維），歯肉を骨膜に引っ張ったり（歯槽－歯肉線維），また歯を取り巻いてベルトのように締めつけたり（輪走線維）している．つまり，歯肉溝上皮を根面に押しつけるわけである．

炎症が消退してそれらの線維群が元気になり，引っ張る力がみなぎってくると，我々は「歯肉がタイトになった」と感じる．このとき本物の上皮性付着ができていなくても，プローブは入らなくなる．このような偽物の上皮性付着は，歯肉のアダプテーション（adaptation）とかアドヒージョン（adhesion）というが，本物と偽物の区別は臨床的には不可能である．おそらく偽物は線維がゆるむだけですぐにポケットの再発が起こるので，再発率が高いように思うが，エビデンスがあるわけではない．本物であろうと，偽物であろうと，プローブが入っていかないのであれば細菌も入っていないと考え，引き続きプロケアとセルフケアを続けるというのが実際的な対処であろう．

線維芽細胞が付着すると結合組織性付着になる 答え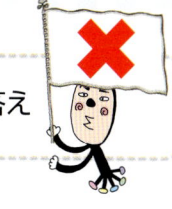

　結合組織性付着は線維性の付着だが，この場合の線維とはコラーゲン線維である．摂取すればプリプリお肌になる，と皆が信じているあのコラーゲン線維である．大枚はたいてフカヒレを食べたら，そのまま体内のコラーゲン線維が増えるかというと，そういうことはない．体内でコラーゲン線維が増えるのは，線維芽細胞がせっせと合成をするときである．合成するための材料は飢餓状態でないかぎり体内に十分供給されているので，結局，線維芽細胞にどれだけ「合成しろ」という指令が届くかがポイントになる（深く説明すると女性の敵になりそうなので省略）．

　結合組織性付着を担うコラーゲン線維もこの線維芽細胞が合成している．しかし，これだけではコラーゲン線維は根面に付着できない．付着するためにはコラーゲン線維を根面につなぎとめるための"セメント質"が必要である．そのセメント質は誰が作るかというとセメント芽細胞だ．コンクリートを頑張って食べても体内にセメント質は増えない……，あしからず．

　結局，結合組織性付着というのは，セメント質にコラーゲン線維が埋め込まれてできあがったものなのだが，どうも上皮性付着と状況が異なる．上皮性付着では上皮細胞自身が手を出して付着していたが，結合組織性付着では線維芽細胞が作ったコラーゲン線維と，セメント芽細胞が作ったセメント質が機械的に嵌合した付着，言い換えれば"細胞の産物"による付着，ということになる．つまり，線維芽細胞が手を出して付着しているわけではないのである（図21）．

　この"細胞自身による付着"と"細胞の産物による付着"というのは何かと様相が違ってくる．前者のほうが動的だし，獲得や喪失が起こりやすい．結合組織性付着を意図的に作るのがどれだけ難しいかは，再生療法の歴史を見れば自明である．また，上皮性付着では1mmを超えた幅で付着することもあるが（LJEによる治癒），結合組織性付着は原則1mmである．1mmという一定の幅で位置が変わるのだ．2つの付着を比べるといろいろな性格が見えてくる．ちなみに，北京ダックの皮をたらふく食べても上皮性付着はできない……，あしからず．

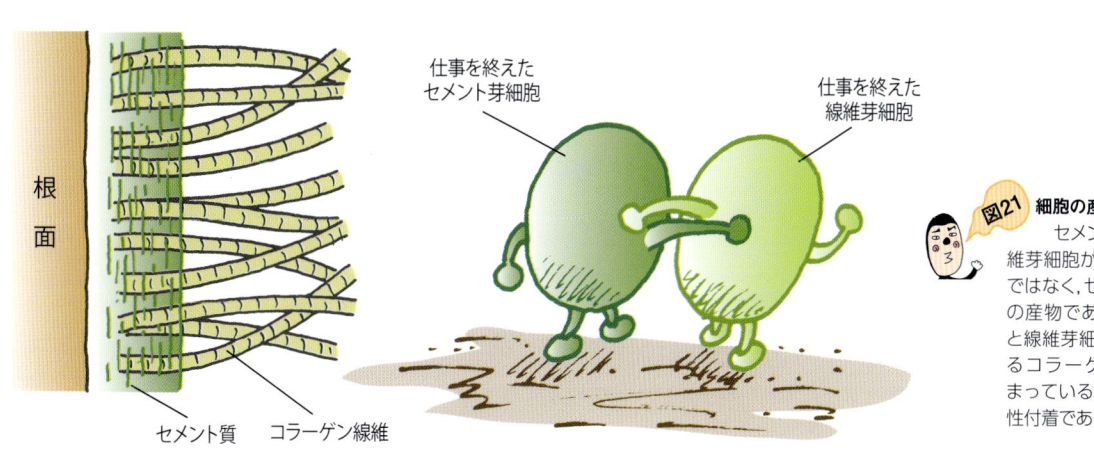

図21 細胞の産物による付着
セメント芽細胞と線維芽細胞が付着するわけではなく，セメント芽細胞の産物であるセメント質と線維芽細胞の産物であるコラーゲン線維が絡まっているのが結合組織性付着である

15　結合組織性付着に偽物はない

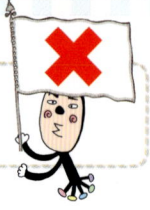

答え

　偽物の上皮性付着では上皮細胞は手を出さず，歯肉の結合組織線維群が上皮細胞を後ろから根面に押しつけているだけであった（**問題13参照**）．満員電車でサラリーマンがドアに押しつけられているかわいそうな状況を想像してもらいたい．では，結合組織性付着ではどうかというと，やはり偽物が存在することがわかっている．

　一時的な場合を除いて，天然歯で偽物の結合組織性付着に出合うことは少ないが，ある治療法が臨床応用されるようになってから頻繁に遭遇するようになった．それがインプラントである．インプラントを埋入したときに，インプラント周囲にセメント質はできない．セメント質を作れる未分化な細胞は，通常歯根膜に潜んでいるが，インプラント治療にあたって歯根膜はすでに喪失しているからだ．そのため，インプラントにはコラーゲン線維が埋入できる相手がいないことになる．もちろん，インプラント周囲組織でもコラーゲン線維はたくさん存在するので，それらはどういう挙動を示すかというと，インプラントを取り囲んでしまうのである（**図22**）．ちなみに，歯根膜の残っている残存歯にインプラントを接触するように埋入すると，インプラント表面にセメント質らしきものができることはあるが[9]，これはかなり特殊な状況と考えたほうがよい．

　上皮性付着の場合，それが本物か偽物かは判断できないが，結合組織性付着の場合はインプラント周囲に関しては必ず偽物である．偽物の結合組織性付着もアタッチメントではなく，アダプテーション（adaptation）とかアドヒージョン（adhesion）という言葉が使われる．偽物の上皮性付着と同じく，別のメカニズムの付着があるというのではなく，ピッタリと近接するだけ，つまり付着をスルーする形をとる．偽物の上皮性付着と同じく，ドアに押しつけられたサラリーマンの顔は変形していても，付着はしていないのだ．

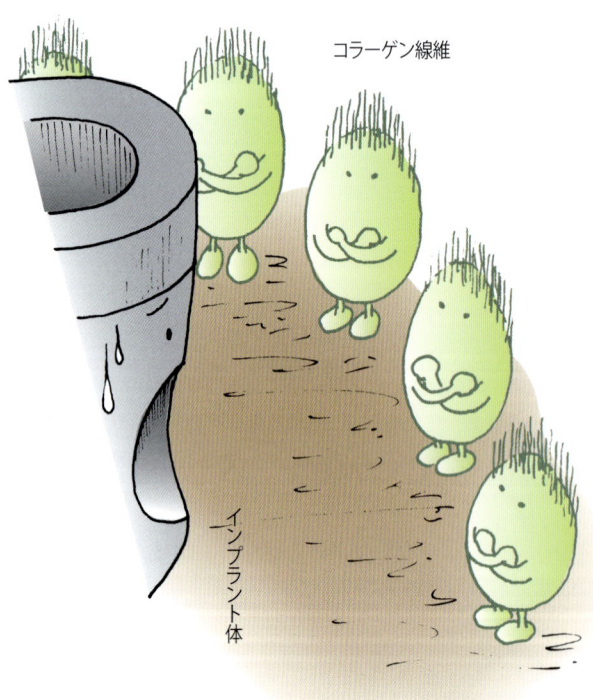

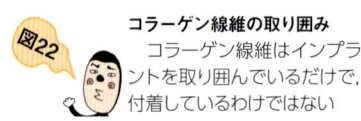

図22　**コラーゲン線維の取り囲み**
コラーゲン線維はインプラントを取り囲んでいるだけで，付着しているわけではない

16 天然歯とインプラントでプローブの止まる位置は同じ

答え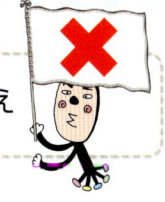

ここでぜひ，ペリオバカ度診断の「問題1」(P.14)を再読してもらいたい．プローブを歯肉溝に入れていくと，プローブの先はどんなものに遭遇するのかを述べている．最初は歯肉溝内の細菌や好中球．そしてその次に上皮細胞が現れて，最後にコラーゲン線維が行く手を阻む，ということであった．通常，我々の手指の感覚ではプローブが歯肉溝内を通過しているのか，上皮を突き刺しているのかを見極めるのは困難である．そのため，プロービング圧が強くなればなるほどプローブは深く入るものの，歯肉溝内から上皮組織内に移るときに抵抗力が変わるような手ごたえはない．図23のようなグラフでは，プロービング圧に比例してプローブが深く入るだけである．しかし0.25N（だいたい25g重）ほどの力をかけたときグラフの傾きが変わる．これこそが結合組織性付着のコラーゲン線維が行く手を阻んでいる状態である．プローブはそこから動きにくくなり，1mmほど入ったところでこれ以上進まなくなる．つまり，骨に達したということだ．すなわち，プローブへの抵抗力が変わるのは，上皮組織内から結合組織内に移行するときと，骨に達するときということになる．

同じような実験をインプラント周囲に行ったらどうなるであろう[10]．前問で解説したとおり，インプラントへの結合組織性付着は偽物である．そのため，プロービングへの抵抗力が弱い．これは図24のごとく，上皮組織内から結合組織内への移行部が緩やかになることを意味する．別の言い方をすると，結合組織内に入っても比較的簡単にプローブが侵入していくということだ．天然歯でプローブが結合組織に出合うときにはコラーゲン線維のハンモックに寝そべるような感覚だが，インプラントの場合は単なるコラーゲン線維のブッシュに足をつっこむような感覚である．

インプラントにおけるプロービングでは，上皮組織だけでなく，結合組織であっても抵抗力を感じにくく，強く挿入すればするほど深く入ってしまう．しかも，プラスチックプローブなどを使うとさらに感覚が変わってしまうため，天然歯と同じように行うのは難しくなってしまうのである．

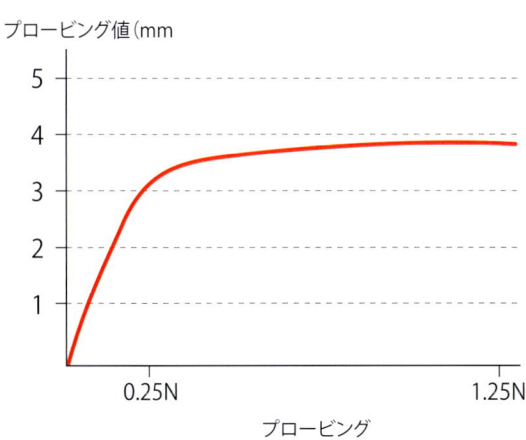

図23 天然歯におけるプロービング圧とプロービング値の関係
適正プロービング圧とされているあたりで変曲する．ここにはプローブの侵入を阻止しようとする結合組織性付着が控えている （文献10)のデータを元にグラフ化）

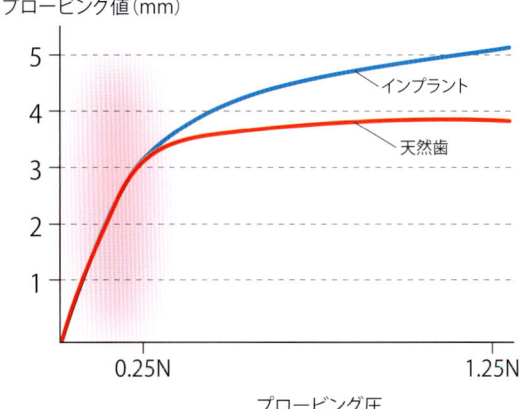

図24 インプラントにおけるプロービング圧とプロービング値の関係
プロービング圧が低いときは天然歯（赤線）と変わらないが，適正プロービング圧を過ぎるとインプラント（青線）では容易にプローブが入っていくのがわかる （文献10)のデータを元にグラフ化）

17 臨床でLJE（長い接合上皮）と判断するのは難しい

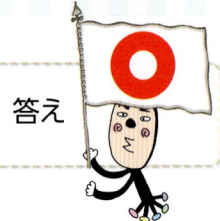

プローブが歯肉溝内を通過しているのか，上皮内を通過しているのかは判断しにくいのだから，上皮性付着の最歯冠側を捉えることは困難である．だからこそ，プロービング値とポケットの深さにズレが生じる．ということは，上皮性付着がどこまであるのかわからないことになり，上皮性付着の幅を測定するのは臨床的にはきわめて困難である．そのため，LJE（Long junctional epithelium，長い接合上皮）という想像はできても，実際どれくらいの長さなのかはわからないことになる．これで終わってしまうのは悔しいので，私なりにLJEの想像（妄想？）の仕方を考えてみたい．隣接面とそれ以外の部位に分けて考えてみよう．まずは隣接面から．

隣接面ではX線写真を利用する手がある．たとえばSRPの前後でどのように治癒したかを考えてみよう．CEJから何ミリ根尖側に骨があるかはX線写真で測定できる．そしてSRP後の付着レベル（あるいはプロービング値＋歯肉退縮量）を調べると，プローブの止まる位置がわかる（図25）．この位置と骨との距離が2mmを超えていればLJEの可能性が高い．なぜなら，骨から1mmは結合組織性付着で，残りが上皮性付着なので，それが1mmを超えていればLJEという計算である．

X線写真では隣接面しかわからないが，その他の部位を調べるにはどうすればいいだろう？　この場合，ちょっと手荒なことをしなければならない．いわゆるサウンディング（Sounding）である．これは浸潤麻酔下でプローブを強く挿入し，骨の位置を探ることを

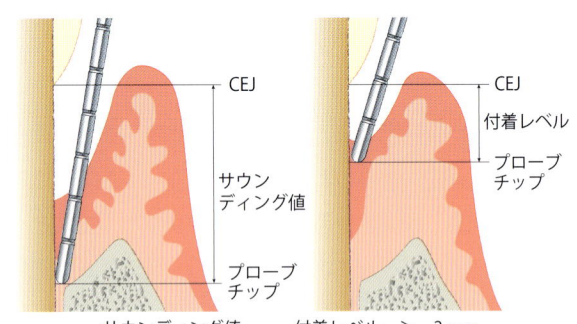

サウンディング値 － 付着レベル ＞ 2mm

図26 X線写真を使わないLJE"妄想"法
浸潤麻酔をしたときなどに骨まで達するサウンディングをすると骨レベルがわかる．これと付着レベルの差を計算して2mmを超えていればLJEである可能性が高い．LJEの確認のためだけに浸潤麻酔をするわけにはいきませんが……

意味する．もしSRPのときに浸潤麻酔をするのであれば，このときに骨の位置を確認しておく方法もある（あまり勧めませんが……）．骨の位置がCEJから何ミリ下のところかわかれば，後は付着レベルからプローブの止まる位置がわかり，骨からプローブの止ま

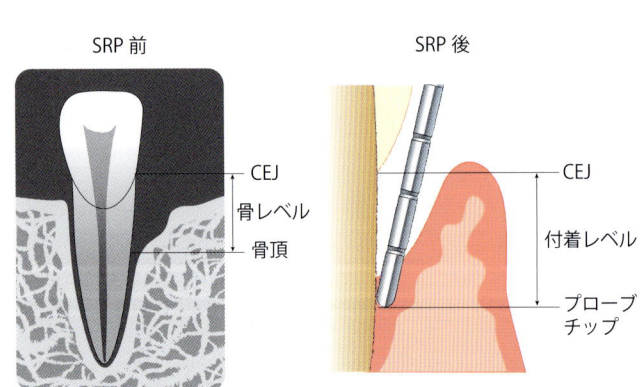

図25 X線写真を利用したLJE"妄想"法
隣接面しかわからないが，X線写真で骨レベルを測り，プロービングで付着レベルを測ってその差を計算する．それが2mmを超えていればLJEである可能性が高い

る位置までの距離がわかる（図26）．これが2mmを超えていればLJEかも……ということだ．ここまで読んでこられて「？」と思った読者もおられると思う．

そもそも，プローブの止まる位置が上皮性付着最歯冠側とは限らない．通常，多少オーバーランするので，健康であっても上皮内に入り込んでいる．となると，骨からプローブの止まる位置までの距離が2mmを超えればLJEの可能性が高いとは言えても，LJEの幅は結局"わからない"のである．「？」と思ったあなたは偉い！

"わからない"ということは知性の出発点といいながら，"LJEがわからない"というのが悔しくて，ちょっとだけわかる方法を考えてみた．そうそう，この方法でも本物か偽物かは"わからない"のであしからず．

18　プロービング値で1mm深くなると付着の喪失を起こしている可能性が高い　答え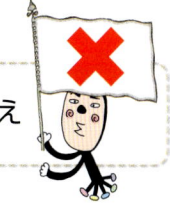

たとえばメインテナンスでお見えになっている患者さんのある部位をプロービングしたときに，前回と比べて1mmほど大きくなったとしよう．この数値を患者さんに示しながら，悪くなったと言い切れるだろうか？

そもそも結合組織性付着の位置が変わらなくても，炎症があるかないかだけでプローブの止まる位置は変わる．炎症がなくて上皮内で止まっているときと，炎症があって結合組織内で止まっているときとで1mmくらいは差が出ることはある．つまり，組織学的な付着の喪失が起こっていなくても，炎症の強さで1mm程度の誤差が出てくるということになる．

ある報告によれば，プロービング値が1mm増えたときに付着の喪失が起こっている可能性は56％で，2mm増えたときには90％というデータがある[11]．これがコンセンサスとまではいえないにしても，1mm程度のプロービング値の変化というのは「悪くなった」という説明が"半分本当で，半分うそ"というレベルであることを表している（図27）．2mm増えると本当に悪くなっている可能性がきわめて高い．56％の確率というのは，宝くじでは相当高い確率ということになるが，患者さんへの説明のレベルでは不十分と考え，あえてこの問題では「×」にした．

このようなことから，通常プロービング値の変化をデータとして取り扱うときには，2mmの変化を閾値として取り扱うことが多い．たとえば，キュレットと超音波スケーラーで2mm以上のプロービングの改善が起こるのはそれぞれ何パーセントで，有意差があるのかといった具合である．3mmを基準にされる研究者もおられるが，これだと確実に悪くなっているだろうが，3mmも変化する部位は限られてくるので陽性になる部位が少ない研究になってしまう．皆さんも，1mm程度の変化には半信半疑にしておいて，2mm程度の変化には目をこらしたほうがよさそうである．

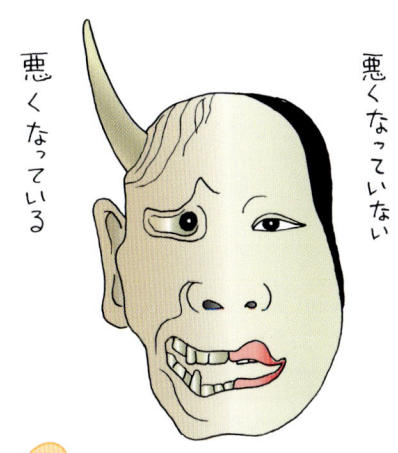

図27　プロービング値の1mm
プロービング値は誤差もあるので，1mm程度の変化は半信半疑にしておいたほうがよい

19 深い歯周ポケットは悪くなりやすい

答え ほぼ ○

　ちょっと悩んだのではないだろうか？　若干ひねくれた問題かもしれない．いろいろ意見が分かれるところではあるが，総合的に考えれば"ほぼ○"である．

　浅い歯肉溝も深い歯周ポケットも同じように悪くなるというのであれば，そもそも局所的な深い歯周ポケットはできないはずである．他の部位に比べてちょっと深いポケットがさらに悪くなるからこそ，重度の歯周ポケットが誕生する．図28 を見てほしい．1年間に3mm以上（かなり厳しい閾値！）付着を喪失する可能性はプロービング値によって異なり，深い歯周ポケットほどさらに悪くなりやすいことが示されている[12]．これだけ見れば，深いポケットは悪くなりやすいということで本問題も無事終了である．

　しかし，別の角度から見てみよう．図29 は図28 の裏返しになっている．つまり1年間に3mm以上付着の喪失しない確率に変更している．これを見ると，プロービング値が大きかろうが小さかろうがそんなに大きな差はなさそうである．一見ひねくれた解釈であるが，統計学的にはたいへん重要な見方である．これは統計学用語を借りて説明すると，プロービング値というのは陽性的中率が低くて，陰性的中率が高いということを意味している．プロービング値が大きいときに悪くなる確率を「陽性的中率[*1]」，プロービング値が小さいときに悪くならない確率を「陰性的中率[*2]」とよんでいる．実は，プロービング値やBOPなどのほとんどの歯周組織検査は，陽性的中率が低くて，陰性的中率は高いのである．

　これで終わってしまっては，深い歯周ポケットでも案外悪くならない，ということになってしまう．実は，図28 や 図29 は1年という短期のデータである．これを10年，20年と長い期間にわたって観察すると，やはり深い歯周ポケットは悪くなりやすいのである．これで毎日の歯周治療が報われた気がする．ちなみに，たとえ陽性的中率が低くても，検査を複数かけ合わせていくと，徐々に的中率がUPするし，治療介入で陰性になれば陰性的中率は高いのだから悪くなりにくい，という治療のメリットもあるのでご安心を．

---

*1 陽性的中率：検査で陽性と出たときに疾患がある確率
*2 陰性的中率：検査で陰性と出たときに疾患がない確率

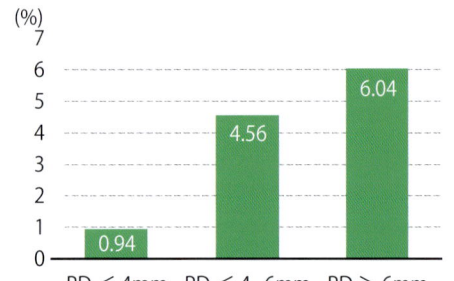

図28　1年以内に3mm以上の付着の喪失が起こる可能性
ポケットが深くなればなるほど，悪くなりやすい傾向がある．しかし陽性的中率は案外低い
（文献12）のデータをグラフ化

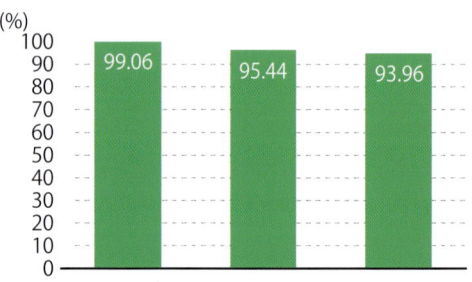

図29　1年以内に3mm以上の付着の喪失が起こらない可能性
図28を裏返してみると，案外悪くならない確率が高いことがわかる．つまり陰性的中率は高いのである
（文献12）のデータからグラフ化

20 深い骨欠損は悪くなりやすい

答え ほぼ○

これも案外"深い"問題である．そもそも深い骨欠損が悪くならないのであれば，「毎日やっている歯周治療は何のためにやってるんだ」ということになってしまう．しかしここでは，自分のバカ度を確認するためにもうすこし突っ込んで考えてみたい．

深い骨欠損といっても，それを治療介入するのかしないのかによってリスクが違ってくるはずである．実は全くそのとおりなのだ．深い骨欠損を放置しておくと，水平的な骨欠損や浅い骨欠損と比べて明らかに悪化しやすいことがわかっている[13]（図30）．つまり，少なくとも，未治療の深い骨欠損に関してはこの問題の答えは○である（◎かも……）．

それでは，治療介入をした場合はどうだろう？これは意見が分かれる．大雑把にいうと，治療介入をした場合でも，やはり深い骨欠損が残っているとそこは悪くなりやすいという意見[14]と，しっかりと治療介入を行い，メインテナンスを継続していくかぎり深い骨欠損だからといって悪くなるとは限らないという意見[15]である．

この宙ぶらりんの結論に白黒つけてほしいと思ってはいけない．"大人のバカ"は結論を棚上げし，宙ぶらりんの状態をそのまま受け入れる度量がなければならない（図31）．臨床は同じ治療介入をしたとしても，対象や条件設定によって結果が変わってしまうもので

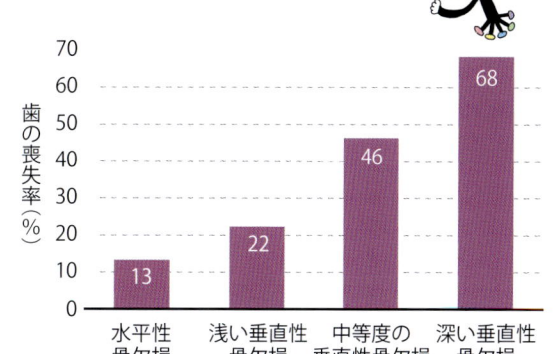

図30 未治療の骨欠損と歯の喪失の関係
治療を行わないで10年後に検査した結果である．水平性骨欠損よりも垂直性骨欠損のほうが悪くなりやすく，同じ垂直性骨欠損でも欠損が深いほど悪くなりやすい（文献13）のデータをグラフ化）

ある．治療介入後に残った深い骨欠損が悪化の傾向を示したのも，ほとんど影響がなかったのもどちらも真である．かのフロイトも言っている．

Maturity is the ability to live with ambiguity.
　（大人になるというのはあいまいさを受け入れる能力をもつということだ）

フロイトと深い骨欠損にどんな関係があるんだ，と突っ込まれそうだが，「未治療の深い骨欠損は悪くなりやすく，治療後の深い骨欠損は条件によっては悪くなりやすい」というあたりが落としどころだろうか？

どちらにしても本問題の答えは"ほぼ○"で……いいですよね？

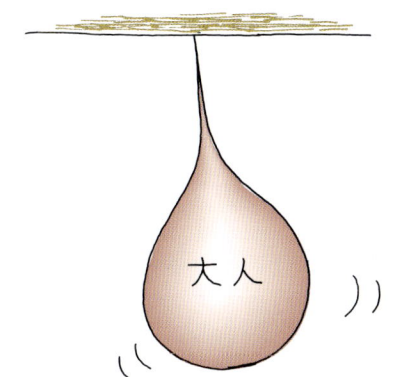
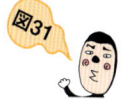

図31 大人の自分
結論を棚上げし，白黒はっきりしない状態を深く理解しながら，維持していく行為は"大人"でなければできない

21 BOPは単発より継続が問題である

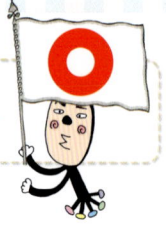
答え

「継続は力なり」というが，BOPも継続すると力をもつようだ．BOPもプロービング値と同じように陽性的中率が低く，陰性的中率は高い．つまり，プロービング後に出血しているところを指差して，「ここは悪くなります」と宣言して当たる確率は低いが，出血していないところを指差して，「ここは悪くなりません」と宣言して当たる確率はかなり高い．でもBOPの場合は，この陽性的中率をUPさせる秘訣がある．それがBOPの継続である．

たまたま1回だけ出血したときは陽性的中率は低いのだが，何回も続けて同じ部位が出血するような場合は陽性的中率が急上昇することがわかっている．つまり，BOPはその有無だけでなく，その頻度も見ておく必要があるということだ．4回BOPを調べた研究では，一度も出血しなかったところが悪化したのはわずか1.5％であったが，4回連続で出血したところはなんと30％も悪化した[16]（図32）．これは実に20倍の差である．出血の続くところには，きめ細かいプロケアやセルフケアの再強化が求められる．

ここでついでに，BOPの結果に影響するような因子についてもまとめておこう．まず，ペリオバカ度診断「問題10」でも述べたとおり，喫煙はBOP率を下げる方向に働く．いくらBOP率が低くても，それがヘビースモーカーであれば要注意である．また，脳梗塞や心筋梗塞など血栓が血管に詰まることを予防するために，低用量アスピリンを常用されている患者さんは増えている．いわゆる，"血液をサラサラにする薬"，というやつである．これを服用されている患者さんはBOP率が上がる可能性がある[17]（図33）．

ただし，元々ケアの行き届いているBOP率の低い患者さんの場合はアスピリンを服用してもほとんど影響はない[17]．影響が出やすいのは，元々BOP率の高い患者さんである．アスピリンは血小板の凝集を抑える効果があるのだが，血小板に影響を与えるような病気（たとえば白血病）はBOP率が上がる可能性があるようだ．ちなみに，血液の凝固因子に影響を与える病気（たとえば血友病）はあまり影響がない．また，シェーグレン症候群のように唾液量が減少すると出血が増えそうに思うが，案外エビデンスに乏しいということもつけ加えておく．

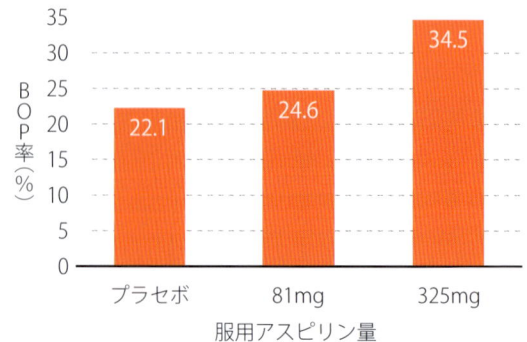

図32 4回のプロービングにおける出血と歯の喪失の関係
4回中のBOPの頻度が高くなればなるほど，歯の喪失率が急上昇する．つまりBOPの検査は，頻度が上がれば陽性的中率が上がっていくことがわかる

図33 アスピリンのBOP率への影響
抗血液凝固療法として低容量アスピリンを服用されている患者さんでは，BOP率が上がる可能性がある．ただし元々のBOP率が高い場合にその傾向が出る．グラフの被験者はBOP率が20％以上を対象にしている．20％未満であれば有意差が出ない（文献17）のデータをグラフ化）

2.2 歯科衛生士によるケア頻度がリスクを下げる

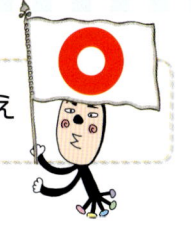

答え

これは歯科衛生士さんにとって、励みになるのではないだろうか？ メインテナンス中に歯を失うリスクを調べてみたところ、歯周動的治療終了時ではどれくらい深い歯周ポケットが残っているのか（改善度）とか、どれくらい歯が残っているのか（重症度）ということが関係していたが、一方メインテナンス中では、喫煙や歯科衛生士のケア頻度が大きく影響していた[18]．つまり治療が終わっていったんメインテナンスに入ると、喫煙というリスクファクターを排除しながら、どれだけ頻繁に歯科衛生士のケアを受けるかということが大切なのである．

10年間で失う歯の本数の平均が、何も治療を受けなければ3.6本[19]、動的治療のみ受けると2.2本[20]、動的治療とメインテナンスを受けると1.1本[21]というデータもある（図34）．これだと、メインテナンスというケアまで受ければ、何もしないより歯の寿命が3倍以上になる計算になる．また、ブラッシングを全くしない人に比べ、ブラッシングやフロッシング、そして定期的なケアまで受けると、歯を失うリスクが約80％下がるというのも励みになるデータである[22]．

当たり前のことだが、歯科衛生士によるケアを継続的に受けていただくためには、患者さんに継続して来院していただかなければならない．在宅ケアを除けば、このスタイルが基本である．ということは、歯科衛生士のケア頻度は患者さんの来院頻度ということになり、それを向上するためにはどうすればよいかという視点も大事なことがわかる．実際、動的治療後10年間でどういった要因が歯を失うことにかかわっていたかを調べた論文では、"ちゃんと来院されないこと"がダントツ一番であった[23]．

歯周治療の成功はメインテナンスにかかっている．そして、そのメインテナンスで担当歯科衛生士がどういったケアをするのか、またケアを継続して受けていただくためにはどうすればよいのかという視点は、おそらくどんな歯周外科をするのかよりもずっと影響力が大きいだろう．

今回は疫学データを扱ったのでグラフや数値のオンパレードになってしまった．数学嫌いの歯科衛生士さん、ごめんなさい！

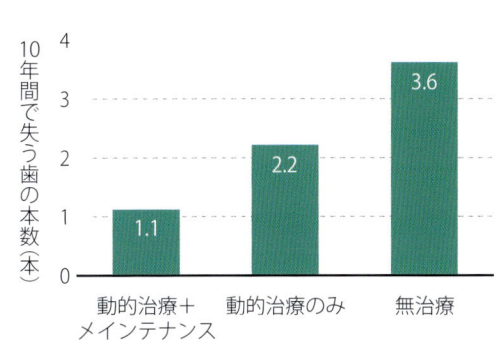

図34 歯周治療と歯の喪失の関係
10年間で失う歯の本数を平均すると、歯周治療を全く受けない人とメインテナンスまできちんと受ける人の間に3倍以上の差がある（文献19）～21）のデータをグラフ化）

ぺり男のつぶやき - ① 知のありか

名誉のありか　お宝のありか
知のありか
地位のありか　お金のありか

「知識は多いことよりも，増えていることのほうが大切」である．これは，知識が少ないことの免罪符ではない．元来，一人の人間が生涯に吸収できる知識なんてたかが知れている．なかには，「この人の頭の中はどうなっているんだろう？」と思うくらいの博識の方もおられるのは確かだが，それでも，ちょっと分野がずれると，たちまち一般ピープルレベルに格下げとなることが多い．そもそも，我々がもっている知識に比べて，もっていない知識のほうが圧倒的に，圧倒的に，多いのである．我々のもっている知識なんて"無知という空に浮かぶ風船"のようなものだ (p.7の図2参照)．人によって風船の大きさはまちまちだが，小さな風船とアドバルーンくらいの大きな風船の違いが，広い空に浮かんでしまえばその違いはほとんどないのだ．

となると，大切なことは2つである．1つは，その風船がすこしずつ大きくなっていること．そしてもう1つは，大きくなるにしたがって無知との境界が広がることに自覚的であること．知識が増えれば増えるほど無知を自覚する，というのは，まっとうな人間が経験する"宿命"である．これは「無知の知」という言葉でソクラテスが表現していたそうだから，相当年季の入った宿命なのだろう．"自分が知らないということを知っている"という知のスタートに立たない限り，"知のありか"を求める旅を始められないのだ．

本や講演で歯周病の話をさせていただく機会がある私にとって，"知のありか"は探し出す目的ではなく，知の起動をはたすモチベーションのような存在である．そもそも，"知のありか"がどこかにあるとしても，自分なんかにたどり着けるはずがないとはなから諦めている．おそらく，私の本を読んだり，講演を聴いたりしてくださる方々のなかには，私がその"知のありか"を知っている人間だと勘違いをしている方がいるかもしれない．しかしそれは大きな間違いだ．私がもし，そういう人たちと比べて違いがあるとすれば，"知のありか"を意識しだした時間がほんのすこしだけ早かったというだけである．時間的アドバンテージだけ．

"知らない"ということを知るようになると，自分の知らないことを知っている人に出会うとこのうえなくハッピーになる．つまり"知らないことを知っている人を知っている喜び"である．知らないことにアクセスするルートが開くことは，一気に自分の風船が膨らむような"錯覚"をもたらしてくれる．そのルートの扉を開く前から，もうわかったような気分にしてしまう高揚感は知のありかが醸し出すブーケなのだろうか？　私の本を読んでくださる方々や講演を聴きに来てくださる方々にとって，自分の知らないことを知っている人間であり続けるよう，風船に息を吹き続けたい．だって，息を吹き続けていないと時間的アドバンテージがなくなってしまうから．肺活量が減ってきたようなので，頑張らなくては……．

2. 細菌編

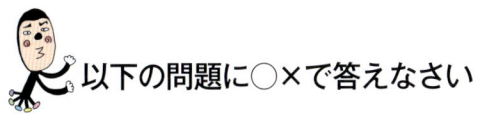

以下の問題に○×で答えなさい

	問題	回答
23	現在は非特異的プラーク仮説の時代である	
24	歯周ポケット内の細菌はほとんど同定された	
25	歯周病菌の感染ルートは不明である	
26	歯周病菌はほぼ3種類に絞られた	
27	歯周病菌は嫌気性菌である	
28	歯周病菌の多くはグラム陰性菌である	
29	LPSは重要な病原因子である	
30	歯周病菌が歯槽骨を食べている	
31	歯周ポケット内の細菌は集団生活で守りを強化している	
32	歯周病菌によって棲む場所が異なる	
33	集団生活で細菌同士が連絡を取っている	
34	歯周ポケット内の細菌は機械的除去が基本である	

> 歯周病は細菌感染症なので，細菌学の基礎知識は避けて通れない．
> ここでは歴史的なことも含めて，大きく歯周病菌というものを眺めてみたい

23 現在は非特異的プラーク仮説の時代である

答え ×

　歯周病の犯人探しが始まって100年以上経過している．その間にさまざまな変遷があったので，ここで私なりにまとめておきたい．感染症にはその原因菌がある．通常，1つの原因菌に1つの感染症が対応する．赤痢菌が赤痢に，結核菌が結核に，という具合である．この観点から，歯周病菌も1種類であって，それが歯周病を引き起こしているのだろうということで検索が始まった．これを"特異的プラーク仮説"とよぶ（図1）．球菌やアメーバ，糸状菌などが調べられたが，どれも犯人と断定できなかった．そもそもこの時代（1800年代後半〜1900年代前半）は顕微鏡もお粗末で，培養技術も進んでいなかったので，いまから考えるととても犯人にたどり着けるような状況ではなかった．

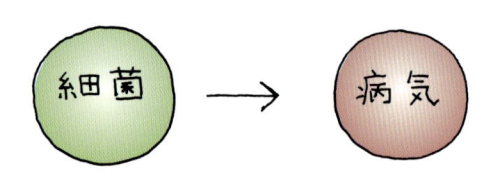

図1　特異的プラーク仮説
1種類の病原菌が1種類の感染症に対応するという考え方．現在もこの考えに近いが，他の菌との共生や，宿主との関係など複雑な様相を呈している

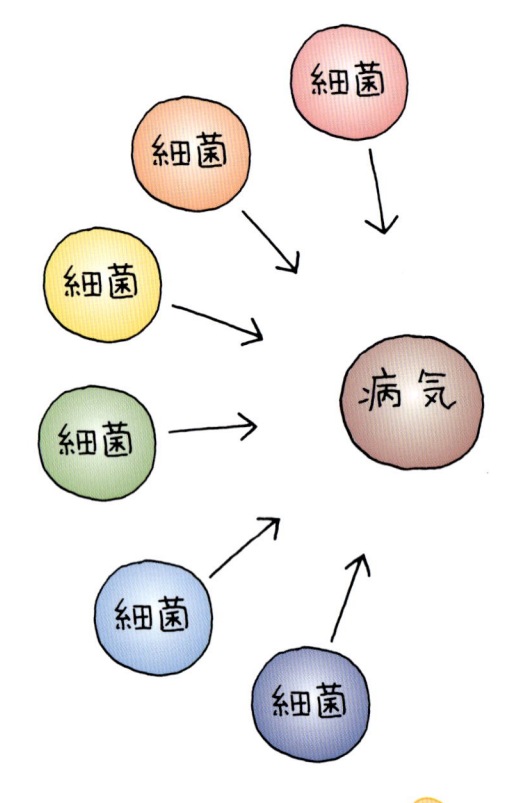

図2　非特異的プラーク仮説
質よりも量が重要とされる考え方．現在も結果的にこの考えに沿った治療法（非特異的プラーク除去）が中心である

　そのあとに出てきたのが"非特異的プラーク仮説"である（図2）（だいたい1900年代後半）．これは1種類の細菌ではなく，さまざまな細菌が集団で歯周病を引き起こしている，という考え方である．なぜなら，プラークにはたくさんの種類の細菌が存在し，しかも全体の量を減らせば炎症が消退，増えれば炎症の増大が起こるからである．いまでも治療のほとんどが，非特異的なプラークの除去になっている．しかし，嫌気性菌の培養技術や顕微鏡の進歩があったり，個々の細菌の情報が蓄積していくにつれ，やはりある程度ターゲットを絞れるのではないかと考えられるようになっていった．

　そして現在では，1種類ではないにしても，ターゲットを絞った"特異的プラーク仮説"の時代に戻っている．ただし，病態によって犯人が異なるし，宿主との関係がかなり大きな影響を及ぼすということもわかっているので，100年前の特異的プラーク仮説とはずいぶん様相が変わってきている．……ということで，本問題の答えは「×」である．

24 歯周ポケット内の細菌はほとんど同定された

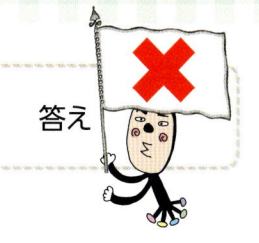

答え ✗

これだけ科学の進歩した時代なんだから，もうぼちぼち全容解明されてもいいころだろうと思うかもしれないが……，まだまだ"道は遠し"である．細菌の分類はときどき変更されるので，カウントするのは難しいかもしれないが，口の中には700種類くらいの細菌がウヨウヨしていると見積もられている．それらすべてにちゃんと名前がついていて，性格がわかっている……わけではない．せいぜい半分くらいだろう．少なくとも本問題の"ほとんど"というレベルとは程遠い．

歯周ポケット内から採取してきたサンプルで多かった順にランキングすると，10位以内に3つも名前が決まっていない細菌（**表1**-⑤⑥⑩）が含まれていた．歯周ポケット内でたくさんみつかるということは歯周病菌の可能性もあるので，これは未確認の歯周病菌がいるかもしれないということを示唆している[1]．

なにせ口腔内の常在菌の情報すらまだわかっていな

> Dr. HiroのDNA分析結果
> ・身長 177cm
> ・めがねかけている
> ・ワイン好き
> ・寒冷に弱い
> 　　　以上 報告します
> 　　　　DNA鑑定会社

んなアホな！

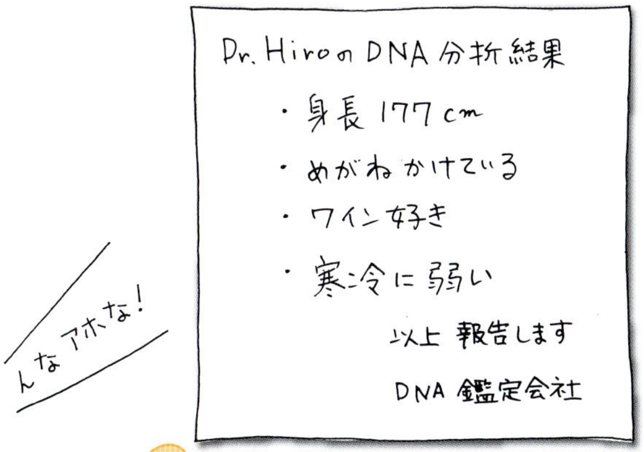

図3
DNA分析結果？
DNAでは容姿，性格まではわからない

いのだから，病原菌が未確定というのも納得できる．幸い，米国のNIH（国立衛生研究所）でHuman Microbiome Projectが立ち上げられた．これは，鼻腔，口腔，皮膚，胃腸，尿路の5つの領域に分けて常在菌を調べていこう，というプロジェクトである．早くその結果が発表されることを祈っている……が，その情報はおそらく細菌DNAに関するもので終わってしまうだろう．なぜなら，口腔内の細菌で培養できないものが"わんさか"いるからだ．培養できなければその細菌の性格はわからない．人間も，DNAだけで個人の容姿，性格などはわからないのと同じである（**図3**）．

いまはほんのすこしの細菌のDNAが採取できれば，それを増幅させて調べることができる．それにより"そこに何がいるか"という情報は，画期的なスピードと精度でわかるようになってきた．しかしながら，そこにいる細菌が"どんな細菌で何をしているか"ということまではわからない．しかも，"そこに何がいるか"も全部が調べられたわけではない．とても本問題の解答として「○」を出せる状態ではないだろう．

歯周ポケット内でたくさん見つかる細菌ベスト10

① _Treponema denticola_
② _Eubacterium saphenum_
③ _Porphyromonas endodontalis_
④ _Porphyromonas gingivalis_
⑤ _Bacteroides clone AU126_
⑥ _Deferribacteres clones D084/BH017_
⑦ _Treponema lecithinolyticum_
⑧ _Tanerella forsythia (B. forsythus)_
⑨ _Filifactor alocis_
⑩ _Megasphaera oral clone BB166_

表1 歯周ポケット内でたくさん見つかる細菌ベスト10
健康歯肉溝（サルカス）では少なく，病的歯肉溝（ポケット）で多く見つかる細菌のベスト10である．歯周病菌に認定されている細菌は①④⑧の3つだけである．なんで？

25 歯周病菌の感染ルートは不明である

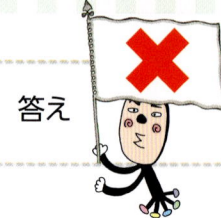

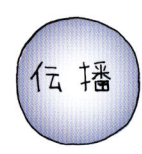

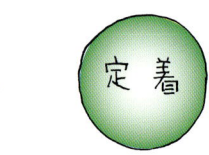

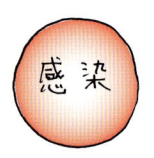

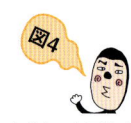

答え ✗

伝播 → 定着 → 感染

図4
伝播は感染の前提条件
伝播しても特定の部位で定着し，病原性を発揮しないかぎり感染に至らない

　自分で問題を作成しておいてお叱りを受けそうだが，たいへん微妙な問題である．「歯周病菌の感染ルートは不明ではない」とは言えるが，「歯周病菌の感染ルートは明らかにされた」わけでもない．わかっている部分もあるので，一応「✗」ということにした．

　感染ルートといっても，地球環境のなかでの歯周病菌の伝播や，人間社会のなかでの伝播といったグローバルなルートもあるし，同じ口腔内の"ある部位"から"ある歯肉溝"への伝播のように，ミクロなルートもある．ここでは誌面の都合上，"ある個人の口の中"にどうやって歯周病菌がやってくるか，ということを考えてみよう．ちなみに，「伝播＝感染」というわけではないのであしからず（図4）．

　Aさんの口の中に歯周病菌が見つかったとしよう．この歯周病菌は，どこからどのようにやってきたのか，ということである．歯周病菌は嫌気性菌だが，体の中で嫌気性の常在菌がいるところといえば腸内が最初に思いつく．実際，P.g.菌（Porphyromonas gingivalis）の親戚にあたるバクテロイデス属は，腸内細菌の半分を占める上得意様である．そのため，P.g.菌は腸内からやってきた，というようなストーリーも考えられるが証明されていない．となると，Aさんと仲のよいBさんから歯周病菌が移った，というのはどうだろう？これは十分ありえることだ．

　しかし，細菌の伝播は現行犯逮捕できない（図5）．AさんとBさんが「そんなことをしたら移るんじゃないの？」というのは，あるかもしれないが，それでも歯周病菌の伝播は目では見えない．そのため，AさんとBさんが全く同じDNAの歯周病菌をもっているかどうかを調べることになる．そういう調べ方をすると，2つのことがわかった．1つは「歯周病菌はコンタクトする機会の多い人同士で共有することが多い」ということ[2]，そしてもう1つは「歯周ポケット内でみつかる歯周病菌の多くが，唾液でも見つかる」ということ[3]，これで歯周病菌の感染ルートの1つに"唾液"が注目されるようになったわけである．やっぱりAとBは怪しい……．

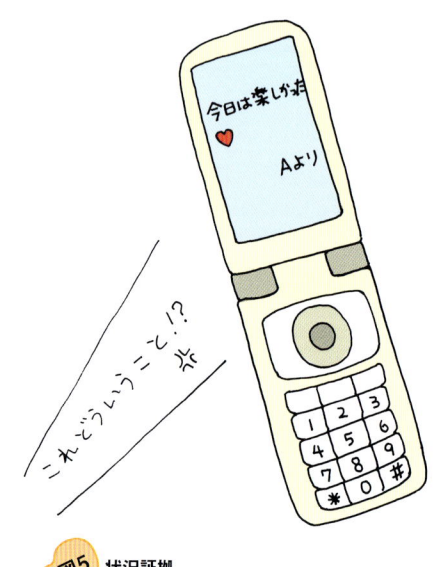

図5 **状況証拠**
細菌の伝播は現行犯では捕らえることはできない．あくまで状況証拠である

2.6 歯周病菌はほぼ3種類に絞られた

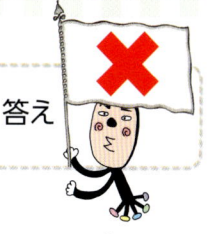

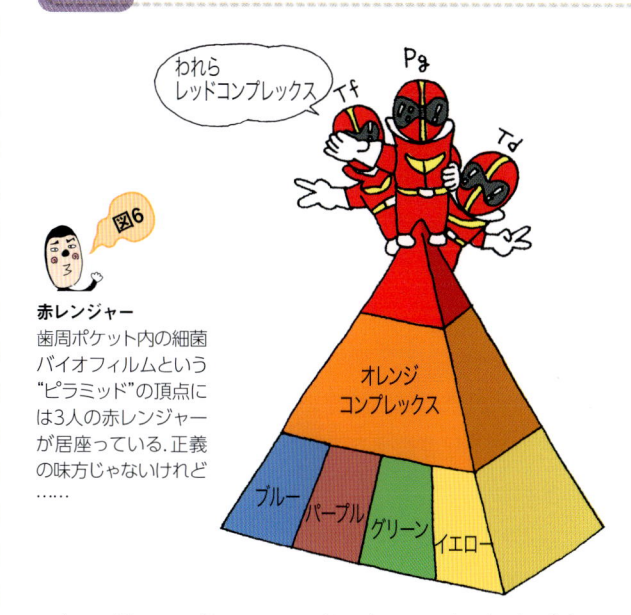

答え ❌

赤レンジャー
歯周ポケット内の細菌バイオフィルムという"ピラミッド"の頂点には3人の赤レンジャーが居座っている。正義の味方じゃないけれど……

われらレッドコンプレックス

レッドコンプレックス（Red complex）をご存じだろうか？　細菌バイオフィルムのピラミッドで，最上階のペントハウスに棲み着く"赤レンジャー"たちである（図6）．これは3種類の細菌からなる戦隊で，前述の P.g. 菌のほか，T.f. 菌（*Tannerella forsythia*），T.d. 菌（*Treponema denticola*）がこれに含まれる．レッドコンプレックスは一番裕福なので有名，というわけではなく，病原性が高い，つまり札付きの"ワル"であるということで有名だ．抗菌薬で歯周病菌をやっつけようという歯周抗菌療法でも，レッドコンプレックスがいなくなったかどうかで効果の判定をすることが多い．

歯周病菌はこの3種類だけ押さえておけばOK，といいたいところだが，なかなかそうはいかない（図7）．A.a. 菌（*Aggregatibacter actinomycetemcomitans*）は急速進行性歯周炎などで注目される細菌だが，通常ペントハウスには住んでいない．一匹狼としてうろうろしていたり，グリーンコンプレックスのなかに紛れ込んでいたりする．妊娠性の歯周炎で注目される P.i. 菌（*Prevotella intermedia*）は，ペントハウスの下のオレンジコンプレックスの一員である．このオレンジコンプレックスには，レッドコンプレックスと仲のよい F.n. 菌（*Fusobacterium nucleatum*）も含まれているし，A.a. 菌の紛れ込んでいるグリーンコンプレックスには抗菌薬に耐性をいろいろもっている E.c. 菌（*Eikenella corrodens*）も含まれている．病原性の強さはレッドコンプレックスにはかなわないかもしれないが，これだけ他の細菌も候補にあがっている状態では，とても歯周病菌が3種類に絞られたとはいいがたい．

しかも，歯周ポケット内にはまったく知らない細菌，DNAは検出されたが既存の細菌に当てはまらない細菌，DNAはわかっているが性格がわからない細菌，などがまだたくさんいるのだ．やっぱり，"赤レンジャー"だけを見ていては他の戦隊にやられてしまうかもしれない．

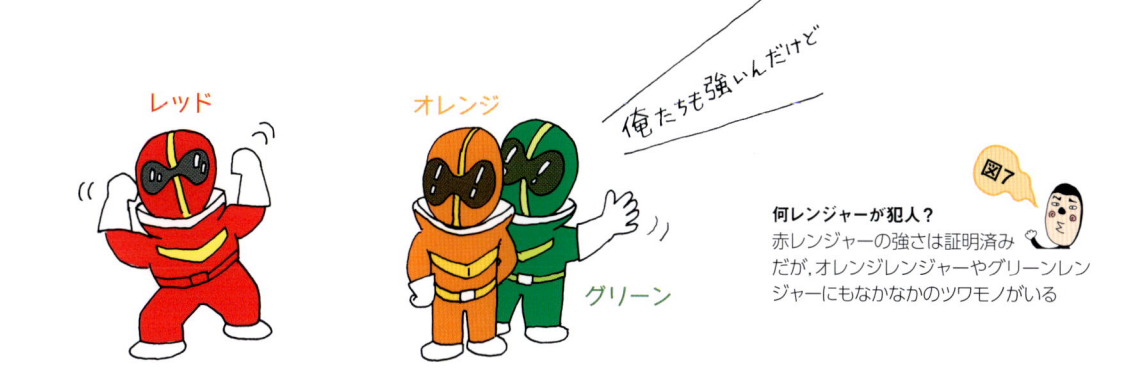

レッド　オレンジ　グリーン

俺たちも強いんだけど

何レンジャーが犯人？
赤レンジャーの強さは証明済みだが，オレンジレンジャーやグリーンレンジャーにもなかなかのツワモノがいる

27 歯周病菌は嫌気性菌である

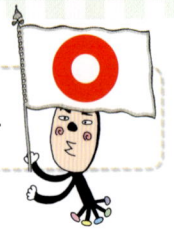

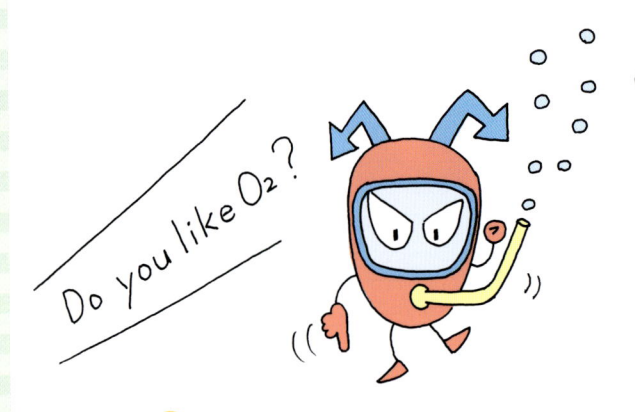

図8 "Do you like O₂?"
たぶん No, I don't. と言っているはずだ．歯周病菌は嫌気性菌なので，基本的に酸素は苦手である．なんとかつきあえる奴もいるが……

あなたは酸素が好きですか？　いやいや，好き嫌いの問題じゃなくて酸素がなければ生きていけないし……．では，歯周病菌はどうなんだろう？（図8）それにはまず，歯周病菌のライフスタイルを見てみる必要がある．

我々が問題にしているのは，"歯周ポケット内に棲み着いている歯周病菌"である．唾液中や頬粘膜などでも見つかるが，ここではスルー．歯周ポケットというのは根面とポケット上皮に囲まれた空間のことだが，この中は空気ではなく"歯肉溝滲出液"で満たされている．ポケット底からどんどん湧き水のように出ている．銭湯で底からお湯が沸き出ているイメージだ．歯周病菌はタオルを頭にのせながら歯肉の頂に腕をかけているわけではない．しっかりと潜っている．しかも，ワルほど深いところに潜っている．歯周病菌はダイビングの免許をもっていないので，素潜りだ．しかも，ときどきポケットの入口に息を吸いに上がってくることがない．これらは，歯周病菌が酸素がなくても，あるいは少なくても生きていける"嫌気性菌"であることを意味している．

一般論として，嫌気性菌による感染症というのは混合感染が多いといわれている．その理由の1つが酸素の消費である．実は嫌気性菌には2種類あって，「通性嫌気性菌」と「偏性嫌気性菌」がある．「通性嫌気性菌」は酸素がなくても生きていけるし，酸素があっても生きていける．それに対して，「偏性嫌気性菌」は酸素があると生きていけない．ということは，通性嫌気性菌と偏性嫌気性菌がいっしょにいると，通性嫌気性菌がある程度酸素を消費してくれるので，その周りの酸素は少なくなり，偏性嫌気性菌が棲みやすい環境になるわけである．

歯周病菌のなかで，*A.a.*菌（*Aggregatebacter actinomycetemcomitans*）や *E.c.*菌（*Eikenella corrodens*），*C.r.*菌（*Campylobacter rectus*）などは通性嫌気性菌であり，レッドコンプレックス（問題26参照）などは偏性嫌気性菌である．細菌バイオフィルムは根面から伸びていくが，あとに付着してくる細菌ほどワルで偏性嫌気性，歯周ポケットの深いところに増えてくる細菌ほどワルで偏性嫌気性である（図9）．

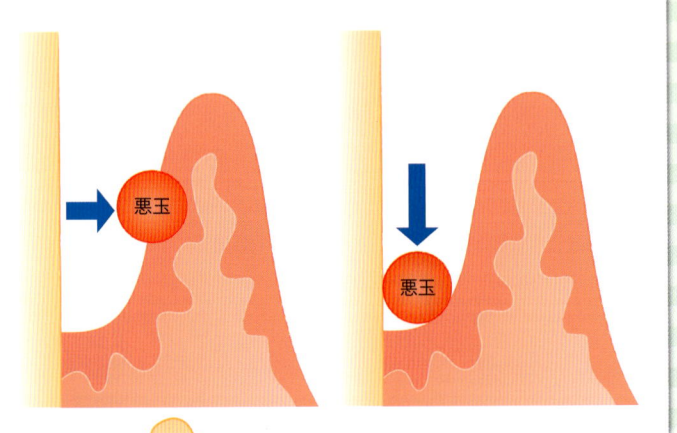

図9 ワル度
根面から離れれば離れるほど（左図），ポケットの深いところほど（右図），悪玉菌のいる確率が上がっていく

28 歯周病菌の多くはグラム陰性菌である

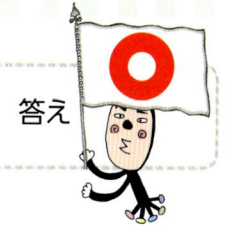

答え ●

「グラム染色」（染色することによって細菌を大きく2つのグループに大別する方法）というものは聞いたことがあるだろう．この"グラム"は重さの単位ではなく，発案した人の名前である（デンマーク人のハンス・グラムです）．グラム染色は細菌の表面を染め出すのだが，細菌の表面構造によって染まり方が異なる．

グラム陽性菌はその表面にペプチドグリカンという分厚いブッシュをもっている（図10）．ペプチドというのはタンパク質でアミノ酸がつながったもの，グリカンは糖がつながったもので，これらが網目状にブッシュを形成している．ペニシリンやセファロスポリンという抗菌薬はこのブッシュが作られないように働くし，風邪薬などに含まれる塩化リゾチームはこのブッシュを分解する酵素である．グラム染色で用いるクリスタルバイオレットはこのブッシュに引っかかる（図11）．しかも，後で加えるヨードで分子が巨大化するため，もっと引っかかりやすくなる．それでグラム陽性菌は青っぽく染まるわけである．

それに対してグラム陰性菌では，このブッシュの外側に外膜とよばれる膜があって，ここにはクリスタルバイオレットが引っかからない（図11）．そこで対比染色としてサフラニンやフクシンなどの赤色色素で染める．そのため，グラム陰性菌は赤っぽく染まるわけである．これで「グラム陽性菌」が"青"，「グラム陰性菌」が"赤"に染まる原理が理解できた．

歯周病菌の多くはグラム陰性菌である．T.d.菌（*Treponema denticola*）はグラム染色自体に染まりにくいので例外．ということは，歯周病菌の表面には外膜があり，これが歯周病菌の病原性や抗菌薬に対する感受性に影響を及ぼしていることがわかっている．その内容は……，あ…と…で……．

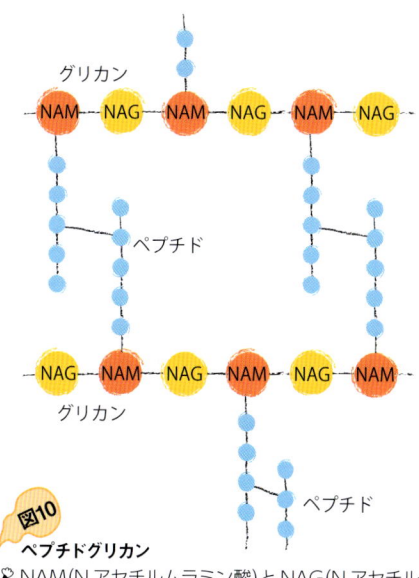

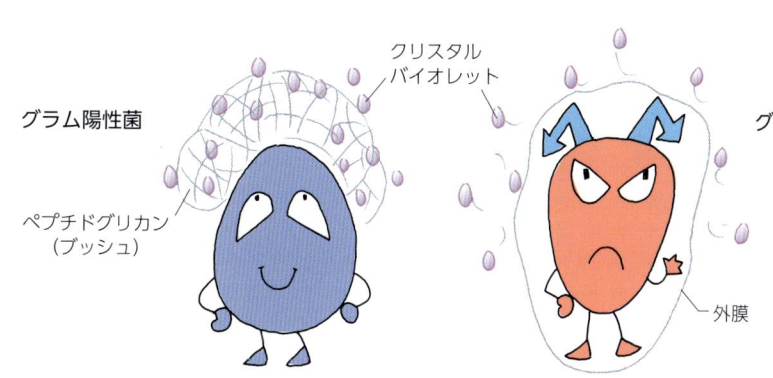

図10 ペプチドグリカン
NAM（Nアセチルムラミン酸）とNAG（Nアセチルグルコサミン）という2種類の糖が交互に並んだグリカンに，ペプチドの鎖が結合し，そしてペプチド同士が結合することによって強固な網目構造ができる

図11 グラム染色
グラム陽性菌の表面には図10のペプチドグリカンがあるため，青色色素（クリスタルバイオレット）が引っかかるが，グラム陰性菌はペプチドグリカンの外側に外膜があるために青色色素が引っかかることができない

29 LPSは重要な病原因子である

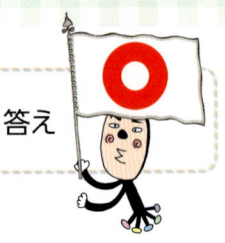

　LPSとはリポポリサッカライド（Lipopolysaccharide）の略で，内毒素やエンドトキシンとよばれる，細菌のもつ毒素の化学名である．これは前述の外膜に埋め込まれている（図12）．つまり，グラム陰性菌がもっている物質ということだ（これ，とっても大事なポイント！）．リピドAという脂質の部分とO抗原やコアとよばれる多糖体の部分からなる（リポは「脂質」，ポリサッカライドは「多糖体」を意味する）．病原性大腸菌による集団感染でメディアを騒がすO-157という名前は，このO抗原の種類のことを指している．大腸菌はグラム陰性菌なので外膜にLPSをもっており，そのO抗原がO-157という分類のものは病原性が強い，ということだ．

　さて，「内毒素」（LPS）に対して「外毒素」という毒素も存在する．むしろ，こちらのほうが有名である．雪印乳業のミルクを飲んで食中毒を起こしたのはタンクに混入していたエンテロトキシンという外毒素だった．この毒素は，黄色ブドウ球菌が作り出す外毒素である．コレラ毒素もボツリヌス毒素もこの外毒素だ．この外毒素はタンパク質でできているため，我々人間の体内に入ると猛烈な免疫反応が出る．これに対して内毒素は，タンパク質ではないので（脂質と多糖体！），免疫反応は弱い．外毒素のように免疫反応が強いのは体にとって危険ではあるが，別の見方をすれば，ワクチンなどを作りやすい，ということを意味している．なぜなら，抗体を作りやすいからだ．内毒素ではワクチンを作るのは難しい（表2）．

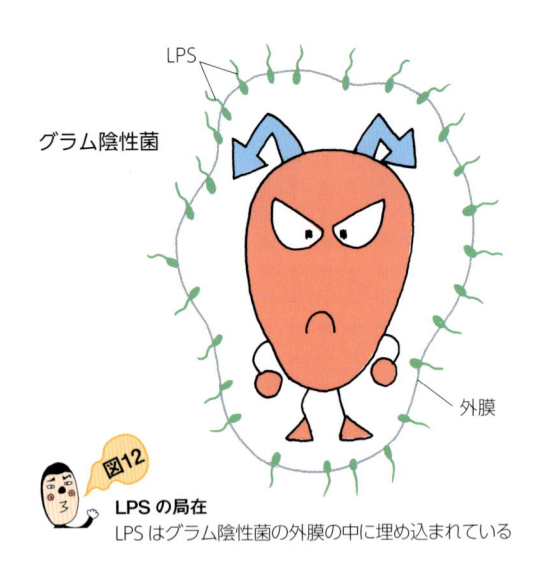

　LPSは細菌が死んだときに放出されるし，死んでなくてもベジクルという袋に入った状態になって放出される．内毒素（LPS）は免疫反応が少ないから大丈夫，と思っていると危険である．なぜなら，LPSは強力な骨吸収因子であるからだ．歯周病における骨吸収の原因でもっとも詳しく調べられているのは，このLPSなのである．このLPSによる骨吸収の話は……あ…と…で……．

図12　LPSの局在
LPSはグラム陰性菌の外膜の中に埋め込まれている

表2　内毒素と外毒素の比較

	内毒素（Endotoxin）	外毒素（Exotoxin）
化学組成	糖脂質（リポ多糖）	タンパク質
放出方法	外膜からの遊離	分泌
毒性	弱い	強い
ワクチン抗毒素血清	製造不可能	製造可能
例	歯周病	コレラ，ボツリヌス，赤痢，破傷風

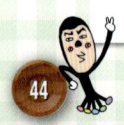

30 歯周病菌が歯槽骨を食べている

答え ✗

X線写真を見てもらいながら患者さんに歯周病の状態を説明している．「この部分の骨が溶けてなくなっていますね．検査すると，ここには深い歯周ポケットがあって，歯周病菌が潜んでいるようです．その歯周病菌がここの骨を食べちゃったんですね」

さて，患者さんへの説明であればこれでOKかもしれないが，プロの歯科衛生士が本当にそう思っているとすればちょっと考え物である（図13）．

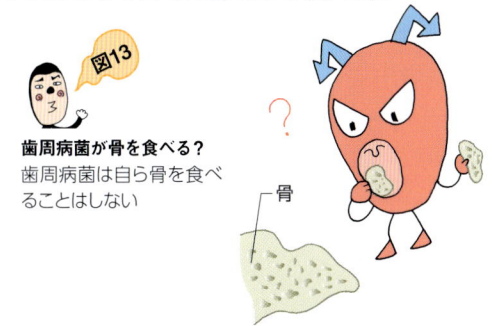

図13 歯周病菌が骨を食べる？
歯周病菌は自ら骨を食べることはしない

まず，歯周病で骨が吸収されるときに骨を食べる細胞は，「破骨細胞」とよばれる我々の体の中にある細胞である．骨は一見何も変化が起こらない組織のようにみえるが，実はつねに古い骨が吸収され，新しい骨が添加されている．これをリモデリングというが，このとき古い骨を吸収する役が破骨細胞である．リモデリングにおける生理的な骨吸収担当だけでなく，歯周病における病的な骨吸収でも破骨細胞が担当している．なので，この問題の解答は「✗」．

では，どうして歯周病菌が歯周ポケット内にいると骨吸収が起こるのか，という素朴な疑問が湧いてくる．これに大きく関与している物質が前述のLPSなのだ．歯周病菌から出たLPSは，歯周組織内にいるマクロファージなどの細胞がキャッチすると，"やっかいな奴がポケット内にいるようだ"という情報を発信する．その情報で有名なのが，IL-1（インターロイキン-1）などのサイトカインとよばれる物質である．これらがきっかけとなって，最終的に破骨細胞が登場して骨を

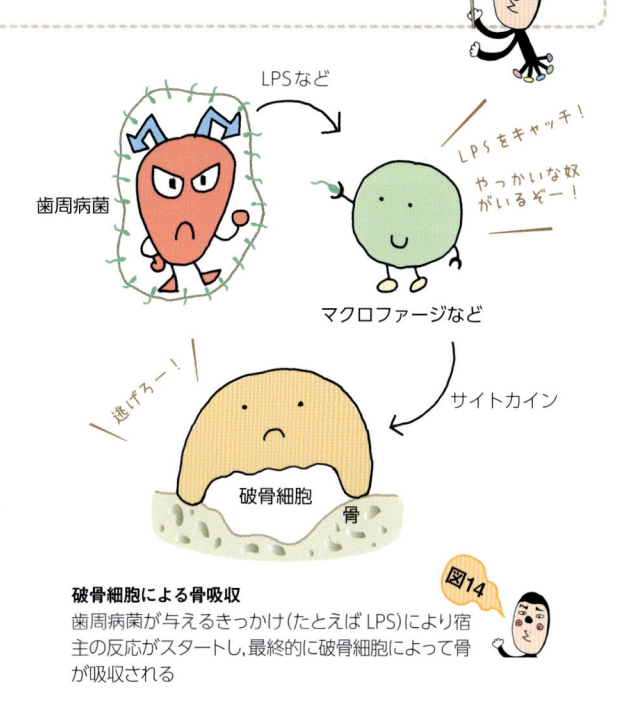

図14 破骨細胞による骨吸収
歯周病菌が与えるきっかけ（たとえばLPS）により宿主の反応がスタートし，最終的に破骨細胞によって骨が吸収される

食べるわけである（図14）．

でも，どうして自分の大切な骨を食べてしまうのだろう？　おそらく，歯周病菌というやっかいな奴から逃げるために"勇気ある撤退"をしているように思える（図15）．付着の喪失が起こるのも，コラーゲン線維を処分して歯周病菌から逃げるためだ．残念なことに，逃げても歯周ポケットが深くなり，歯周病菌にとって"おいしい環境"を与えてしまうだけである．この"鬼ごっこ"は，歯周病菌が根尖まで追っかけてきたら終了．つまり，歯の脱落である．

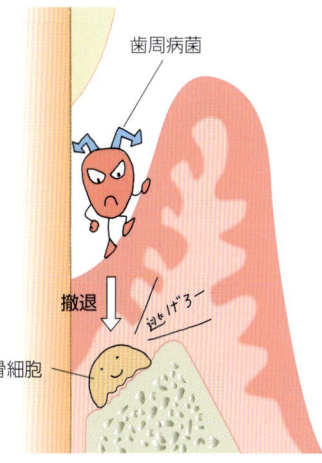

図15 勇気ある撤退
歯周病菌によるきっかけで骨が溶け出すのは，危険な歯周病菌から逃げようとしているからである．付着が破壊されるのも同じ理由である

45

歯周病菌は"淋しがりや"が多い.多くは集団生活をして毎日をエンジョイしている.
今回は歯周病菌の社会生活をのぞいてみたいと思う

31 歯周ポケット内の細菌は集団生活で守りを強化している

答え

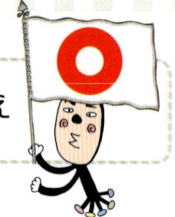

　歯周ポケット内には何百種類という細菌がうごめいている．歯肉溝滲出液にはつねに「好中球」という特攻隊員もいるし，「抗体」という砲弾も流れている．もし患者さんが抗菌薬を飲もうものならそれもいっしょに流れてくる．案外，歯周ポケット内は細菌が棲みにくい環境かもしれない．にもかかわらず，ポケット内にはたくさんの細菌が生きながらえている．これはどういうことなのだろう？

　スポーツでもそうだが，負けないためには"攻めが強いか""守りが堅いか"のどちらか，あるいは両方だ．たしかに，歯周病菌のなかでも"レッドコンプレックス"と名づけられた連中は「攻め」も強いようだが，コレラ菌や破傷風菌のようなアグレッシブな振る舞いはしない．そこで，攻めは"しれている"，ということになると，残る可能性は「守りが堅い」ということになるが，これは想像以上に堅い，ということがわかっている．

　どうしてポケット内の細菌の守りが堅いかというと，集団生活をしているからだ．しかも，宿主の免疫や抗菌薬のような攻めから逃れられるようなマンションで集団生活をしている．このマンションのことを"細菌バイオフィルム"とよんでいる（図16）．マンション自体はグリコカリックスという多糖体の骨組みでできていて，外からの好中球や抗体，抗菌薬の攻撃に耐えられるようになっている．これにより，抗菌薬に対する抵抗力は数十倍〜数千倍にまで跳ね上がる[4]．

　この"細菌バイオフィルム"というマンションは，全く侵入者をシャットアウトする頑丈な造りではなく，歯肉溝滲出液が流れる通路（Water channel）が装備された，比較的ルーズな造りになっている．ここを通じて，必要な食糧の入手や要らなくなった老廃物の廃棄を行っているようだ．しかしながら，一匹狼であればクロルヘキシジン（抗菌薬）で一気に抹殺できても，マンション暮らしをしているとクロルヘキシジンを用いても効果が低いのは，たとえルーズであってもそこそこの守りを堅持していることになる．強くなるためには，やはり集団生活が効果的なのだろう．集団行動の苦手な私が言うのもなんだが……．

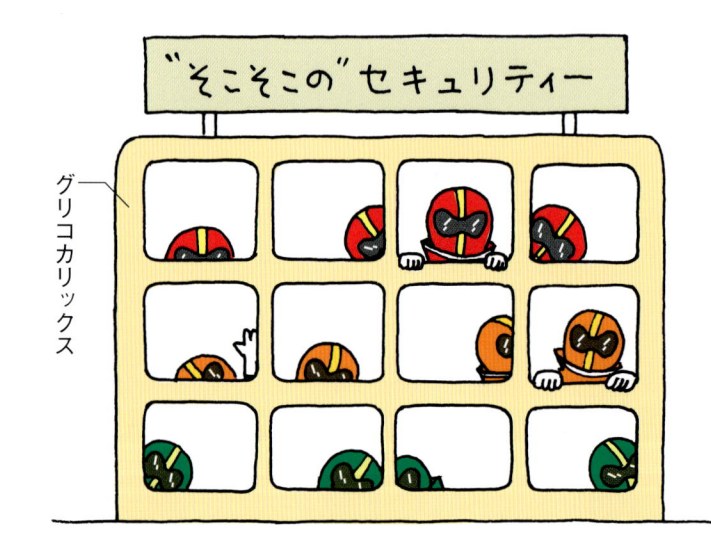

図16 マンション"細菌バイオフィルム"
隙間のあるグリコカリックスでできたマンションは,食糧の調達や老廃物の処理はできるが,不審者の侵入を最低限にできる"そこそこの"セキュリティーを備えている

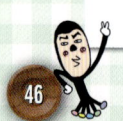

32 歯周病菌によって棲む場所が異なる

マンション暮らしをするときにも，どの階の，どの部屋に住む（棲む）かは好みが分かれるところである．眺めのよい高層階を希望する人もいれば，災害時に避難しやすい低層階を希望する人もいる．日当たりで選ぶ人もいれば，価格を重視する場合もある．このような居住空間の嗜好は人間だけかと思っていたら，案外歯周ポケット内細菌も棲む場所がだいたい決まっている，ということがわかってきた．

Socranskyらにより，根面上に作られるマンション"細菌バイオフィルム"は，ピラミッドとして紹介され一躍有名になった[5]（図17）．結論からいうと，低層階には比較的病原性の低い歯周病菌や常在菌が棲み，中層階には常在菌と病原菌の間を取りもつ仲介菌などが棲んでいる傾向がある．そして，最上階にはレッドコンプレックス（P.41，問題26参照）が居座る．マンション"細菌バイオフィルム"は，我々人間のマ

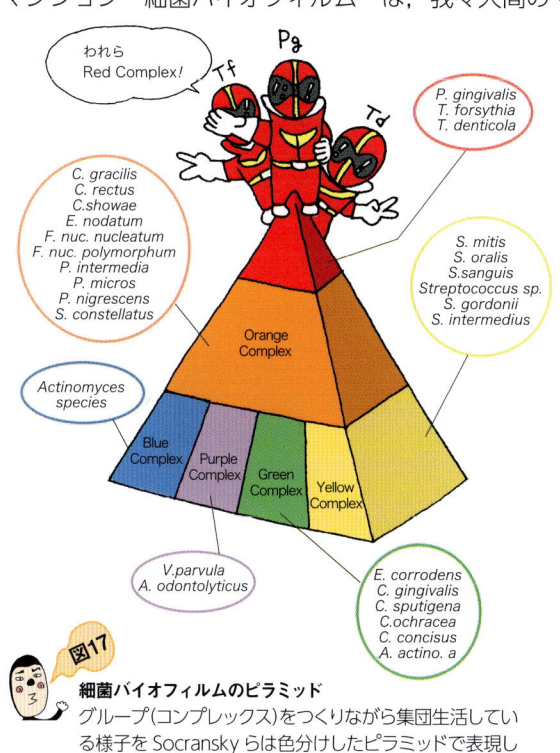

図17 細菌バイオフィルムのピラミッド
グループ（コンプレックス）をつくりながら集団生活している様子をSocranskyらは色分けしたピラミッドで表現した（文献5より）

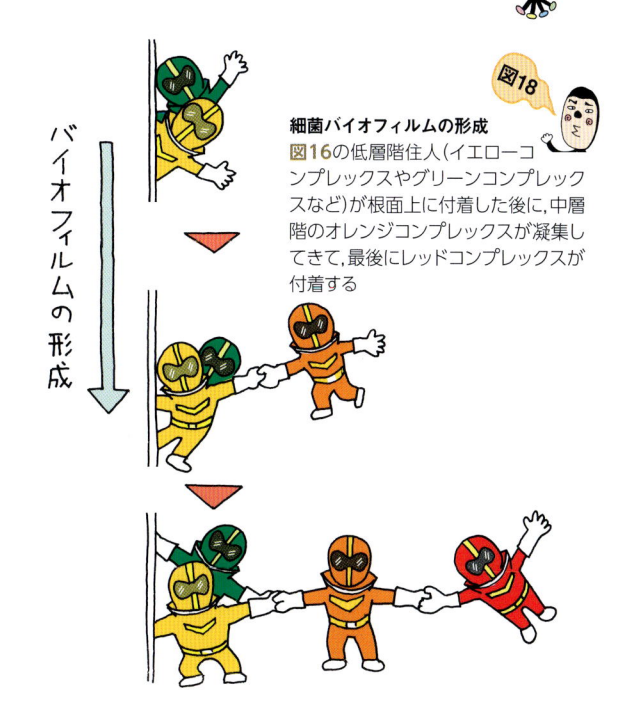

図18 細菌バイオフィルムの形成
図16の低層階住人（イエローコンプレックスやグリーンコンプレックスなど）が根面上に付着した後に，中層階のオレンジコンプレックスが凝集してきて，最後にレッドコンプレックスが付着する

ンションと同じように，低層階から順に積み上げて作られていく．つまり，根面に最初に病原性の低い歯周病菌や常在菌が付着し，その上に仲介菌が凝集してきたあと，レッドコンプレックスが定着してくるので，結果的にそのような住民プロフィールになるわけである（図18）．

このように考えると，根面から離れた位置に極悪レッドコンプレックスが棲み着いているということになるが，一方で，レッドコンプレックスは深い歯周ポケットで見つかりやすいということからすると，細菌バイオフィルムのピラミッドはかなり根尖方向に傾いているということを意味している．つまり，レッドコンプレックスは歯周ポケット底のポケット上皮に面したあたりに鎮座していることになる．ここは，例の歯肉溝滲出液が湧き出るパワースポットになっており，歯周病菌の大好物のタンパク質をいち早くゲットできる場所になっている．赤レンジャーも案外賢いのかも……．

33 集団生活で細菌同士が連絡を取っている

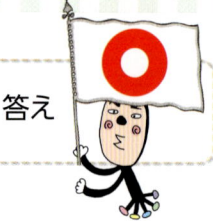

夜遅くマンションの上の階の奥さんから回覧板が回ってきた．内容を見てみたら，最近"抗菌薬"という名前の不審者がうろついていて危ないので，それに対する自己防衛の方法などが記載されていた……，なんてことが細菌バイオフィルム内でも行われているようだ（図19）．

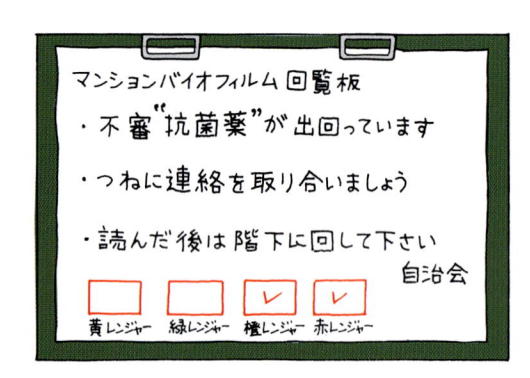

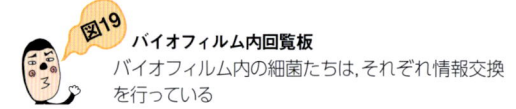

図19 バイオフィルム内回覧板
バイオフィルム内の細菌たちは，それぞれ情報交換を行っている

マンション内ではランダムに細菌が棲み着いているわけではなく，仲良しのグループ（コンプレックス）が集まりながら，決まった階層に棲んでいる．しかも，最近のマンション事情のように，プライベート重視という生活ではなく，案外情報交換をしているようだ．

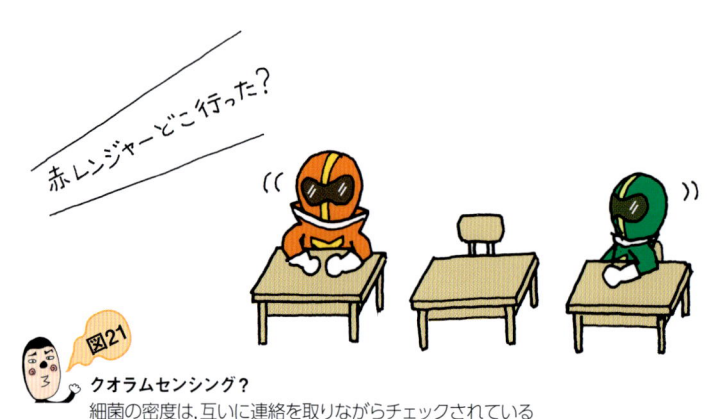

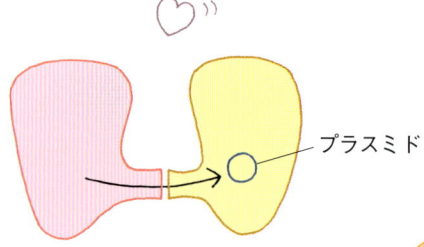

図21 クオラムセンシング？
細菌の密度は，互いに連絡を取りながらチェックされている

図20 耐性遺伝子の伝播
プラスミドに含まれる耐性遺伝子が，隣の細菌にキス（学問用語で「接合」）で伝わることがある

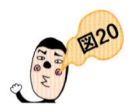

たとえば，抗菌薬情報．抗菌薬に対する耐性遺伝子を「プラスミド」という遺伝物質としてもっている細菌は，隣の細菌にそれを伝えることができる．（通常キスをして伝える！図20）それにより，ある抗菌薬に対して耐性をもっていなかった細菌が，急に耐性をもつようになる．このような耐性遺伝子のやりとりはマンション内で行われており，耐性の広がりを助長している．

また，「クオラムセンシング」（Quorum sensing）というメカニズムもわかっている[6]．「クオラム」というのは"議員定数"のような決まった数という意味であり，「クオラムセンシング」とはそれを感じ取るメカニズム，ということだ（図21）．マンション内では，オートインデューサー（Autoinducer）という物質で自分たちの人口密度情報を流しており，それによってバイオフィルムの恒常性を保っている．これも集団生活での連絡の取り合いということになるだろう．

この，「クオラムセンシング」というメカニズムを逆手にとろうという試みも現在進行中である[7]．つまり，クオラムセンシングを邪魔することによって，バイオフィルムの恒常性を乱してやろう，という方法である．クオラムセンシング阻害薬の登場は，近い将来現実味を帯びてくるかもしれない．

48

34 歯周ポケット内の細菌は機械的除去が基本である

答え

現時点で，成熟した細菌バイオフィルムを効果的，効率的に破壊する薬は存在しない．そもそも，細菌バイオフィルムに深く浸入し，そこにいる細菌を抹殺するのはなかなか難しいのだ．歯肉溝滲出液が流れているような環境のなかで，しかも，電気を帯びて極性のあるようなバイオフィルム内で，それらに影響されずに突き進んでいく薬というのは作り出すのが難しい．また，実験室のシャーレでは有効であっても，実際の歯周ポケット内ではどうかというと話は別ということも多い．クオラムセンシング阻害薬もまだ研究段階である．

米国などでは，巨額の予算を投じてこのような薬の開発にしのぎを削っているようである．そりゃ，1つ当てると相当な見返りがあるから……．しかしながら，目の前の患者さんの細菌バイオフィルム破壊を行わなければならない私たちには，リアリティのある方法が第一選択である．それが機械的除去．

歯ブラシや超音波スケーラー，キュレットなど，道具は状況に応じていろいろと使い分けることになるが，機械的に破壊することに違いはない．心臓の人工弁にこびりついた細菌バイオフィルムであれば，簡単に機械的除去をするわけにはいかないだろうが，我々の領域は基本的に器具が届くところが多い（図22）．このようなアドバンテージのある状態なのに，不確実な薬に頼ろうという構えは，人工弁への対処で頭を悩ます心臓外科医からすれば"贅沢"というものである．

クロルヘキシジン[8]やポビドンヨード[9]といった薬の効果も多少はある．しかしながら，それは機械的除去の効果に比べれば微々たるものである（図23）．むしろ，機械的除去をメインに施術し，それに薬を併用することでプラスアルファを期待する程度が妥当ではないだろうか．きっと，薬だけでバイオフィルム感染症に対処しようとすると，歯周病菌はニヤッとするに違いない．なぜって？　歯周病菌が怖いのは"薬"ではなくて"歯科衛生士"だから……．

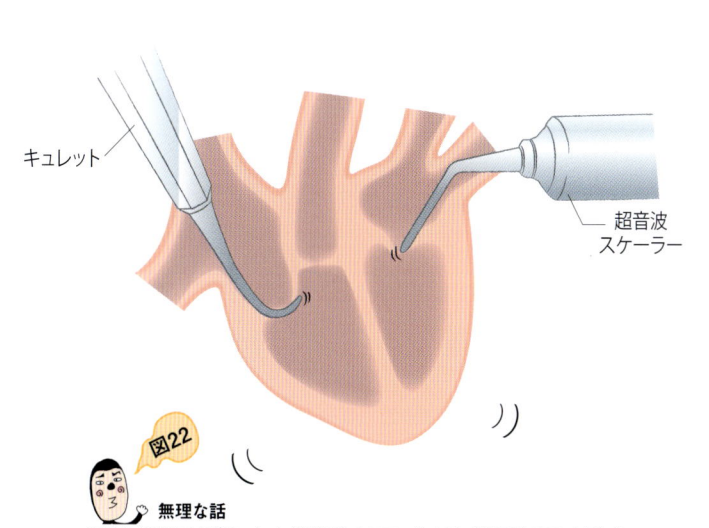

キュレット

超音波スケーラー

図22　**無理な話**
心臓の弁膜にこびりついた細菌バイオフィルムは，（歯周治療のように）機械的除去が不可能である．心臓外科医から見たら，我々は贅沢なのかもしれない……

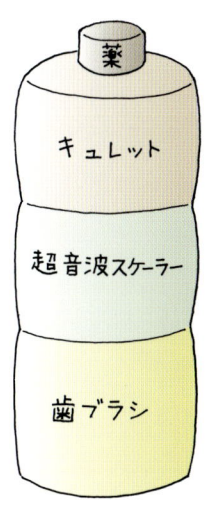

図23　**バイオフィルム破壊**
器具がある程度到達する場所にできた細菌バイオフィルムに対する治療は，機械的除去が基本である．抗菌薬の役割は，現時点ではかなり低い

ぺり男のつぶやき-② 愛は迂回で深くなる？

　ふと懐かしくなって，中島みゆきの『家出』という曲を聴いていた．

　『家を出てきてくれないかと　あなたはいうけれど　私　できればあなたのことを　誰かに褒めて欲しかった〜♪』

　曲の最初に出てくる歌詞なのだが，ここがもっともお気に入りである．愛する人以外をすべて失う状況になったとき，自分が認めた相手を誰かにも認めてもらいたい，と思う感情はよくわかるような気がする（こんな状況になったことないけど……）．二人だけの閉ざされた孤独な世界に一筋の光が届いておいてほしい，というところだろうか？　あるいは，先行きの不安に立ち向かう勇気がほしいのだろうか？（こんな状況になったことないけど……）

　"愛する相手が評価される喜び" というのは愛を育む別ルートだ．ヘーゲルのいう「欲望の欲望」では二人称までしか登場人物がいないが，ここでは三人称まで拡大されている．しかも，愛する相手を第三者が評価しているのを，耳をそばだてて聴いているだけで幸せになるのである．

　先日，高校のクラブの仲間と飲み会をした（陸上部です！）．そのうちの一人は私の医院にたまに治療に来てくれている．酔っぱらいながら彼が他のメンバーに言った．

　『浩正のところは，歯科衛生士さんがすばらしい．浩正の治療はわからんけど』

　私が若いときであれば，『俺の腕も評価しろよ〜』と絡むところだが，私は手放しでこのうえなく幸せな気分になった．これは裏返せば，私が医院のスタッフを愛している証拠である．常々そのように想っていたが，自然とそれが証明されたことがまたうれしかったのだ．

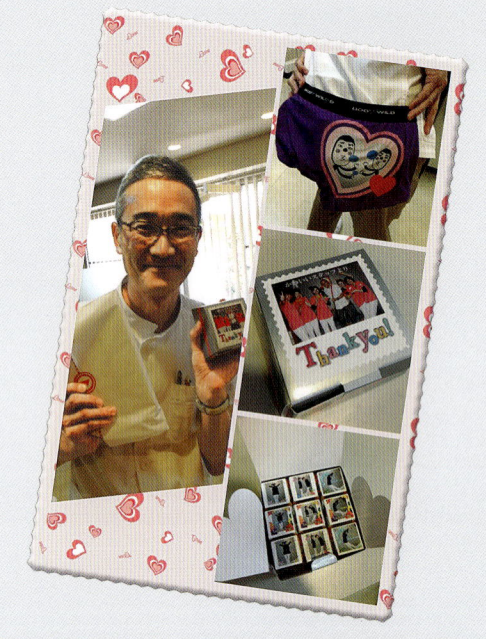

　今年もバレンタインデーには私の前で音楽（『チョコレイト・ディスコ』Perfume）に合わせてダンスを踊り，自分たちの写真入りチョコと私の描いたイラストをプリントしたパンツをサプライズプレゼントしてくれた．愛するスタッフといっしょに仕事をし，彼女たちの仕事が正しく評価されることは院長として最高の幸せである．『家を出てきてくれないかと……』という曲がグルグル頭の中を回っている．案外別ルートで育む愛も深い．

3. SRP編

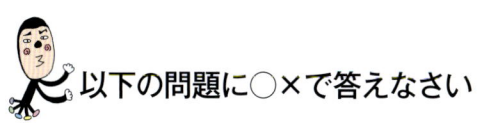

以下の問題に○×で答えなさい

	問題	回答
35	SRPで平滑になった根面には細菌が付着しにくい	○
36	ブラッシングが不十分だとSRPの効果が低い	○
37	深い歯周ポケットではSRP後，細菌の後戻りが起こりやすい	○
38	SRPのスキルUPは歯石の探知能力UPにかかっている	○
39	歯周外科をすれば歯石をほぼ100％除去できる	○
40	歯石は歯周病の原因である	○
41	超音波スケーリングで時間の短縮が期待できる	○
42	超音波スケーリング時の薬液の併用は効果大である	○
43	キュレットによるSRPはもう古い	○
44	SRPのスキルが低いときにはアジスロマイシンが有効である	○
45	SRPのスキルUPはシャープニングスキルUPにもかかっている	○
46	動的治療では「オーバー」，メインテナンスでは「アンダー」に要注意	○

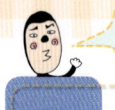

前ページまでの歯周病菌の話をふまえ，ここからはSRPの話題を扱いたい．毎日しているSRPでも案外知らないことが出てくるかも……

35 SRPで平滑になった根面には細菌が付着しにくい

答え ✕

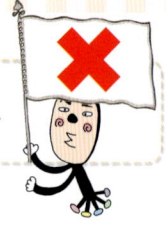

「あなたが歯周病菌になったとします．そして，目の前に根面という壁が立ちはだかっています．ここにへばりついて生活しようと思っているのですが，右の壁は表面がガタガタで，左の壁は表面がツルツルです．さて，あなたはどちらにへばりつこうと思いますか？」

いくら優秀なロッククライマーでも，手や足をかけるところがなければうまく崖をよじ登っていくのは大変である（図1）．歯周病菌になったあなたは，ためらうことなく"ガタガタの壁"を選ぶことだろう．さて実際は……？

図1　ツルツルの根面？
細菌の付着が困難なほど平滑な根面にすることは，はたして可能であろうか？

この場合，まずツルツルやガタガタの"程度"が問題になる．歯周病菌にまで一気にミクロ化したあなたは，どれくらいの大きさになっているかというと，10マイクロメートル程度（※1マイクロメートル＝1mmの1000分の1）．この大きさを基準に考えなければならない．実際のあなたの身長は10万倍の大きさがある．つまり，歯周病菌になると10万倍の大きさにみえる，ということだ．「小さい」という表現に"米粒ほどの大きさ"というものがあるが，5mm程度の米粒は，我々から見れば指先に乗る小さな存在だが，歯周病菌になったあなたにすれば，500メートルくらいの巨大な米粒にみえるのである．

そこで，あなた自身がSRPを行った根面を想像してもらいたい．頑張って平滑になったと感じた根面を10万分の1の歯周病菌から見たときに，はたして本当に平滑だろうか？　答えはおそらくNOである．実際，インプラントアバットメント表面の平滑度をいろいろ変えてプラークの付着量を調べてみると，プラークがつきにくくなるのは0.2マイクロメートル程度の荒さだった[1,2]．こんなレベルの平滑さを根面に作り出すのは，いくらハイレベルな歯科衛生士でも無理である．

では，SRP時に"根面が平滑になった"という指標は意味がないのか？というと，そういうわけではない．これは"根面に付着した歯石が除去できてきた"という指標として有効なのである．つまり，平滑と感じる根面は「細菌がつきにくくなった」というより，「歯石が除去できてきた」というふうに考えるのが妥当な評価だということである（図2）．

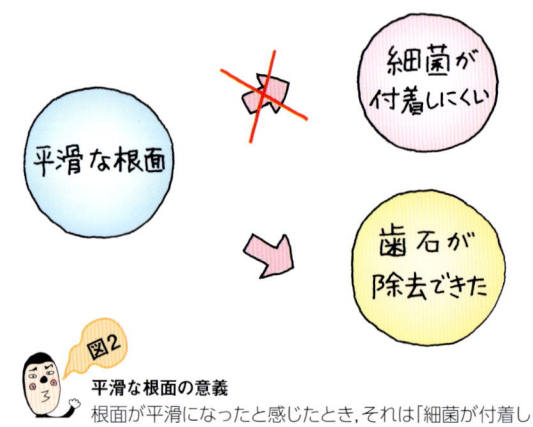

図2　平滑な根面の意義
根面が平滑になったと感じたとき，それは「細菌が付着しにくい根面になった」と考えるのではなく，「歯石がきれいにとれた」と考えるほうがよい

36 ブラッシングが不十分だとSRPの効果が低い

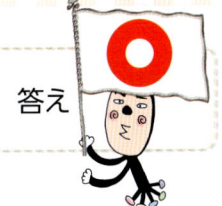

答え ○

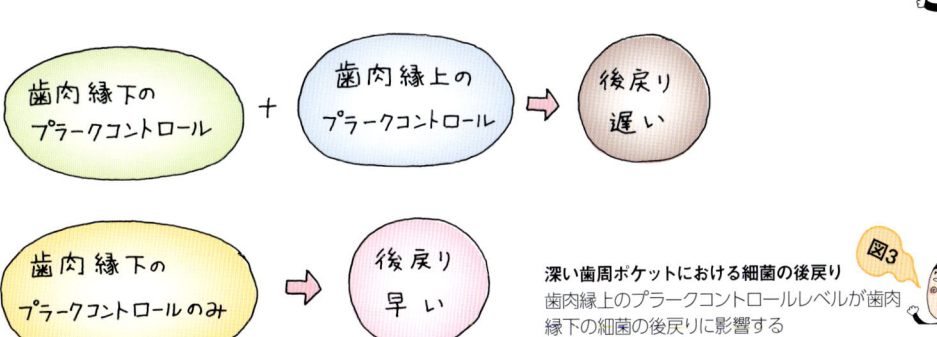

深い歯周ポケットにおける細菌の後戻り 図3
歯肉縁上のプラークコントロールレベルが歯肉縁下の細菌の後戻りに影響する

SRPのスキルだけで歯周治療の結果が決まるのであれば，どれだけ歯周治療は楽だろう．セルフケアを考えなくてすむようになれば，歯科衛生士の仕事はスキルに徹した職人になっていくかもしれない．本問題の答えは「○」である．

SRPと同時に患者さんによるブラッシングや術者によるPMTCを行う場合と，SRPだけを行う場合とを比較すると，SRPだけのグループのほうが短期間で歯周病菌の復活が起こる[3]．徹底的に歯肉縁上のプラークコントロールをすると，SRPの効果が長持ちするという結果である．皆さんもプラークコントロールの悪い患者さんにSRPをすることの"むなしさ"をよくご存じだと思う（図3）．

歯周病患者さんでSRPをするのは"歯肉縁下"である．ターゲットにしているのも，歯肉縁下にこびりついている歯石や細菌である．一方，患者さんがブラッシングでケアできるのは基本的に"歯肉縁上"である．場所が違うのにどのように関係しているのだろう？　これは，直接的な関係と間接的な関係に分けて考えると理解しやすい（図4）．

SRP後に復活してくる細菌は，SRP時の取り残しか，歯肉縁上からの侵入の2つのルートしかない．マジックのように急に現れることはない．SRP時の取り残しを防ぐためにはスキルを磨くしかないのだが，歯肉縁上からの侵入は患者さんのセルフケアの影響が大きい．つまり，歯肉縁上の細菌が歯肉縁下に侵入してくる状況，これが直接的な関係ということになる．

また，患者さんのセルフケアが不十分だと，歯肉に炎症が起こって腫れてきたりする．歯周ポケットが深くなると嫌気性菌が元気になるし，炎症に伴って，歯肉溝滲出液には歯周病菌の大好きなタンパク質が増えてくる．つまり，歯肉縁上にプラークが残っていると，間接的に歯肉縁下の細菌を支援するようなことになるのだ．だからといって，SRPの結果が思わしくないのを患者さんのせいにしてはいけない．"うまく治れば患者さんのおかげ，うまく治らなければ自分のせい"と思える謙虚さがなければ，患者さんはついてきてくれない．

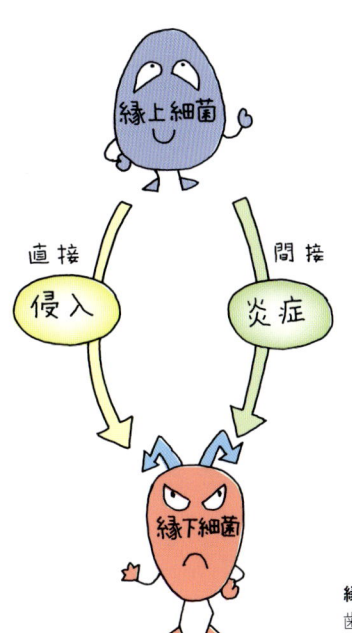

縁上細菌と縁下細菌の関係 図4
歯肉縁上の細菌が歯肉溝に直接侵入する場合と，炎症を介して歯肉縁下の細菌を支援する場合がある

37 深い歯周ポケットではSRP後，細菌の後戻りが起こりやすい　答え

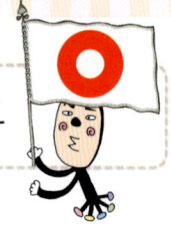

　前問の解説のなかで，SRP後の細菌の後戻りについても述べた．浅い歯周ポケットであれば，そもそも歯石や細菌の取り残しが少なくなるし，ブラッシングなどの歯肉縁上のプラークコントロールで取り戻した健康を維持しやすい．それに対して，深い歯周ポケットになると，歯石や細菌の取り残しも増えるし，プロービング値が大きく改善しなければ歯肉縁上のプラークコントロールで維持するにも限界がある．皆さんの臨床実感そのものである．

　では実際，どれくらいの期間で細菌が後戻りするのだろう？　この手のデータは本当にたくさんあるのだが，しっくりこない．なぜなら，SRP前の元の状態がよく把握できていないのに，SRP後にどれだけ後戻りするかというのは本来わかりようがないからである（図5）．深い歯周ポケットでは，その位置によって細菌の種類が変わる．浅いところと深いところでも違うし，近心と遠心でも違う．根面に近いところと離れたところでも違う．共焦点レーザー顕微鏡のおかげで，生きたまま細菌バイオフィルムを調べられるようになって，このような知見も一気に増えた．でも実際，SRPをする前に細菌バイオフィルムを一切傷つけずに，どこにどの細菌がどれくらいいるかなんてことはわからない．そのため，通常1つの細菌（あるいは細菌群）に的を絞って調べる．それもキュレットでそっと縁下プラークを採取したり，ペーパーポイントで採取するので，本当の歯周ポケット内での細菌数をどれだけ正確に反映しているかはわからない．

　不服ばかり羅列してもしょうがないので，存在するデータを見てみよう．最短で後戻りしたというのは7日間，最長では175日間観察してもSRP前のレベルの1/3までしか後戻りしなかった．両極端を見ていると本質を見失ってしまいそうである．私見も入るが，報告で多いのがだいたい"60～70日間程度"での後戻りだ[4]．つまり"2，3カ月程度"ということになる（図6）．これは，メインテナンスのリコール間隔の基本である3カ月とほぼ一致する．深い歯周ポケットの残っている患者さんでは，3カ月くらいで細菌が増えてくるので，そのタイミングでクリーニングをしましょう，といえるわけである．あっ，そうそう，ここまでの話は患者さんのプラークコントロールが良好な場合で，もし不良であれば，数週間で後戻りするようだ．大切なことを言い忘れるところだった．

図5　どこに何が何匹？
ポケット内細菌がどこにどれくらい棲み着いているかはわからない

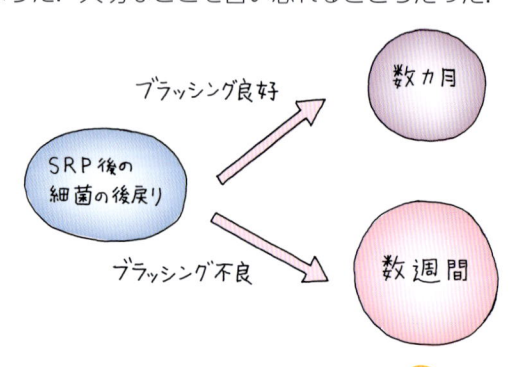

図6　深いポケットにおけるSRP後の細菌の後戻り
患者さんによる歯肉縁上のプラークコントロールレベルが重要．もちろんSRP時の取り残しを最小限にする努力も大切である

38 SRPのスキルUPは歯石の探知能力UPにかかっている

答え

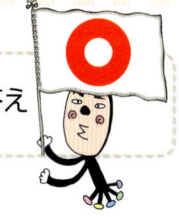

「SRPをしてもうまく歯石が取れません！」という訴えを聞くことがある．すぐにキュレットの当て方やストローク，ポジショニングなどに話が流れてしまいそうだが，ちょっと待ってほしい．実は，その前に勝負が決まっていることが多いのだ．

歯石が取れないとき，歯石がそこにあるのが"わかっていて"取れない場合と，そこにあるのかどうか"わからなくて"取れない場合がある．"わかっていて"取れない場合の対処法にはどんなことが考えられるだろう？（表1）

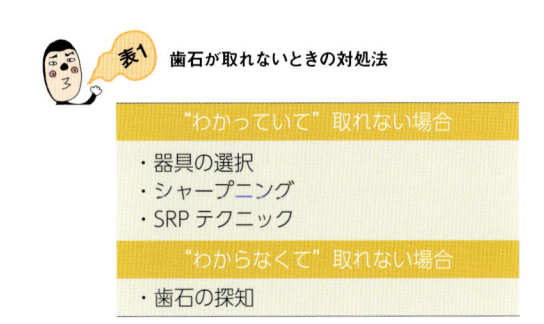

表1 歯石が取れないときの対処法

"わかっていて" 取れない場合
・器具の選択
・シャープニング
・SRPテクニック

"わからなくて" 取れない場合
・歯石の探知

まずは"器具の選択"．SRP前の検査でどのような器具を用いるのが最適かを判断しなければならない．歯周ポケットが深ければキュレットのシャンクは長いほうがよいし，ブレードも小さめのほうが挿入しやすい．歯石の硬さによってはシャンクの硬さも変更したほうがよい場合もある．歯肉が薄いときにはブレードも細くなったもののほうがよいだろうし，進行した根分岐部病変であればキュレットよりむしろ，超音波スケーラーのほうがよいかもしれない．そこに歯石があるのが"わかっている"わけだから，それに対してベストな器具を選ばなければならない．器具が決まったらSRPに突入……といいたいところだが，その器具はちゃんとメインテナンスされているだろうか？　つまり"シャープニングされているか"である．いくら

適切な器具を選んでも，切れないキュレットであれば最初から取れないのは目に見えている．これらをすべてクリアしてはじめて，SRPのテクニックを考えるのだ．

では，そこに歯石があるのかどうか"わからなくて"取れない場合はどうだろう？　この場合，"わかるようになる"ことが唯一の対処法である．これは，歯石の探知能力を上げることにほかならない．そしてこれは，スキルというよりも感性の問題で，どれだけ指先で微妙な根面の凹凸を感知できるかということになる．しかもこれが，歯石が取れない場合のもっとも大きな原因になっている……はずである．実際，歯石探知の実験をしてみると，歯石がないときには「歯石がない」と正しく判断できるが（＝特異度88.2％），歯石があるときに「歯石がある」と正しく判断できないことが多い（＝感度22.6％）[5]．これは，歯石があるのにないと思ってしまう偽陰性の結果（表2の「206」）が多いからである．皆さん，スキルUPの前に感度UPです！

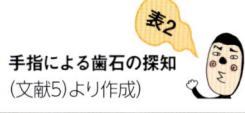

表2 手指による歯石の探知
（文献5）より作成）

	歯石（＋）	歯石（－）
歯石の探知（＋）	60	23
歯石の探知（－）	206	172

＊101本，461歯面について歯周病専門医が評価

特異度＝ $\dfrac{172}{23+172} \times 100 = 88.2\%$

感　度＝ $\dfrac{60}{60+206} \times 100 = 22.6\%$

39 歯周外科をすれば歯石をほぼ100%除去できる

答え ✗

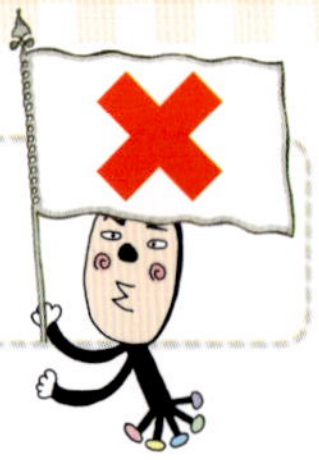

　深い歯周ポケットでは歯石の取り残しがどうしても増えてしまう．これは，どんなにスキルの高いベテラン歯科衛生士でも同じである．傾向としては……．ただし，スキルの違いでかなり差が出てしまうのも事実である．たとえば，単根歯で6mm以上の深い歯周ポケットをSRPする場合，"プロ"（歯周病専門医）であれば81％歯石が除去できていたが，"アマ"（一般開業医）は34％しか除去できていなかった．それでは，フラップを開けてSRPをすればどうかというと，プロは95％でアマは83％である[6]（図7）．"単根歯"という条件があるものの，プロがフラップを開けずにSRPをするのと，アマがフラップを開けてSRPをするのとほぼ同じ結果というのはたいへん興味深い．「私はアマだから，フラップを開けさせてもらえばよい」なんて口が裂けても言ってはいけない．単根歯のような審美性の重要なところでフラップを開けたいと思う人はいない．患者さんも，手術をしないで組織保存的にSRPだけで治してほしい，と願うに違いない．なので，「私はいまはアマだけど，フラップを開けなくても治せるプロになりたい」とステップアップしてほしいのである．

　閑話休題．フラップを開ければ歯石が取れるようになる，ということだが，それはどの程度取れるのだろう？　表3に3つの論文の結果をまとめてみた[6〜8]．これらによると，フラップを開けても100％歯石が取れるわけではなく，拡大鏡で見てみたら20％ほど残っている，ということになる．たしかに，フラップを開かない場合と比べれば半分くらいにまで少なくはなっているが，決して"歯石ゼロ"の状態まで作り出せるものではないのだ．案外残ってるでしょ？　歯科医師，頑張ろう！

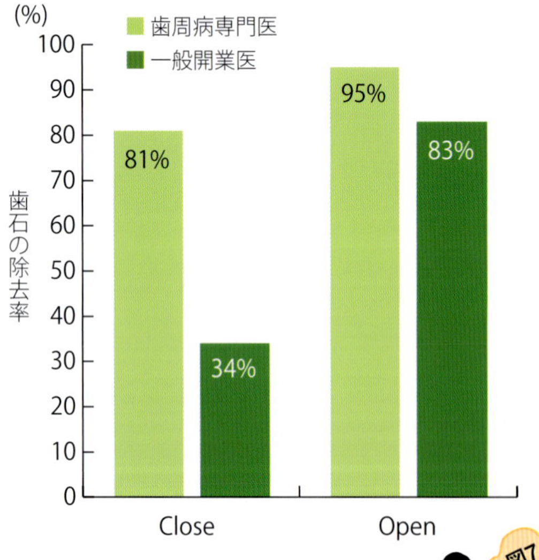

図7　6mm以上のポケットをもつ単根歯での歯石の除去率
歯周病専門医（プロ）がフラップを開けずに（Close）81%，一般開業医（アマ）がフラップを開けて（Open）83％の除去率と，ほぼ同じなのは注目に値する（文献6のデータをグラフ化）

	Close	Open
Caffesse, et al.[7]	48%	24%
Buchanan, et al.[8]	24%	14%
Brayer, et al.[6]	69%	28%

表3　歯周外科の有無による歯石の残存率の違い
フラップを開けない（Close）より，フラップを開けたほう（Open）が歯石の残存は確実に少ないが，ゼロになるわけではない

40 歯石は歯周病の原因である

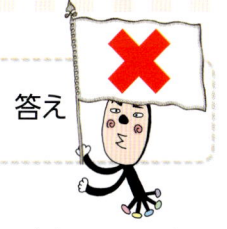

答え ✗

3. SRP編

　この問題を間違った人は，放課後に職員室に来てください……，というレベルの問題である．たしかに，歯石は除去しなければならない対象だが，これが歯周病の原因というわけではない．その理由を考えてみよう．

　昔（半世紀以上前），歯石はザラザラなので機械的刺激があり，それで歯肉が傷ついてしまうのだろうと考えられていた．しかし，歯石の機械的刺激よりも，プラークのほうが影響大ということがわかってきた．そして，無菌動物や線維芽細胞での実験などから，歯石そのもので炎症が起こることはなく，歯石に付着した細菌が炎症を引き起こすということが確認された．では，どうしてSRPで歯石を取らなければならないのだろう？

　実は，歯石は"性格"に問題はないのだが，"容姿"に問題がある．なんと，昔の話に逆戻りなのだが，歯石の表面はザラザラになっており，中身はスカスカである．軽石のようなイメージだ．昔はこれで「機械的刺激になる」と考えたが，いまはこれで「細菌や細菌の産物の温床になる」と考えられている（図8）．つまり，見た目がイカツイので，性格は別に悪くないのに悪い奴らが周りに集まってきて，その悪い奴らが暴れている，という構図である．（たとえがかえってわかりにくい？）

　ポケット内にできた歯肉縁下歯石には，つねに善玉や悪玉の細菌がたむろしている．抗菌薬で一時的にポケット内の細菌を減らすことはできても，無菌のポケットを長期にわたって維持することは現実問題無理な話である．つまり，ポケット内にはつねに"感染した歯石"があるわけで，我々はこれをしっかりと除去しなければならない．

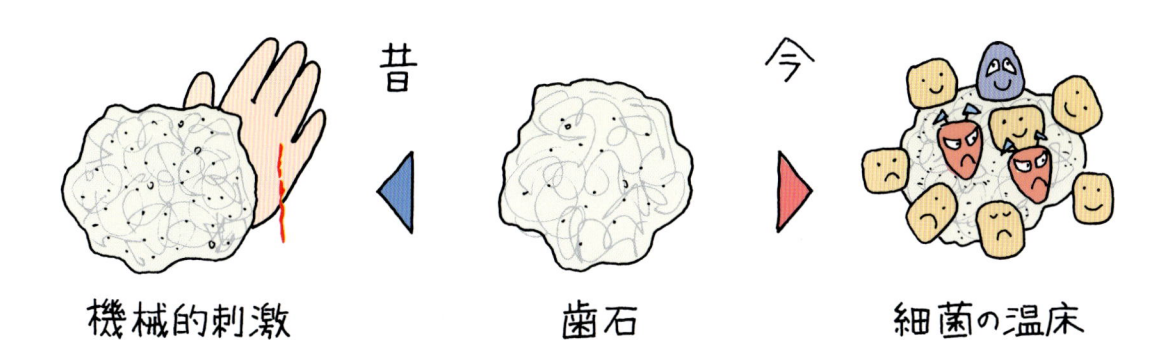

昔　機械的刺激　◀　歯石　▶　今　細菌の温床

図8　歯石の病原性
表面が粗糙で，透過性の高い歯石は，昔はそれによる機械的刺激が注目されていたが，いまは細菌やその産物の温床になることが問題視されている

41 超音波スケーリングで時間の短縮が期待できる

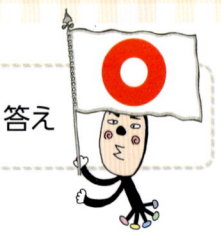

　超音波スケーラーの進歩は著しい．これから先，画期的なキュレットがデビューする可能性はかなり低いが，超音波スケーラーは大化けするかもしれない．現在の超音波スケーラーの主流は「ピエゾ電流タイプ」とよばれるもので，交流電流を流して結晶を振動させている．その動きは楕円形であるが，長い円弧のほうを根面に当てるようにすると直線的な動きをする．そのため，チップの動きが根面に平行になるよう注意する必要がある．

　ピエゾ電流タイプは，電気を振動に変換する逆圧電効果を利用している．反対に，振動を電気信号に変換すれば，それは圧電効果ということになる．どうしてそんなことをいきなり書き出すかというと，この圧電効果を使った超音波スケーラーが登場したからだ．チップで根面を探ったときの振動を電気信号に変えるのだが，早い話が歯石を見つけてくれるわけである（図9）．チップで根面を探っていき，歯石が見つかったらそれをランプで知らせ，そのときに超音波スケーリングのフットペダルを踏むとそこの歯石が取れる，という段取りである．何年も前にこのアイディアを歯周病専門雑誌で見かけたときには，思わず"アカデミックハイ"（P.7参照）になったが，現在ではもう商品化されている．実際の使い勝手がどうなのかは不明だが……．

　さて，超音波スケーラーの特徴に，"術者や患者さんの疲労が少ない"とか，"根分岐部での効率がよい"とかがあるが，時間の短縮はたいへんオイシイ特徴である[9]．報告によってばらつきもあるようだが，だいたいキュレットの半分くらいの施術時間といわれている（図10）．このことも，術者や患者さんにやさしいSRPに寄与しているものと思われる．キュレットであれば，必ず歯石の下から掻き上げないといけないが，超音波スケーラーでは軽く触れるだけで除去できるのもオイシイところだ．でも，いいこと尽くし，というわけでもない．音や振動が苦手な患者さんもおられるし，口の中に水が溜まるのが苦手な患者さんもおられる．キュレットと超音波スケーラー，どちらがよいか？という比較論に頭を突っ込むのではなく，それぞれのオイシイところをうまく使えばよい結果に結びつくのではないだろうか．

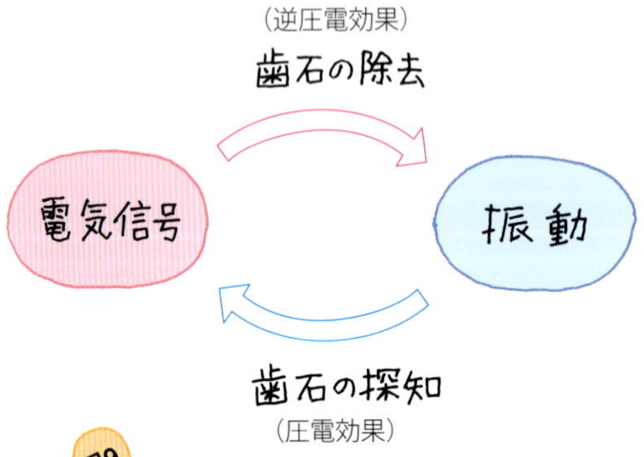

図9　圧電効果と逆圧電効果
超音波振動は逆圧電効果により，電気信号を振動に変換する．これを逆手に取ると，根面を探知したときの振動を電気信号に変えることにより，歯石の探知が可能である

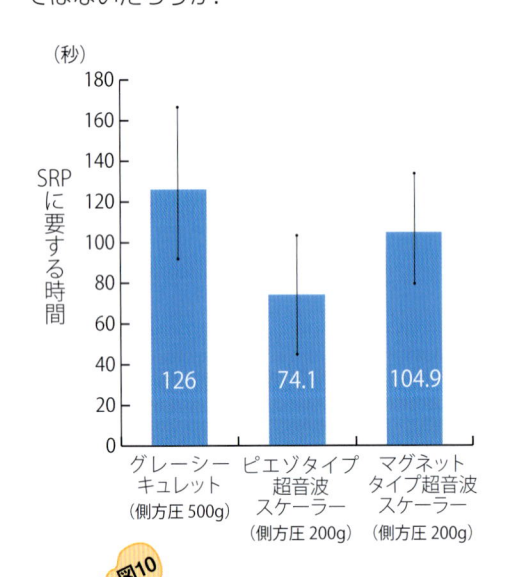

図10　SRPに要する時間
現在主流となっているピエゾ電流タイプの超音波スケーラーを用いると，キュレットの半分近い時間でSRPができる（文献9）のデータをグラフ化）

	グレーシーキュレット（側方圧500g）	ピエゾタイプ超音波スケーラー（側方圧200g）	マグネットタイプ超音波スケーラー（側方圧200g）
SRPに要する時間（秒）	126	74.1	104.9

42 超音波スケーリング時の薬液の併用は効果大である

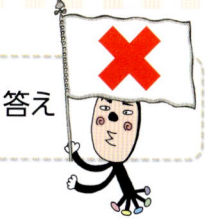

答え ✗

いまだに，「どんな薬がいいですか？」とよく聞かれる．「薬に頼らないでください」と答える．説明するのが大変だし……．と言ってられないので，ここではまじめに考えてみよう．

キュレットと違って，超音波スケーラーは水を使用する．冷却効果を期待したり，キャビテーション効果を期待したりするわけだが，せっかくなんだから，水の代わりに抗菌剤を使ったらどうか？（図11）．……フムフム，なかなかおもしろいアイディアである．洗濯機にだって水だけでなく洗剤を入れるわけだし，化学的効果を期待するのはアリかもしれない．

では，どんな抗菌剤を使うか，ということになる．洗口剤のゴールドスタンダードといわれているクロルヘキシジンはどうだろう？ 一度の洗口で何時間も唾液中の細菌を抑えるパワーがあるんだから，歯周ポケット内でもその力を期待できそうだ．実際使ってみると，思いのほか効果は低い．水を使った場合と大きな差はないのである[10]．おそらく，ポケット内は唾液と違って，タンパク質濃度が高いからだろう．ポケット内には唾液の20〜25倍ほどのタンパク質があるのだが，クロルヘキシジンはタンパク質が苦手なのだ．歯周病菌はタンパク質が大好物だからこそポケット内に棲み着いているが，歯周病菌がたくさんいるとき，言い換えれば，クロルヘキシジンに効果を発揮してほしいときほどタンパク質が多い，というジレンマがある．

では，ポビドンヨードを使うのはどうだろう？ ポビドンヨードもタンパク質の影響は受けるものの，クロルヘキシジンほどではない．超音波スケーラーと併用してみると，水よりも若干効果があった．付着の獲得量では，水と比べてたったの0.3mmの差！[11] 6mm以上の深いポケットになると，その差はもうすこし大きくなるので，深い歯周ポケットに使うのであれば付加的な効果が期待できるかもしれないが，中等度だったら水とそんなに変わらない（図12）．

結論！ 現時点では，抗菌剤を超音波スケーリングで使うのは付加的な効果しかなく，機械的除去を基本にすべし！

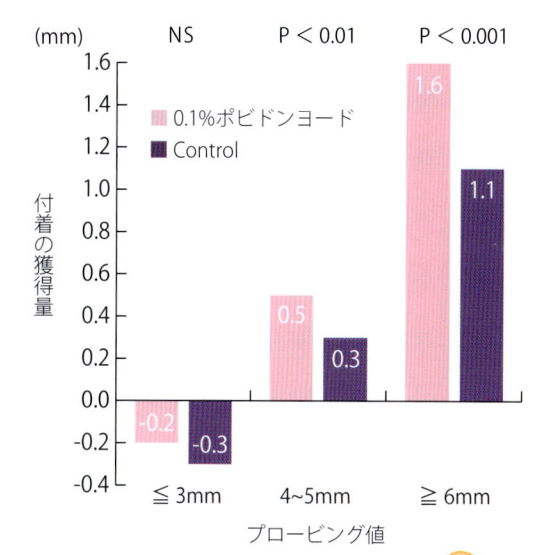

図11 薬液併用のメリット

超音波スケーラーと薬液の併用効果
- 浮遊性細菌の抑制
- 細菌の再定着の遅延化
- バイオフィルム破壊による浮遊性細菌へのシフト
→ 臨床的有意差？

図12 ポビドンヨード併用による超音波スケーリングの効果
0.1％という濃度で効果を調べると，平均すると0.3mm程度の付着の獲得量であったが，プロービング値が大きいほど水と比べて付着の獲得量が増えた

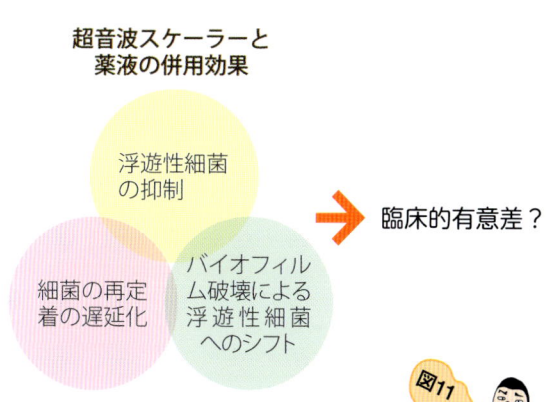

プロービング値	0.1%ポビドンヨード	Control	有意差
≦3mm	-0.2	-0.3	NS
4〜5mm	0.5	0.3	P<0.01
≧6mm	1.6	1.1	P<0.001

(付着の獲得量 mm)

43 キュレットによるSRPはもう古い

答え ❌

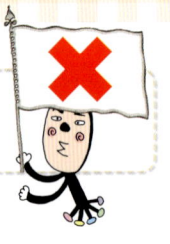

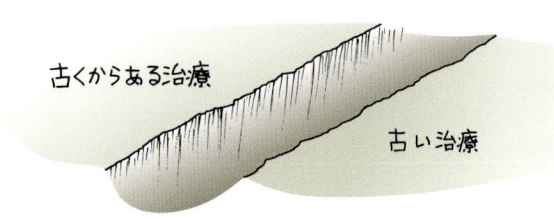

図13　"古い治療"と"古くからある治療"
"古くからある治療"は"もう古い治療"とは限らない．消滅せずに残っていること自体に，その価値が内包されていると考えられる

　この言葉はきっと，超音波スケーラーのメーカー社員が言ったに違いない．（本当の社員さん，ごめんなさい！）私の前でこのようなことを言う人がいれば無視をするか，ケンカをするかのどちらかだ．

　"古くからある"ということと"もう古い"ということの間には飛び越えられないくらいの大きな溝がある（**図13**）．たしかに，キュレットは"古くからある"器具であるが，まだまだ現役選手である．しかも，バリバリの．

　たしかに，キュレットによるSRPの結果は個人差が大きい．それだけ，テクニック・センシティブなのだ．でも大工さんがカンナで削るのが難しいから自動削り機を使うとしたら，私たちはその大工さんに仕事を託したいと思うだろうか？　キュレットには越えるべきハードルがたくさんあるものの，それを乗り越えた歯科衛生士のSRPレベルは"マイスターもの"である．

　問題38（P.55）でも解説したが，マイスター歯科衛生士の歯石探知能力はハイレベルである．高い歯石探知能力なくしてマイスターにはなれない．よく研磨されたキュレットは，超音波チップよりもはるかに根面を把握しやすい．テニスのように，つねに回りこんでいかないとストロークできないという不便さはたしかにある．根面とシャンクを平行にしないと効率よくSRPできないので，つねに根面の傾きにも注意を払わなければならないという難しさも，たしかにある．適切なレストとポジショニングをとらないと，有効な側方圧を最小限の疲労でかけることができないという煩雑さも，たしかにある．しかしながら，これらのハードルの向こうに歯周病患者さんが待っているということを忘れてはならない（**図14**）．キュレットがうまく使いこなせないので超音波スケーラーに頼りっきりの歯科衛生士さん．ちょっと後戻りして，キュレットを楽しんでみませんか？　きっと違った世界があなたを待っています．

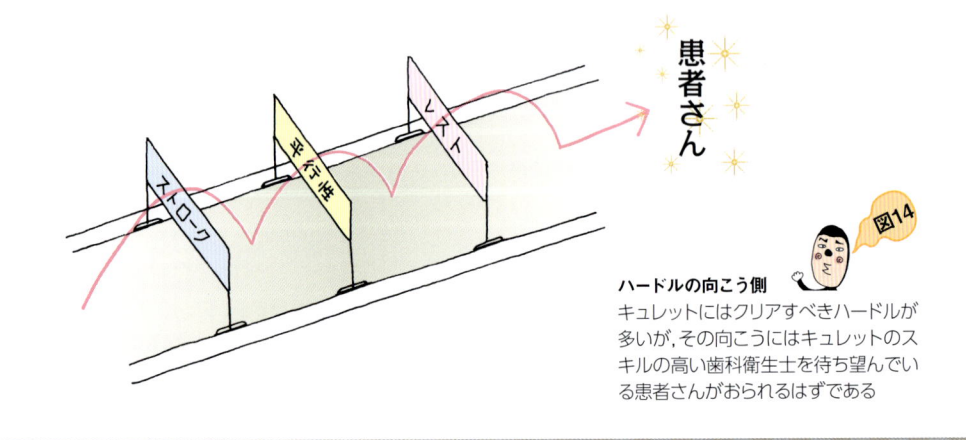

図14　ハードルの向こう側
キュレットにはクリアすべきハードルが多いが，その向こうにはキュレットのスキルの高い歯科衛生士を待ち望んでいる患者さんがおられるはずである

44　SRPのスキルが低いときにはアジスロマイシンが有効である

答え ❌

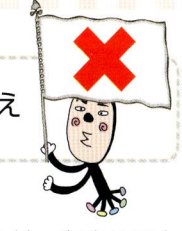

　この言葉はきっと，製薬会社の社員が言ったに違いない．（本当の社員さん，ごめんなさい！）私の前でこの言葉を吐く人がいたら，1時間の説教が待っている．でも，これに関連した質問もよく受けるので解説を試みたい．

　アジスロマイシンは商品名ではジスロマック®ということで，一時日本の歯科界ではプチ流行した．日本人は基本的に，薬が好きな国民性である．これは認めざるをえない．でも，これは太古の昔から日本人のDNAに刷り込まれていた，というよりも，行政や各種団体，製薬会社それぞれにも原因があるだろうし，現場の我々にも責任の一端がある．いずれにしても，国民自身が医者に行って薬をもらうという行為に何の疑問もストレスも感じないようになってしまった．そのせいもあって，歯周病にアジスロマイシンという処方も，何の抵抗もなく受け入れる風潮ができあがってしまった．

　アジスロマイシンはマクロライド系抗菌薬で，最初はアレルギーなどでペニシリンが使えないような場合の二番手というポジショニングで登場したが，日本では処方されすぎて耐性が広がってしまった（肺炎球菌などにはもうほとんど効かない）．「日本は世界でダントツの耐性菌大国である」ということは，あまりアナウンスされていない（問題87参照）．たまに「薬の効かないマイコプラズマ肺炎が流行」というようなニュースが流れて大騒ぎするが，結局「新しい抗菌薬の開発が必要だ」と誰もが口をそろえてコメントしている．バカらしいことだ．耐性菌をやっつけることを考える前に，耐性菌を作らないことを考えるべきなのである．

　さて，抗菌薬を歯周治療で使う場合の前提は，細菌バイオフィルムを破壊することである．たしかに，アジスロマイシンは細菌バイオフィルムを抑制する作用があることもわかってはいるが，それでも細菌の数を減らし，細菌1匹あたりにアタックする抗菌薬分子の数を増やさなければならない．わざわざ浸透しにくい細菌バイオフィルムをそのままにすることもない．なので，当然のことながら，「SRPがうまくできるほどアジスロマイシンがよく効く」のである．でも，「SRPがうまくできればアジスロマイシンは要らない」のである．歯周病菌はアジスロマイシンより強くなることはできるが，歯科衛生士より強くなることはできないのである（図15）．説教じみてきたので，ここまでで止めておこう．

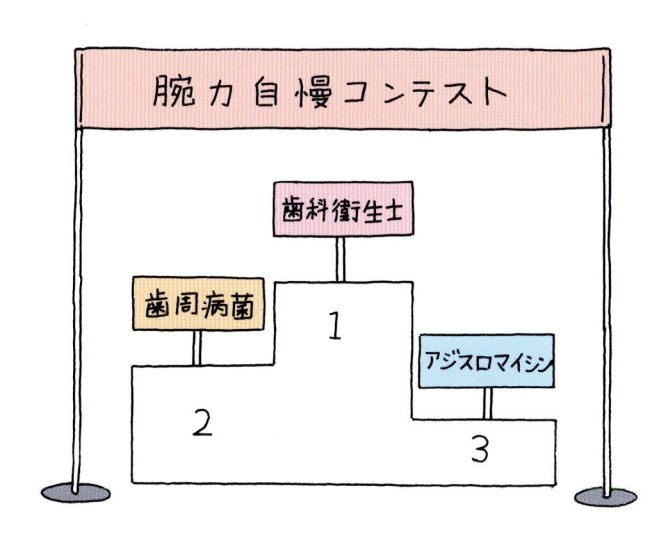

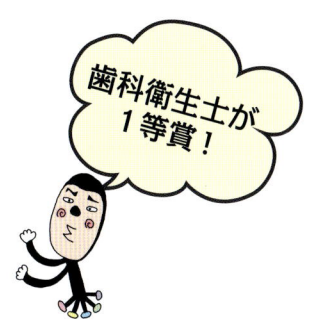

3. SRP編

図15　歯科衛生士は強い
歯周病菌はアジスロマイシンより強くなれるが，歯科衛生士よりは強くなれない

45 SRPのスキルUPはシャープニングスキルUPにもかかっている 答え

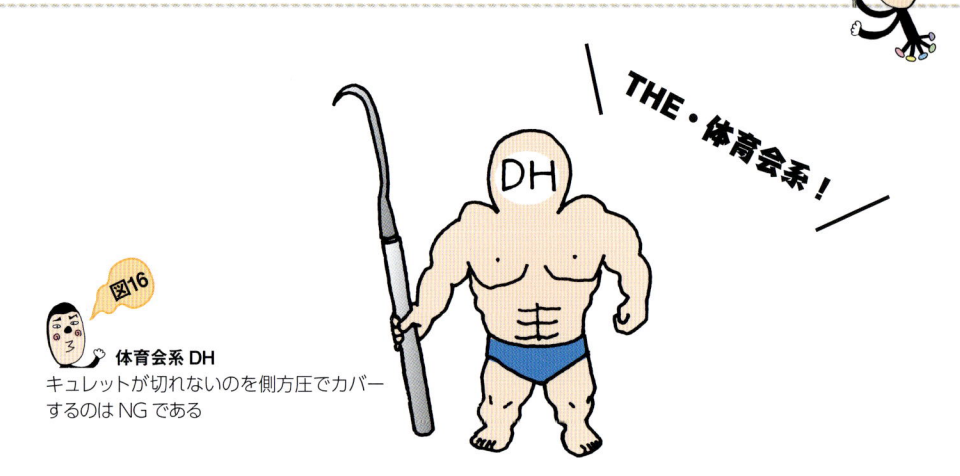

体育会系DH
キュレットが切れないのを側方圧でカバーするのはNGである

図16

THE・体育会系！

なんか似たような問題があったような……．そう，問題38（P.55）のときに「歯石の探知能力UPが必要」と解説した．今回はシャープニングの必要性を伝えたいのである．

どれだけ歯石の探知能力が高く，器具の選択やキュレットの扱いに長けていても，そのキュレットが切れなければ歯石は取れない．切れないキュレットをカバーするために側方圧を強くする，という体育会系のノリはNGである（図16）．

私は刃物の研磨には昔からたいへん興味があり，寿司屋や理髪店などに行くと，包丁やはさみの手入れのことをよく教えてもらう．私のよく行く寿司屋では砥石が2種類あって，それで毎日自分の包丁を磨いておられる．もちろん，自分の包丁は自分で購入されている．若い職人さんは皆分割払いだ．最初はちょっと扱いにくい長めの包丁も，研磨を続けているとすこしずつ短くなり，自分の手にも馴染んでくるとのこと．包丁の研磨を外注に出しているような寿司屋には私は行かない（あるのかな〜，そんなところ……）．研磨のことも私が聞くから教えてくれるが，普通は研磨して最高の状態の包丁を使ってネタを切るのは"当たり前"という"空気"が漂っている．その空気こそがプロフェッショナルなのかもしれない．

キュレットのシャープニングを器械でする方法もある．時間的な制約が多い医院で働いている歯科衛生士さんには便利かもしれない．でも，多少の時間は節約できるかもしれないが，キュレットを見る目は養われない．シャープニングの大きな目標は，角度や形を変えず，器具の切れ味を保つことであるが，もう1つ，"器具を見る目を養う"ということも大切なのだ．そしてもう1つ養ってほしいもの……，それは"器具への愛着や思い入れ"（図17）．1本でもいいですから自分でキュレットを購入してみてください．かわいくなりますよ〜♡

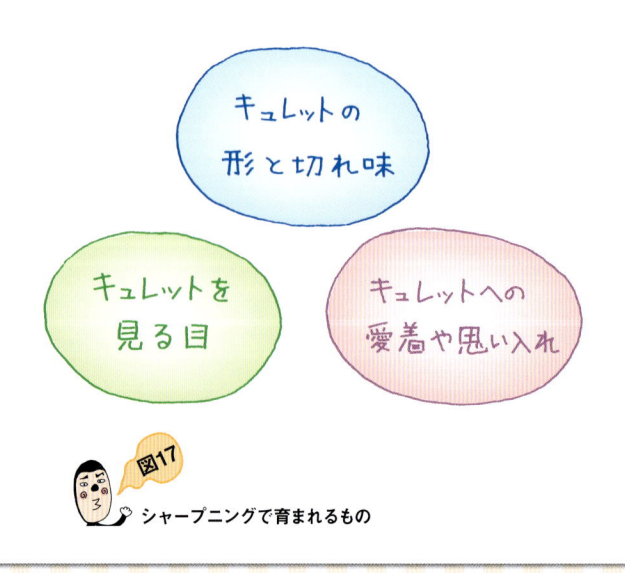

キュレットの形と切れ味

キュレットを見る目

キュレットへの愛着や思い入れ

図17 シャープニングで育まれるもの

46 動的治療では「オーバー」，メインテナンスでは「アンダー」に要注意　答え

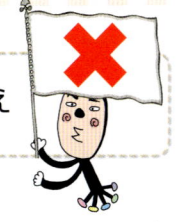

オーバーは"やりすぎ"，アンダーは"不足"という意味である．これは患者さんのブラッシングから我々のプロケアまで，幅広く適応できる言葉である．たとえば，患者さんが磨きすぎた場合は「オーバーブラッシング」というし，プラークがたくさん残っているのであれば「アンダーブラッシング」である．

歯周動的治療というのは，初期治療（歯周基本治療）と歯周外科を合わせた治療で，"よくするため"の治療である．そのため，治療介入によりいかにリスクを下げるかが目標となり，治療には"結果"が求められる（表4）．

それに対して，メインテナンスは"悪くしないため"の治療である．そのため，動的治療で下がったリスクをいかに維持するかが目標となり，治療には"継続"が求められる（表4）．

動的治療の患者さんでは，リスクの下がった結果をしっかり出さなければならない．そのためブラッシング指導では悪いところを中心に，つまり，アンダーなところを中心に見ていく．また，プロケアでは残石の少ないSRPを心がけなければならないので，アンダーデブライドメントにならないよう気をつけなければならない．

メインテナンス患者さんでは，動的治療のときと同じようにアプローチしているとオーバーになりすぎる．ブラッシング指導でも「頑張って！」というメッセージばかり送っていると，いつしか患者さんは磨きすぎて，歯肉退縮や知覚過敏を認めるようになるかもしれない．デブライドメントでも，メインテナンスでお見えになるたびにキュレットを用いてSRPをしていると，根面を過剰にデブライドメントすることになる．つまり，オーバーデブライドメントである．

このように，動的治療では"アンダー"にならないように気をつけ，メインテナンスでは"オーバー"にならないように気をつけるのが基本的なスタンスである．あとは患者さん個人個人に合わせたカスタムメイドの対応を心がけたい．

表4　「歯周動的治療」と「メインテナンス」の比較

歯周動的治療	メインテナンス
よくするための治療	悪くしないための治療
リスクを下げる	下がったリスクを維持する
結果を求める	継続を求める
"アンダー"に注意	"オーバー"に注意

SRP編はこれにて終了！あなたは何バカだったかな？

ぺり男のつぶやき - ③ ガーリックチップ

　にんにくを薄くスライスしたものをたっぷりの油で揚げていくと，黄金色になった"ガーリックチップ"ができあがる．見た目は小さな，色の濃いポテトチップのようだが，主役にも脇役にもなれる万能選手である．塩をすこしつけて主役としてボリボリ食べてもよし，サラダやカツオのような魚，あるいは肉といっしょに脇役として食べてもよい．味も食感も抜群．私の大好物の1つである．ただし，食材がにんにくだけに，食べられる日が自然と決まってくる．なので，次の日がオフでないと食べられないという"特別感"が私の気持ちを煽ってくることになる．

　2012年の春に，ひょんなことから沖縄に旅行することになった．診療室の改装に伴って自由な時間ができたからだ．なかなか予約が取れないといわれていたホテルは，案外"普通に"予約ができた（時期とタイミングがよかっただけ？）．レンタカーでホテルにたどり着いた晩，家内と二人で鉄板焼きを食べることにした．次の日もその次の日もオフなので，特別感満載である．沖縄は石垣牛やあぐーのブタなど，大阪では食べる機会の少ない食材が豊富だし，オリオンビールと合わせて，ご当地ムード満載での食事となった．途中からワイングラスに持ち替え，食事を楽しんでいたら"あれ"が出てきた．そう，ガーリックチップだ．それを一口食べた瞬間，家内に耳打ちをしてしまった．
「えぐみが強いね」
「うん，私もそう思った」
　いつもの味と食感を期待して口に運んだので，見事に期待感を裏切られたような残念な気持ちになってしまった．

　その後，前で作ってもらっている料理人には届かない小声で，ディスカッションが始まった．「どうしてこのガーリックチップはえぐいのだろうか？」と．まずはにんにくそのもののクオリティ．見た目小ぶりなので，青森産の品質の高いものではないかもしれない．それと水にさらす時間．水で十分さらさないとえぐみは消えないと，いつもお世話になっているシェフに教えてもらっていたので，私たちはド素人なのに，そのあたりに結論をもっていった．それ以外にもう考えられなかったし．

　後日，大阪で"えぐくない"ガーリックチップを食べているときに，シェフにそのことを訊いてみた．すると予想外の答えが返ってきたのである．
「それはたぶん包丁の手入れが悪いんだと思います」
　手入れの悪い包丁でにんにくをスライスすると，細胞を必要以上に潰してしまって，細胞内容物が外に出たり，断面ががたがたになって酸化が進みやすいらしい．包丁という調理器具の手入れがガーリックチップの味に影響する，というのは私にはまったく想定外だった．包丁の"切れ味"というのは，本当の"味"のことなのかもしれない．我々の世界にもたいへん示唆的なことだ．

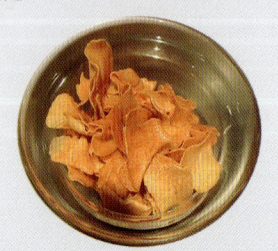

4. 歯肉退縮編

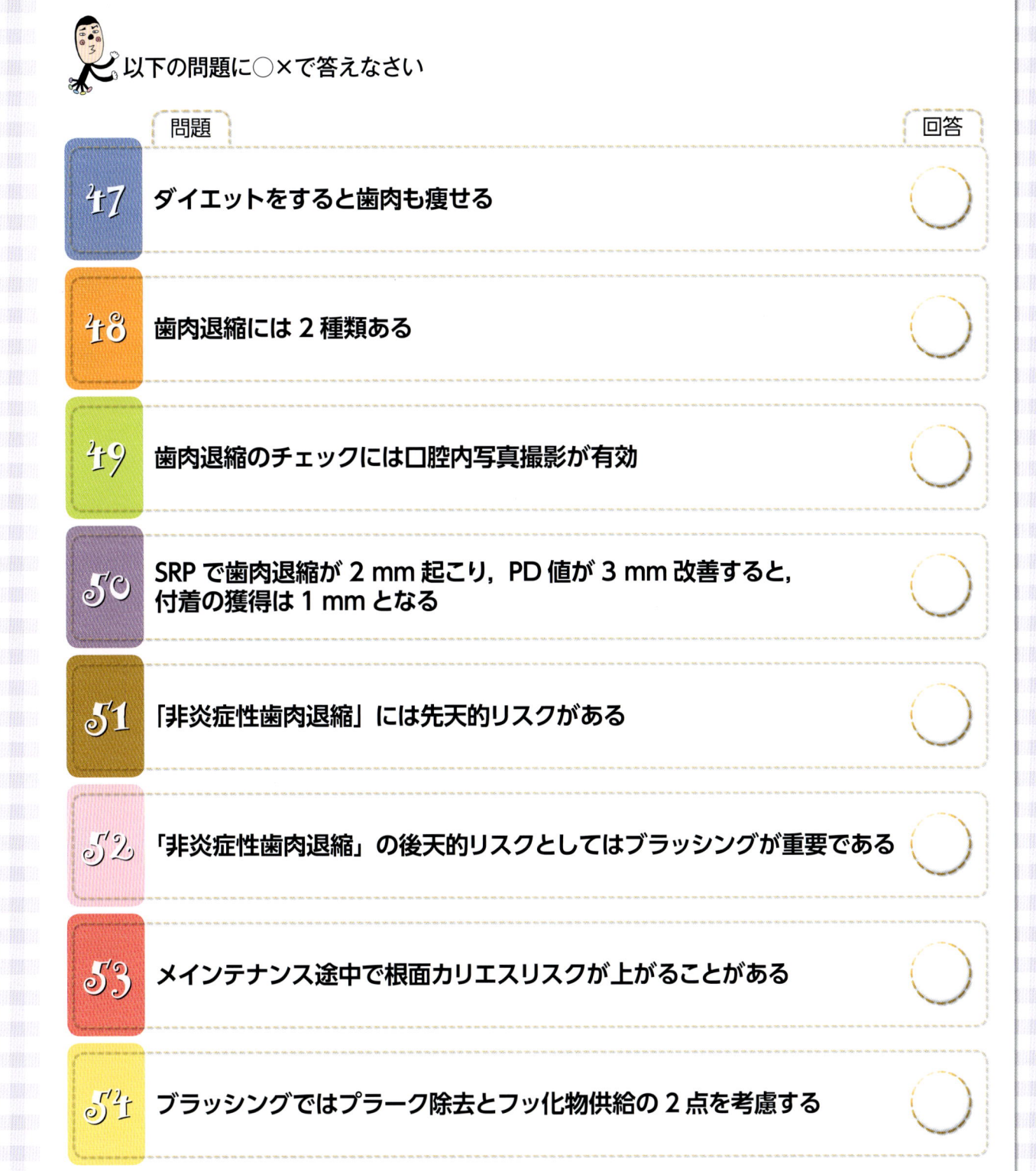

以下の問題に○×で答えなさい

問題		回答
47	ダイエットをすると歯肉も痩せる	○
48	歯肉退縮には2種類ある	○
49	歯肉退縮のチェックには口腔内写真撮影が有効	○
50	SRPで歯肉退縮が2 mm起こり，PD値が3 mm改善すると，付着の獲得は1 mmとなる	○
51	「非炎症性歯肉退縮」には先天的リスクがある	○
52	「非炎症性歯肉退縮」の後天的リスクとしてはブラッシングが重要である	○
53	メインテナンス途中で根面カリエスリスクが上がることがある	○
54	ブラッシングではプラーク除去とフッ化物供給の2点を考慮する	○

ここからは「歯肉退縮」に関係するペリオバカ度診断である．患者さんも関心の高いテーマなのでしっかりと整理しておいてほしい．特に"歯肉退縮バカ"は！

47 ダイエットをすると歯肉も痩せる

答え ✗

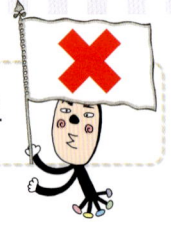

　10年以上前，とある理由でダイエットをした．1カ月で9キロを落とした．"○○ダイエット"のような特別な方法ではない．食事と運動の組み合わせ，という，あくまで基本的なダイエット法である．食事というカロリーのインプットと，運動というカロリーのアウトプットという組み合わせだと，何をどれくらい摂取して，どんな運動をどれくらいすればいいかということが簡単に計算できる．つまり，何日後に何キロになるという目標は簡単に達成できる．なので，ダイエット成功の秘訣は"本気かどうか"だけである．いまは体重を増やしながらワインや食事を楽しむことと，ダイエットをしながら体重を落とすことを交互に楽しんでいる．両方止められない……．

　さて，一気に体重を落として"山本病気説"が大阪でささやかれたときに，私の歯肉は痩せなかった．だから本問題の答えは「✗」……，という解説で終わるわけにはいかない．よく，患者さんが「あれだけダイエットしても痩せないし，痩せたとしてもすぐに元に戻るのに，どうして歯ぐきは簡単に痩せて，しかも元に戻らないの？」とおっしゃる．これにどう答えればよいだろう？

　「ダイエット」というのは，基本的に脂肪を減らすという行為である．赤身をそぎ落とすのではなく，脂身を燃やすことだ．お腹の周りなどにはたくさん脂肪組織があるが，歯肉にはこの脂肪組織がない（図1）．燃やす脂肪がないのである．口腔内では口蓋や頬粘膜に脂肪組織が存在するが，歯肉にはない．脂肪組織や腺組織が保管される場所は，一般的に"粘膜下組織"とよばれるところであるが，歯肉にはこの粘膜下組織がないのである．

　今日もジムに通う私．目的はビールやワインを楽しむときの"免罪符"を手に入れるため．相当走っても，一瞬の飲食でプラマイゼロになることを熟知している私．「不健康なことを楽しむために健康であろう」という変なジレンマに惑わされない私．お腹は出たり凹んだりするものの，歯肉はやっぱり変わらない．

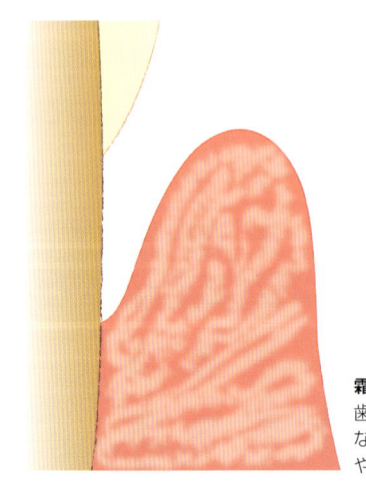

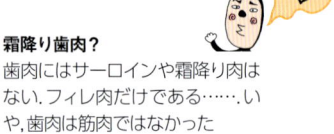

霜降り歯肉？
歯肉にはサーロインや霜降り肉はない．フィレ肉だけである……．いや，歯肉は筋肉ではなかった

図1

48 歯肉退縮には2種類ある

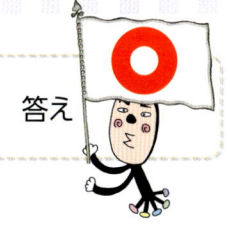

答え

患者Aさんの歯肉はとても引き締まっている．健康にもいつも気を配られ，いわゆる"健康オタク"だ．プロービングしてもすべて3mm以下で，出血もほとんどしない．Aさんにはいつも「もう言うことは何もありません！」と説明するのだが，言い出しにくいことが1つある．なんとなく歯肉が痩せてきているのだ（図2）．

患者Bさんの歯肉はブヨブヨしている．ブラッシングもいまいち定着しない．糖尿病のために服薬が必要と言われたそうだ．プロービングすると深いポケットがあちらこちらにあり，出血もとても多い．そして，歯と歯の間の歯肉が痩せてきている（図3）．

このAさんとBさんはともに歯肉退縮を起こしているようだが，明らかに様子が違う．これはどうしてだろう？　ここに本問題の答えが潜んでいる．つまり，歯肉退縮は大きく分けて2種類あるということだ．Aさんの歯肉退縮は「非炎症性歯肉退縮」で，Bさんの歯肉退縮は「炎症性歯肉退縮」とよばれるものなのである．

Aさんがまだ気づいていない「非炎症性歯肉退縮」は，唇側（頬側）中央部でよくみられる歯肉退縮で，プロービング値もBOPも問題がないことがほとんどである．歯間部は痩せていない．これは歯根が歯槽骨からはみ出していて，その上からオーバーブラッシングなどが引き金となって歯肉が退縮した結果である．ブラッシングに熱心な患者さんに多くみられる（表）．

それに対して，Bさんでみかけた「炎症性歯肉退縮」は歯間部でよくみられる歯肉退縮で，ポケットも深く出血傾向も強いことがある．これは歯周病の進行に伴って骨が吸収し，それに引きつられる形で歯肉が退縮したのだ．Bさんのようにセルフケアに問題があることが多いようだ．つまり，アンダーブラッシング（表）．

2種類の歯肉退縮の見極めは大切だ．非炎症性歯肉退縮は根面被覆術という歯周外科で回復する可能性があるが，炎症性歯肉退縮では進行抑制が基本的な対処法である．ブラッシング指導は「非炎症性歯肉退縮」では"オーバーブラッシング"，「炎症性歯肉退縮」では"アンダーブラッシング"に要注意．そういう目で歯肉退縮を見るようになると，患者さんとの会話も広がるのではないだろうか？

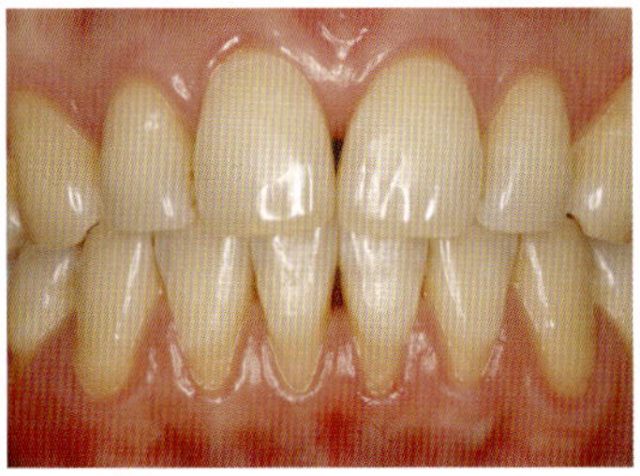

図2　Aさんの正面観
炎症はほとんど認められないが，下顎前歯部に歯肉退縮を認める．「非炎症性歯肉退縮」の病態である

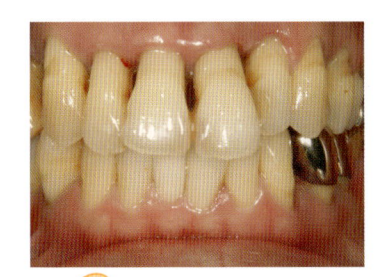

図3　Bさんの正面観
全顎的に炎症を認め，歯肉退縮も進んでいる．「炎症性歯肉退縮」の病態である

表　「非炎症性歯肉退縮」と「炎症性歯肉退縮」の比較

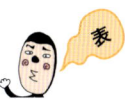

	非炎症性歯肉退縮	炎症性歯肉退縮
好発部位	唇（頬）側中央部	歯間部
歯肉溝	サルカス	ポケット
背景	裂開状骨欠損と薄い歯肉	歯周病による骨吸収
ブラッシング	オーバー	アンダー
根面被覆	可能	不可能

49 歯肉退縮のチェックには口腔内写真撮影が有効

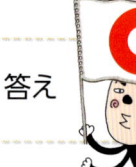

答え

歯肉退縮の検査は，プローブを用いて測定される．CEJ（セメント-エナメル境）から歯肉頂までの距離，つまり根面が何mm露出しているかを測定する．ペリオオタクの歯科衛生士さんであればここでツッコミが入る．生物学的幅径の概念からすると，CEJまで結合組織性付着があって，CEJから1mm程度歯冠側が上皮性付着，そしてそのさらに歯冠側に歯肉溝が広がっている．ということは，もし歯肉溝の深さを1mmとしても，CEJから歯肉頂までの距離は2mm程度はある計算になる．つまり，CEJより歯冠側に2mm程度歯肉がかぶっているのが生理的な状態ということだ．ということは，CEJと歯肉頂の位置が一致している場合，すでに2mmの歯肉退縮が起こっていることになる．検査ではこれは0mmということになるが……．

言いたいことはよくわかるし，それが正しい考えだということも認めるが，そもそもCEJより歯冠側に歯肉がどれくらいかぶっているかという計測は難しい．だからといって，歯のほかの部位を基準にするのはもっと難しい．そのため，我々は便宜上，CEJから歯肉頂までの距離を「歯肉退縮量」として扱っている．大人なので，2mmのぶんは"影の歯肉退縮量"としてあえて触れないようにしている（図4）．どうしても気になる人は計測値に2mmを足して計測してもいいけれど……．

プロービング値と違って，歯肉退縮量にはあまり誤差は生まれない．マイクロメートル単位のプローブを持っていればそのレベルまで計測できるが，実際は"通常"のプローブを使用するので1mm単位，頑張って0.5mm単位程度の測定である．ということは，微妙な変化というのは数値上現れないことがある．そのため，定期的な口腔内写真撮影が有効である（図5）．画像の比較により，案外見えていなかった歯肉退縮に気づかされることもある．もちろん，比較できるようにできるだけ規格化した撮影が望ましいし，撮り忘れないように1年に1回など撮影間隔も決めておいたほうがよい．撮影は意外と患者さんにとって苦痛なので，はじめて撮影するときに「1年に1回，レントゲンでは写らない歯ぐきの写真を撮らせてください」というふうにお伝えしておくとよい．システムを理解してもらえれば，1年後には「もう1年経ったの！」というお言葉程度で許してもらえるはずである．もちろん，早く，正確に，痛くなく撮影するテクニックを磨くことは当然である．

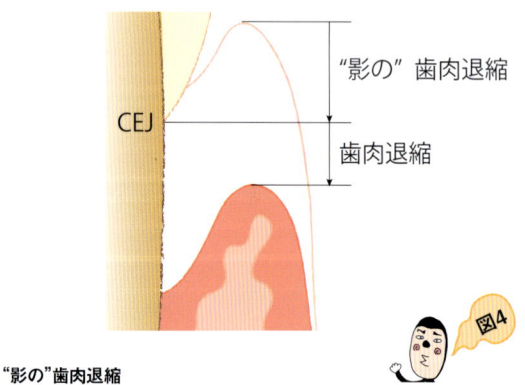

図4 "影の"歯肉退縮
歯肉頂がCEJと一致したときには，すでに2mm程度の歯肉退縮が起こっているはずである．ただ，スタートラインが決まらないので，2mm遅れのスタートラインとしてCEJを採用している

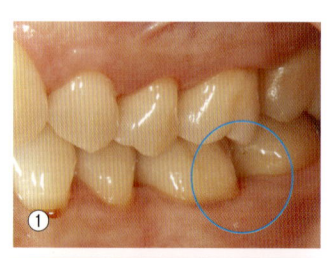

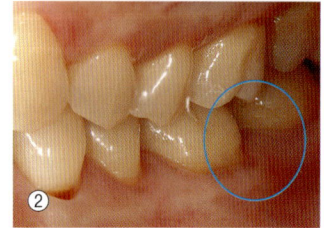

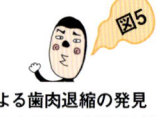

図5 口腔内写真による歯肉退縮の発見
メインテナンス中の口腔内写真．①の3年後が②．|6 頰側遠心部の歯肉退縮が微妙に進んでいる

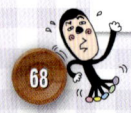

50 SRPで歯肉退縮が2mm起こり，PD値が3mm改善すると，付着の獲得は1mmとなる

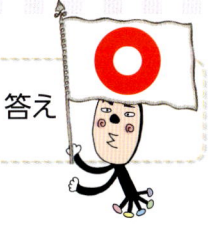

答え ◯

今回の最後は頭の体操．疲れた頭のリフレッシュにはならないかもしれないが……．この問題で伝えたいことは，"プロービング値という単なる深さの測定からの脱却"である．プロービング値に「歯肉退縮量」という測定値が加わるだけで，情報量が何倍にもなるのだ．歯肉退縮量はもちろん歯肉の位置を教えてくれるが，もう1つ重要な情報をもたらしてくれる．それが"付着の位置"である．「1．歯周組織検査編」問題4（P.17参照）を再確認してもらいたい．付着の位置を知るためには，CEJからどれだけ根尖側でプローブが止まるかという"付着レベル"を測定する．しかし，付着レベルは歯肉退縮量とプロービング値の和なので，わざわざ計測をしなくても足し算で算出できるわけである．このように歯肉退縮量の測定を加えて，プロービング値だけの測定から脱却すると，歯肉の位置だけでなく付着の位置までわかってしまうわけである（図6）．

このことにどんな意味があるかというと，たとえばSRPをした後の治癒形態を知ることにつながっていくのだ．SRP後の治癒形態には2つあって，1つが歯肉退縮，もう1つが付着の獲得である．SRPをした後に歯肉退縮が何mm起こり，付着の獲得が何mm起こっているかがわかってしまうのである．本問題ではプロービング値が3mm改善した．たとえば6mmだったポケットが3mmになったという感じだ．その3mmの改善の内訳を見た場合，2mm歯肉退縮が起こっているわけだから，付着の獲得は残り1mmという計算になる（3mm－2mm＝1mm！書くほどのことでもないが……．図7）．これは臨床でも簡単に使いこなせる．

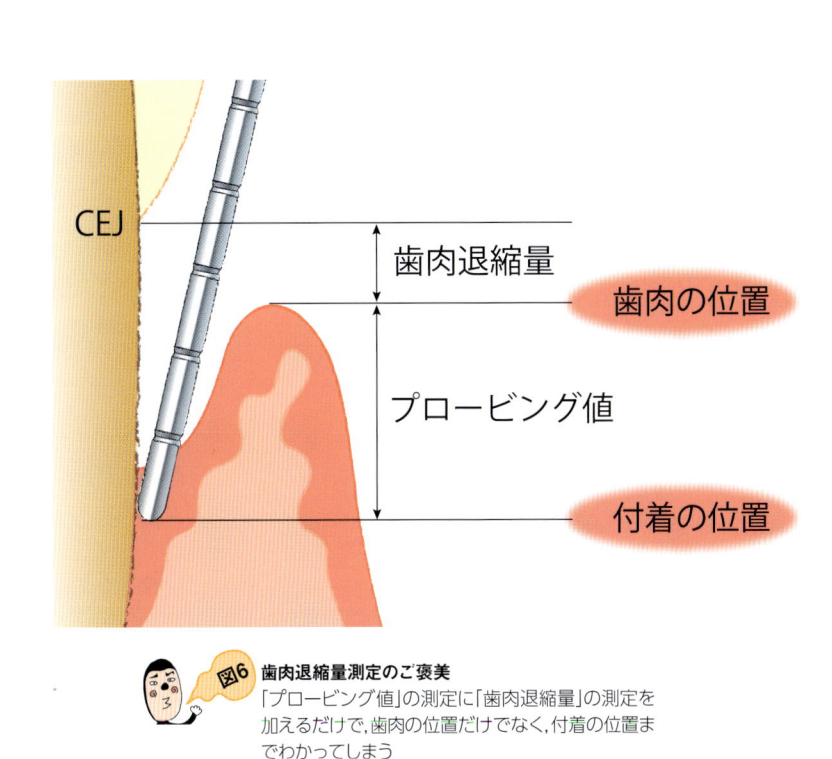

4．歯肉退縮編

図6 歯肉退縮量測定のご褒美
「プロービング値」の測定に「歯肉退縮量」の測定を加えるだけで，歯肉の位置だけでなく，付着の位置までわかってしまう

もう1つ別の問題を考えてみよう.「SRP前の歯肉退縮量が1 mmでプロービング値が7 mmだったポケットが，SRPをすることで，歯肉退縮量が2 mm，プロービング値3 mmに変化しました．さて，歯肉退縮量は何mm起こり，付着の獲得は何mm起こったでしょう？」

　紙幅の都合でいきなり解説．歯肉退縮量は1 mm→2 mmなので差し引き1 mm歯肉退縮が起こっている．付着レベルを計算するとSRP前が8 mm（1 mm＋7 mm），SRP後が5 mm（2 mm＋3 mm）．つまり8 mm→5 mmなので差し引き3 mmの付着の獲得が起こったことになる．プロービング値の改善を計算してみると，7 mm→3 mmだから4 mmの改善．その内訳は歯肉退縮が1 mm，付着の獲得が3 mmだ（図8）．

　頭の体操で余計に疲れましたか？

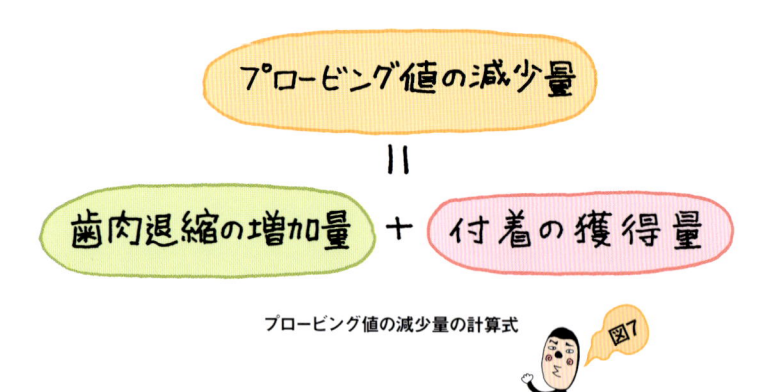

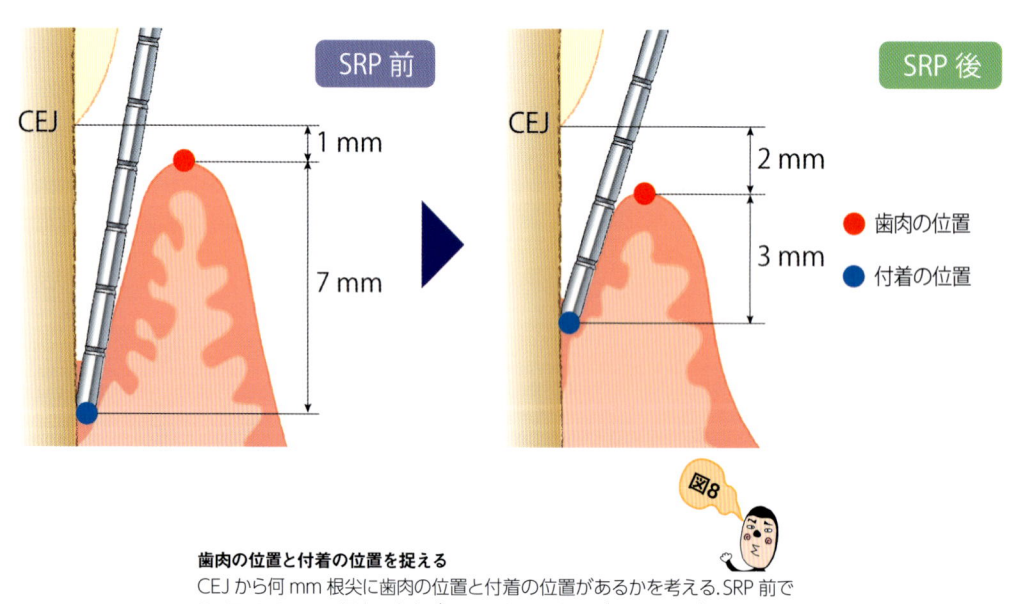

プロービング値の減少量
＝
歯肉退縮の増加量 ＋ 付着の獲得量

プロービング値の減少量の計算式 図7

図8

歯肉の位置と付着の位置を捉える
CEJから何mm根尖に歯肉の位置と付着の位置があるかを考える．SRP前ではCEJから1 mm根尖に歯肉が，8 mm根尖に付着がある．それがSRP後には歯肉は2 mm，付着は5 mm根尖の位置に変化している．つまり，SRP前後で歯肉退縮は1 mm，付着の獲得は3 mmとなり，これを合計した値4 mmがプロービング値の減少量となる

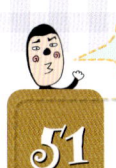

歯肉退縮も歯周ポケットと同様、奥深い問題である．歯肉退縮が起こると露出根面にまつわるトラブルも出てくる．ここからは、そのあたりのバカ度診断である

51 「非炎症性歯肉退縮」には先天的リスクがある

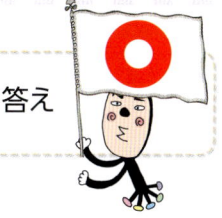

答え ○

今回はいきなり堅苦しい問題．これはいいかえれば，「もともと歯ぐきが痩せやすい人がいる」ということである（図9）．そういう"人"を見分けられれば，あるいはそういう"部位"を見分けられれば，われわれも事前に注意できる．

非炎症性歯肉退縮（P.67，問題48 参照）では，歯が生えそろったときにすでに歯根を覆う骨が薄かったり，あるいはなかったりする（図10）．つまり，歯根が歯槽骨からはみ出しているわけだが，歯の大きさと歯槽骨の厚みのバランスが悪かったり，歯列不正などで押し出されているような場合に起こりやすい．このように，歯根が歯槽骨からはみ出す傾向のあるような症例では，歯頸部のラインは帆立貝状に波打つ（図11）．外見上大切な所見である．

はみ出した歯根の上を覆っている歯肉の厚みも重要な要因である．それが薄いと先天的リスクが高くなる．歯肉の厚みを測定するのは臨床的には難しいところである．浸潤麻酔下で無理やりプローブを突き刺す手荒な方法や，超音波測定器で測る方法もあるが，ほとんどは"見た目"で判断している．どんな見た目かというと，貧血状態のような白っぽい歯肉で，歯根の出っ張りを強く感じるとか（図12），プローブを入れると透けて見えることなどがこれにあたる．

歯根がはみ出していてその上の歯肉が薄いバイオタイプを「Thin-scallop type」とよぶ．こういうタイプは歯肉退縮の先天的リスクが高い．それに対して，歯根を覆う骨が厚くて，歯肉もぶ厚いバイオタイプを「Thick-flat type」とよぶ．こちらはポケット形成のリスクのほうが高い．

このように，外見からどのようなリスクが高そうかを見極めることも大切である．また，これは"どの患者さんが歯肉退縮に対して要注意なのか"というだけでなく，"どの部位が要注意なのか"も判断できる．つまり，歯肉退縮の部位別リスクがわかるのである．どこのポケットが将来深くなりそうか，という予想はかなり難しいが，どこの歯肉が痩せそうか，という予想はある程度できるのだ．そういう目で，明日から患者さんの口腔内を眺めてほしい．

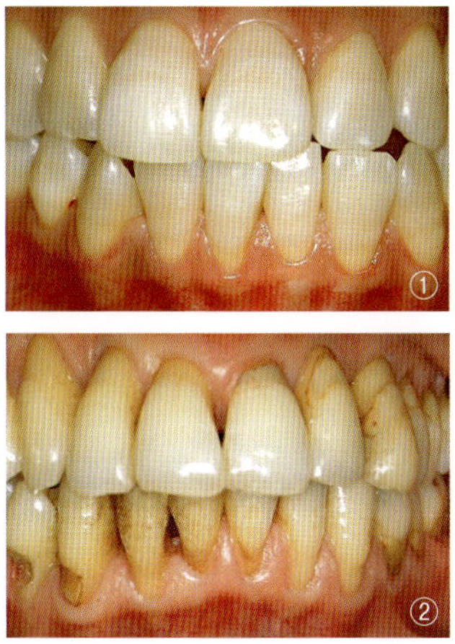

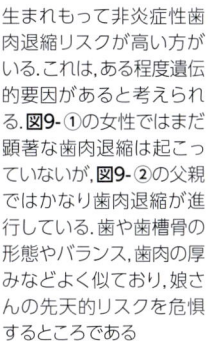

図9 先天的リスク
生まれもって非炎症性歯肉退縮リスクが高い方がいる．これは，ある程度遺伝的要因があると考えられる．図9-①の女性ではまだ顕著な歯肉退縮は起こっていないが，図9-②の父親ではかなり歯肉退縮が進行している．歯や歯槽骨の形態やバランス，歯肉の厚みなどよく似ており，娘さんの先天的リスクを危惧するところである

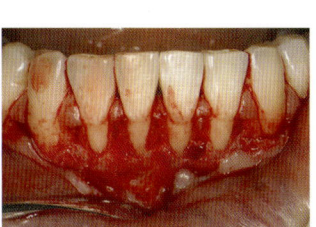

図10 裂開状骨欠損
フラップを開けると，歯根を覆う骨が欠損している．これを裂開状骨欠損といい，歯の萌出が完了した時点で起こっていることがある

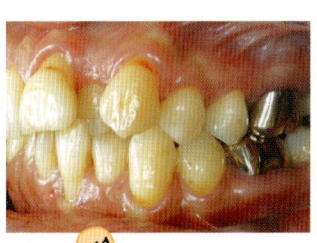

図11 突出歯における歯肉退縮
突出歯では裂開状骨欠損や薄い歯肉，強いブラッシング圧などの条件が重なるため，歯肉退縮の好発部位となる．当然，歯頸部のラインは波打つ

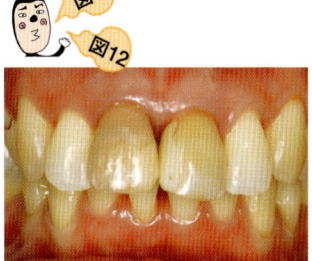

図12 薄い歯肉
薄い歯肉は非炎症性歯肉退縮リスクとなる．図の下顎3，4番の歯肉は，小帯の牽引も重なって貧血状態になっており，歯根の出っ張りも強い．まだ歯肉退縮は起こっていないが要注意部位である

52 「非炎症性歯肉退縮」の後天的リスクとしてはブラッシングが重要である

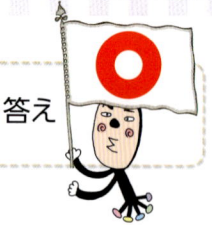

答え 〇

前問では「先天的リスク」を考えたので，次は「後天的リスク」についても考えてみよう．先天的リスクは患者さんの努力ではどうしようもないことが多いが，後天的リスクはある程度低くすることができるので，患者さんへの指導のときに役に立つはずである．

我々が毎日欠かさずしているブラッシングは，よく考えると，そ～と～体に負荷をかけている．ちなみに，いつもブラッシングしているブラッシング圧で手の甲や顔を磨いてみてほしい（実際にする必要はありません）．かなり痛いはずである．それを1日に二度も三度もされて，歯肉もよく耐えていると思いませんか？そりゃ，ブラッシングのパワーに押されて痩せてしまう歯肉が出てきてもまったく不思議ではない．ただ，ブラッシングは人によって，部位によって異なるので，リスクも変わってくる．ここでは，非炎症性歯肉退縮を助長するブラッシングについて考えてみたい．

まず歯ブラシの硬さ．硬いほうが歯肉退縮のリスクが上がる．そして，ブラッシング圧．これもブラッシング圧が強いと歯肉退縮のリスクが上がる．硬い歯ブラシが好きな方は，それを使ってゴシゴシと大きな音がするくらいの強いブラッシング圧で磨くのでダブルパンチになっていることが多い……ように思う（ハードブラッシャーの私が言うのもなんだけど……）．

もう1つ，ブラッシングで歯肉退縮のリスクが上がる要因がある．それが"ブラッシングをしている時間"である（図13）．なかには「毎日30分以上ブラッシングをしています」と自慢げにお話してくださる患者さんがおられる（図14）．かなりリスキーである．

いくら軟らかい歯ブラシで，ソフトにブラッシングしていても，それが長い時間になると結局オーバーブラッシングになってしまう．ただ，硬い歯ブラシを使っている人であれば軟らかい歯ブラシに替えてもらって，強く磨いてしまう人であれば歯ブラシの持ち方を変えてもらって，ある程度対処できるが，長い時間ブラッシングされている人はなかなかの"ツワモノ"である．ちょっと手ごわいと思ったほうがよい．

ブラッシングは個人差もあるが，部位差も大きい．傾向として，頬側はオーバーブラッシングになりやすい．もちろん，突出歯ではブラッシング圧もかかりやすい．先天的リスクと後天的リスクが重なった部位はもっとも歯肉退縮リスクが高いところになるので要注意だ．

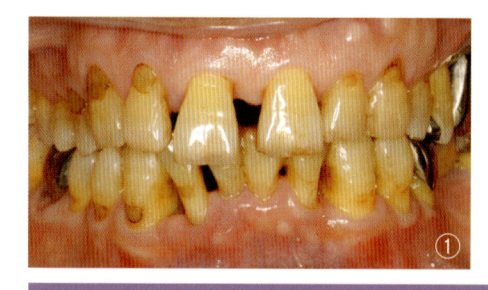

オーバーブラッシングの原因
■ 硬い歯ブラシ
■ 強いブラッシング圧
■ 長時間のブラッシング

図13 オーバーブラッシングの3大要因

② 使用されているセルフケアグッズ
- 市販の歯間ブラシ（S, M, L）
- ウォーターピック（ウォーターピック社）
- 電動歯ブラシ（ブラウンオーラルB／ブラウン，Ultima／東レインターナショナル）
- DENT.EXSystema 44M, 42M（ライオン歯科材）
- タフト24（SS）（オーラルケア）
- フジIX GP EXTRA〈ホワイトニング材〉（ジーシー）

図14 長時間のブラッシング
初診時の男性患者さんの正面観（図14-①）．ほとんどプラークが残っていない．図14-②はセルフケアアイテムを伺ったときに返ってきた回答

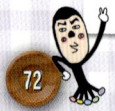

53 メインテナンス途中で根面カリエスリスクが上がることがある　答え

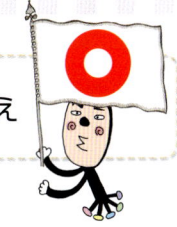

　急にカリエスの問題が出てきて驚かれた方もおられるかもしれない．でも，歯肉退縮が起こるということは，根面が露出するということなので，メインテナンスしていくうえでは根面カリエスリスクを考慮しなければ，"ペリオで笑ってカリエスに泣く"ということになりかねない．そこで，いままでとはすこし趣を変えてカリエスについて考えてみたい．

　根面カリエスリスクは，歯肉退縮リスクとカリエスリスクが重なることで発生する（当たり前？　図15）．前問で歯肉退縮リスクについては解説したので，ここではカリエスリスクを中心に考えよう．

　"メインテナンス中の患者さんが，急にむし歯菌を誰かからもらってカリエスリスクが上がる"ということは，ゼロとはいえないにしても，可能性は低い（50歳でも感染の窓が開く？）．そこで，プラークコントロールが甘くなってむし歯菌の量が増えたり，それに与えるエサ（齲蝕誘発性飲食物）が増える，あるいはその両方がまず考えられる．歯周病年齢になって生活習慣や食習慣が変わることは十分ありえることだ（図16）．夫のリストラ，転職，子どもの入試，親の介護など，自分とは直接関係のないことでもガラッと生活が一変することはある．このあたりは，患者さんとの会話のなかから情報を引き出して，アンテナを張っておかなければならない．

　また，口腔内の乾燥が急に進み出すようなこともある（図16）．シェーグレン症候群のような全身疾患や放射線治療で唾液腺の障害が起こることもあるし，服薬で唾液量が減少することもある．これらは，メインテナンスの途中で急に起こることがある．「最近，口が乾きませんか？」という何気ない話しかけも大切なことだ．唾液量は唾液検査をしなければわからないわけではなく，このような問いかけや診療中の口腔内の状態でもかなり判断できる．

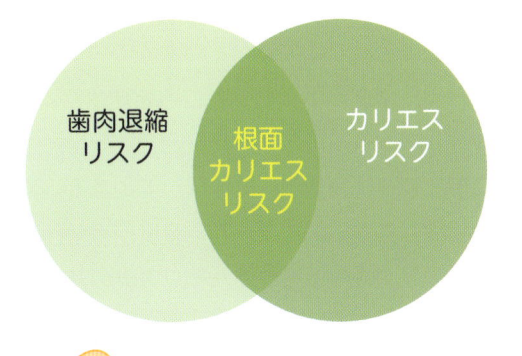

メインテナンス中のカリエスリスク上昇局面
■ 生活習慣や食生活の変化
■ セルフケアの変化
■ 唾液量の変化　　　　など

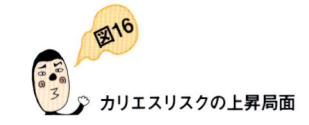

図16　カリエスリスクの上昇局面

　さらに，世の中の健康志向が高くなるにつれて，酸蝕リスクも上がっているように感じる．酸蝕で根面が脱灰することが根面カリエスの引き金になることもあるので要注意である．また，ブラキシズムでアブフラクションが起こり，そこにプラークが停滞しだすと根面カリエスが発生することもある．メインテナンスではクリーニングに時間と気を取られてしまいがちだが，その患者さん固有のリスクを把握しておくことも大切である．

図15　根面カリエスリスクの捉え方
根面カリエスが発生するまでには，まず歯肉退縮が起こり，そのあとに露出根面がカリエスにならなければならない．つまり，根面カリエスは，歯肉退縮とカリエスの両方のリスクが高い人や部位に発生しやすいということになる

4．歯肉退縮編

54 ブラッシングではプラーク除去とフッ化物供給の2点を考慮する　答え

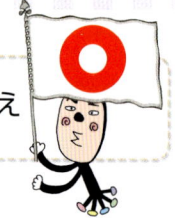

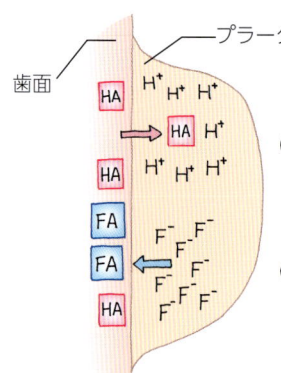

HAの脱灰　ハイドロキシアパタイト（HA）

$$Ca_{10}(PO_4)_6(OH)_2 \Rightarrow 10Ca^{2+} + 6PO_4^{3-} + 2OH^-$$

FAの結晶化　フルオロアパタイト（FA）

$$Ca_{10}(PO_4)_6F_2 \Leftarrow 10Ca^{2+} + 6PO_4^{3-} + 2F^-$$

図17

フッ化物による耐酸性効果
プラーク内でむし歯菌の出した酸（H^+）でHA（ハイドロキシアパタイト）が脱灰して溶け出すが，そのプラーク内に十分なフッ素イオン（F^-）があると，溶け出したCa^{2+}，PO_4^{3-}がフッ素イオンと結合してFA（フルオロアパタイト）の結晶ができる．FAはHAより溶けにくく，溶けたとしてもフッ素イオンの供給源となる

　根面カリエスの予防についても考えたい．私が学生のころは，多くの歯磨剤にフッ化物は含まれていなかったし，含まれていると"いいことがある"という情報すらなかった．なので，ブラッシングといえばプラークを除去する行為というものでしかなかった（歯肉のマッサージの重要性を説かれる方がたまにおられるが……スルー）．いまではTPT（Toothpaste technique）といって，フッ化物配合歯磨剤のパワーをできるだけ引き出そうという方法も提案され，私の医院でも患者さんに勧めている．

　現在，歯磨剤のなかにはさまざまな効用をねらった成分が配合されている．"細菌をやっつけます"というふれこみで抗菌薬が入っていたり，"タバコのヤニを取ります"というふれこみで研磨剤がたくさん入っていたり，"歯石がつきにくくなります"というふれこみでピロリン酸ナトリウムが入っていたり，"口臭予防"というふれこみで塩化亜鉛が入っていたり……．どれも実験をすると多少の効果はあるようだが，確実に有効なのがフッ化物である．

　歯磨剤に含まれるフッ化物はブラッシング中に出てくる唾液でどんどん薄められ，最後は吐き出されてしまうので口腔内に残る量はわずかである．しかしながら，ブラッシング後2時間くらいまで0.1～0.05ppm程度の微量なフッ化物が残っていれば十分カリエスの予防効果があることがわかっている．そこで，その目標をクリアするための方法がTPTということになる（TPTの詳細は他書に譲る）．

　ブラッシングで完璧にプラークを取り除くことは不可能である．通常，ブラッシング後でも多少のプラークが残っている．しかし，ブラッシングと同時にフッ化物が供給されていると，そのプラーク中にフッ素イオンが浸入する．次に，飲食物由来の糖がプラーク中に入ってくるとむし歯菌は脱灰を始めるが，そのときにフッ素イオンが存在するとハイドロキシアパタイトが溶けた分，フルオロアパタイトが作られ脱灰部の修復が起こる（図17）．フルオロアパタイトはハイドロキシアパタイトより脱灰しにくいというメリットがあるが，もしそれでも脱灰されたときでも，フッ素イオンの供給源になってくれる．このように，フッ素イオンはブラッシングの不十分なところを守ってくれるのである．

　就寝前にフッ化物が口の中に残っていると，寝ている間は唾液が出ないのでフッ化物濃度が相対的に高くなる．つまり，唾液の出ないハイリスクの時間にフッ化物が歯を守ってくれる．また，唾液で洗い流されない，唾液の影響が及びにくい部位にはフッ化物が停滞してくれる．つまり，唾液の影響しにくい部位を守ってくれるわけだ．これだけフッ化物の効用を聞けば，利用しないわけにはいかない！

5. リスク編

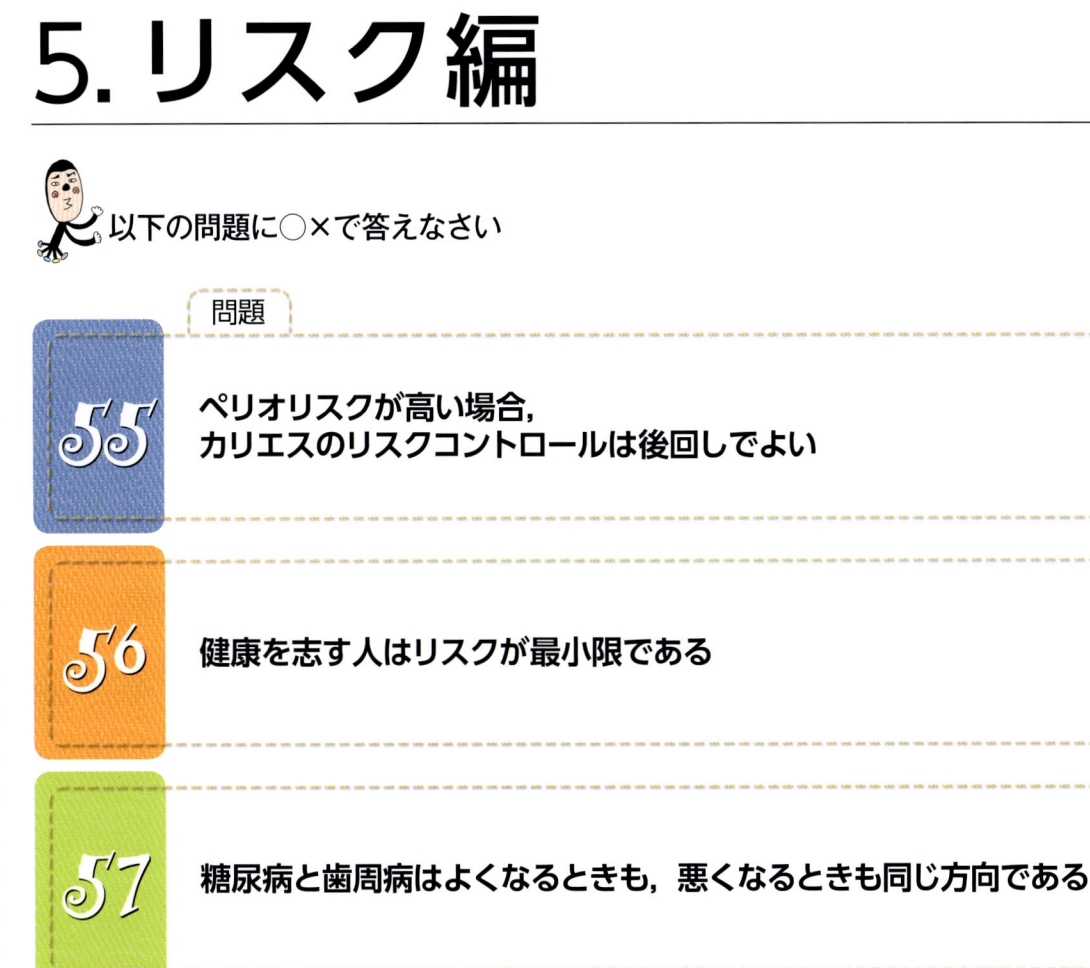

以下の問題に○×で答えなさい

問題 / **回答**

55 ペリオリスクが高い場合，カリエスのリスクコントロールは後回しでよい

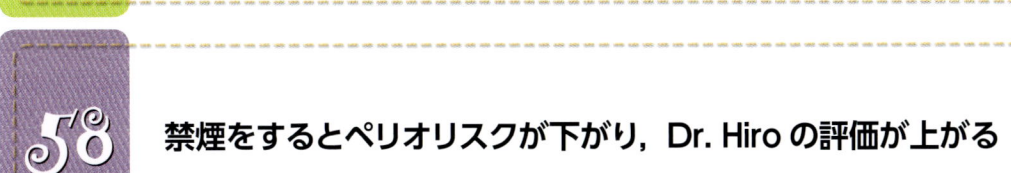

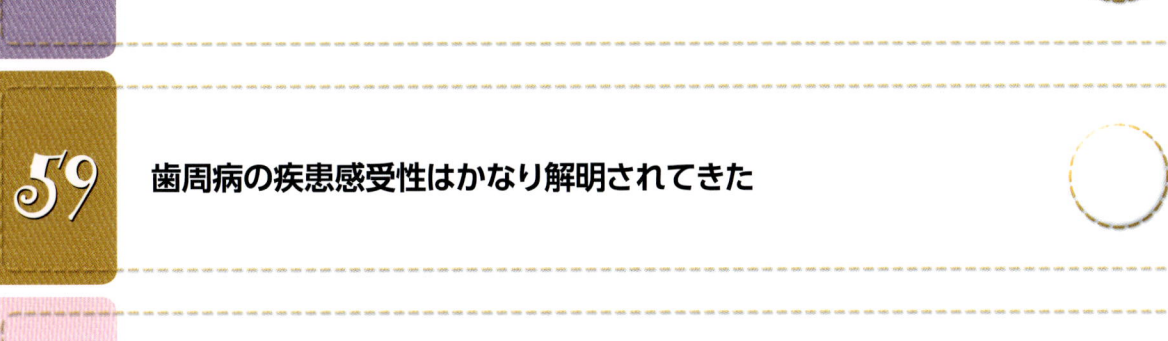

56 健康を志す人はリスクが最小限である

57 糖尿病と歯周病はよくなるときも，悪くなるときも同じ方向である

58 禁煙をするとペリオリスクが下がり，Dr. Hiro の評価が上がる

59 歯周病の疾患感受性はかなり解明されてきた

60 将来のリスクは過去と現在から判断するしかない

> すでに「リスク」という言葉を多用してきた．ここではこのリスクに注目したペリオバカ度診断をしてみたい．バカのリスクが下がるかも……

55 ペリオリスクが高い場合，カリエスのリスクコントロールは後回しでよい

答え ✗

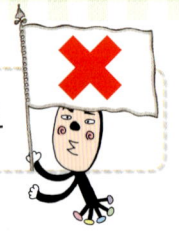

	カリエスリスク低	カリエスリスク高
ペリオリスク低	？	カリエスタイプ
ペリオリスク高	ペリオタイプ	？？

図1 リスクアセスメント
「カリエスタイプ」「ペリオタイプ」という分類に入らないタイプへの対処法は？

　重度の歯周病に罹っていて歯根露出が多いにもかかわらず，カリエスが認められない患者さんがおられる．また，歯はカリエスでボロボロなのに，歯肉に炎症はあるものの骨欠損が全く認められない患者さんもおられる．昔から，患者さんを「ペリオタイプ」「カリエスタイプ」と分けて見ていた根拠だ．たしかに，そのように分類をすると治療介入の方針も立てやすいし，患者さんへの説明もしやすい．しかしながら，歯周病とカリエスの両方で苦しんでいる患者さんもたくさんおられるわけで，このような場合はどう対処すればよいのかを考えてみよう（図1）．

　ペリオリスクが高い場合でカリエスリスクも高いということは，歯肉縁上にはむし歯菌，歯肉縁下には歯周病菌が棲みついていることになる．このようなときに，カリエスコントロールを後回しにして歯周治療を始めるとどうなるだろう？　もし患者さんの歯肉が浮腫性に腫れていたら，短期間の間に歯肉退縮が起こる．根面が露出するわけである．この患者さんはむし歯菌をいっぱいもっているので，その露出した根面にむし歯菌が付着してくる．露出したての根面は石灰化が不十分で，容易に根面カリエスになってしまう．実はこれと同じ経験を，ある患者さんで経験したことがある．

　過去のカリエス治療が咬合面の小さなアマルガム充塡くらいだったので，カリエスリスクは低いと考え

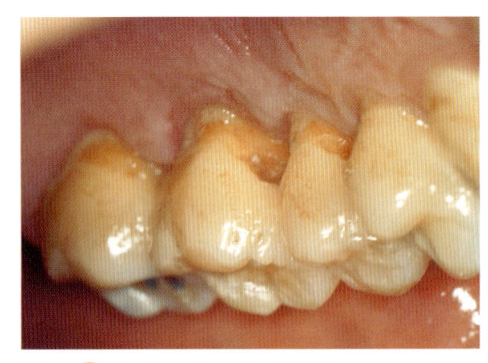

図2 「ペリオハイリスク」「カリエスハイリスク」
カリエスリスクに配慮せず歯周治療を進めたため，SRP後に露出した根面がどんどんカリエスになってしまった

SRPを行ったところ，露出した根面が一気にカリエスになってしまったのだ（図2）．この場合はカリエスリスクを過小評価していたわけであるが，もしカリエスリスクが高いのであれば，ブラッシング指導や生活習慣の改善などをしてリスクの低減をはかるべきであった．

　ペリオリスクが高くてもカリエスリスクが低い場合は，積極的な歯周治療はOKだと考えるが，将来唾液量が減少してカリエスリスクが上がってくるというようなこともあるので，決して油断してはならない．これからはペリオリスク，カリエスリスクの両方をつねに考慮するようにしたいところだ．

56 健康を志す人はリスクが最小限である

答え ✗

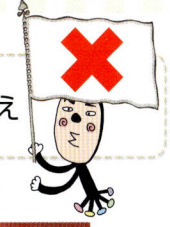

"健康オタクリスク"をご存じだろうか？ たぶん，私が命名したのでほとんどの方がご存じないと思う．（誰かが先に命名していたら謝ります！）

メインテナンス患者さんは健康志向が強い．体のことはノーケアなのに，口の中だけこだわる人は少ないはずだ．多くの方は，つねに健康に気を配られている．しかし，それがオーバーになっていくと"健康オタク"に"リスク"という言葉がついてしまうのである．

ベジタリアンは健康オタクの先頭集団のようにみえるが，案外口の中は心配なことが多い．柑橘系の果物やサラダにかけるドレッシングなどは酸蝕リスクが高いからだ．いまでもお酢を常飲されている方もおられるし，クエン酸の粉末を水に溶かして毎日2L飲まれているツワモノもおられた（図3）．また，強酸性水で毎日洗口をされて，全顎的に酸蝕症が起こった方もおられる（図4）．このような方々は頑張り屋さんが多いので，ブラッシングもオーバー気味だったり，ブラキサーだったりする．ということは，ブラッシングで歯が削れ，ブラキシズムで歯が磨り減ったところに上から酸が押し寄せるので，削れながら溶けてしまうのである．

我々は，不健康だからこそ歯周病やカリエスになると思い込んでいて，そのために不健康な人への感度は高いのだが，案外，健康をつねに意識されている人への感度が低い．健康を志しておられる患者さんには酸蝕リスクが高かったり，非炎症性歯肉退縮リスクが高いことが多いし，そこにブラキシズムや口腔乾燥などが重なってくると，思わぬトラブルが発生し，「どうしてこんなに健康を志しているのに……」という気持ちになってしまう．"健康オタクリスク"は，これからの時代のメインテナンスでつねにチェックすべきリスクになってきているのだ（図5）．この言葉，流行らないかな～．

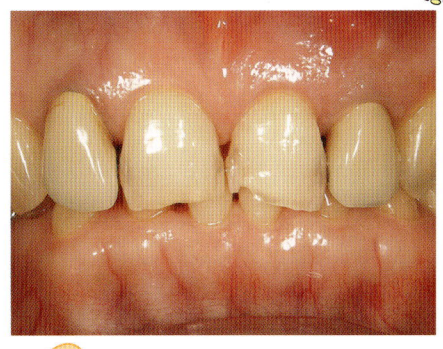

図3 クエン酸の常飲
クエン酸の粉末を溶かした水を毎日2L飲まれている．ペットボトルで飲まれるため，直接当たる上顎前歯部の脱灰が進んでいる

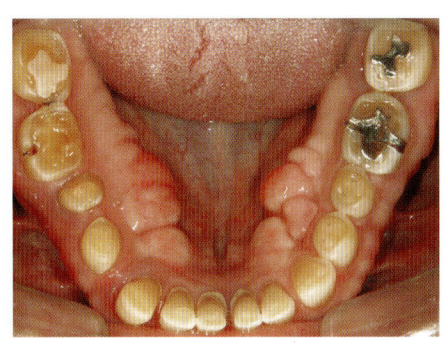

図4 強酸性水による洗口
pH2の強酸性水で毎日洗口されている．ブラキシズムもあるため，咬耗と酸蝕が同時に進んでいる

健康志向の弱い人
ペリオリスク
カリエスリスク
炎症性歯肉退縮リスク

健康志向の強い人
非炎症性歯肉退縮リスク
酸蝕リスク

ブラキシズムリスク
歯根破折リスク
口腔乾燥リスク

図5 健康とリスク
我々は「不健康な人」のリスクが高く，「健康的な人」のリスクは低いと考えてしまうが，"健康的な生活"と思っていることが案外何らかのリスクをはらんでいることがある

5．リスク編

57 糖尿病と歯周病はよくなるときも，悪くなるときも同じ方向である　答え

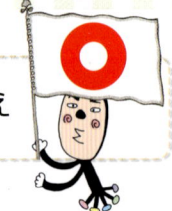

　歯周病のリスクファクターに認定されている「糖尿病」についてのバカ度診断である．「糖尿病があると歯周病になりやすく，歯周病があると糖尿病になりやすい」．このことは，いまでは一般的に知られるようになった．特に，糖尿病治療をしっかり受けておられる方々の間では常識化している．これは医師，歯科医師双方の啓蒙の成果だと思う．

　糖尿病になると歯周病菌が増えるか，ということに関しては結論が出ていない．しかし，歯周病菌が引き起こす宿主の反応は，糖尿病によって大きく影響を受ける．好中球の働きは悪くなるし，マクロファージも破壊のサイトカインを放出する．コラーゲン代謝の低下や血管への影響も無視できない．また，糖がベトベトと組織のいろんなところにこびりつき（これをAGE；advanced glycation end product という），破壊のサイトカインを導いたりするが，これは歯周組織でも起こっている．実際，「糖尿病→歯周病」という方向の影響は強いエビデンスで証明されていて，糖尿病患者さんは非糖尿病患者さんと比べて歯周病の発症が 2.6 倍[1]，歯槽骨の吸収度が 3.4 倍[2] というデータもある（図6）．

　それでは，"歯周病であれば糖尿病が悪化しやすいか"ということはどうだろう？　つまり「歯周病→糖尿病」という方向である．ランダム化比較試験というエビデンスレベルの一番高い研究はいままで 4 つほど発表されているが，1 勝 1 敗 2 引き分け．高いレベルで証明されているわけではなさそうである．でも，歯周治療とともに糖尿病が改善するという報告はたくさんあり，インパクトは多少弱いのかもしれないが，たしかに関係がありそうである．歯周病に伴う菌血症や慢性の Micro-inflammation，局所における TNF-α のようなサイトカインの影響などが原因ではないかと考えられている．

　さて，細かい話はさておき，歯周病を取りまく背景と，糖尿病を取りまく背景は酷似している．食事や運動，ストレス，喫煙などのライフスタイルは共通項である．だから，歯周病だけよくなって糖尿病は悪くなるとか，歯周病は悪化の一方だけど糖尿病はずいぶんよくなった，というようなことは起こりにくい．つまり，"ライフスタイル"という視座に立つと，糖尿病と歯周病はよくなるときも悪くなるときも同じ方向を向いていると考えられる．

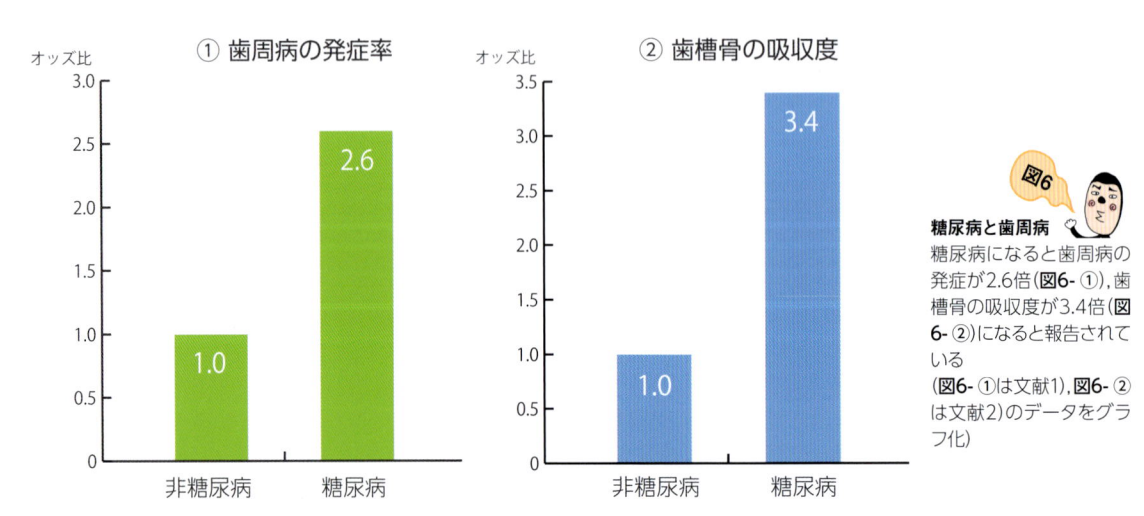

① 歯周病の発症率

② 歯槽骨の吸収度

図6 糖尿病と歯周病
糖尿病になると歯周病の発症が2.6倍（図6-①），歯槽骨の吸収度が3.4倍（図6-②）になると報告されている
（図6-①は文献1），図6-②は文献2）のデータをグラフ化）

58 禁煙をするとペリオリスクが下がり，Dr. Hiroの評価が上がる　答え ◎

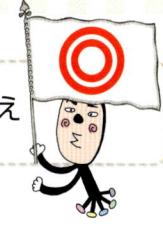

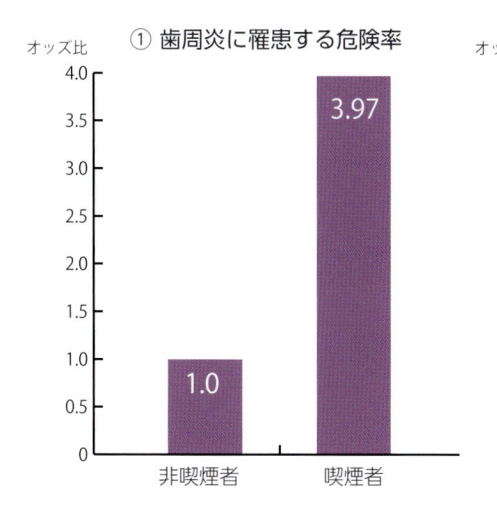

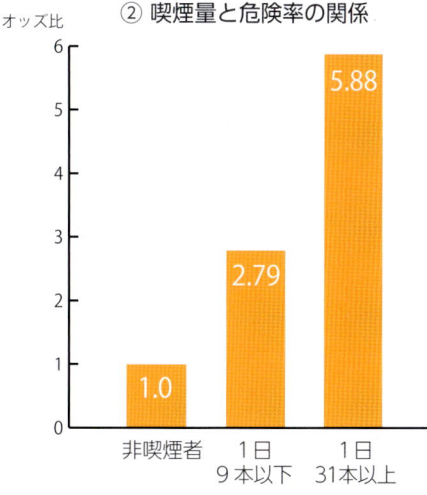

① 歯周炎に罹患する危険率

オッズ比
- 非喫煙者：1.0
- 喫煙者：3.97

② 喫煙量と危険率の関係

オッズ比
- 非喫煙者：1.0
- 1日9本以下：2.79
- 1日31本以上：5.88

喫煙と歯周病
喫煙者は非喫煙者と比較して平均で約4倍歯周病になりやすい(図7-①)．危険率は喫煙量によって変化し，1日9本以下では3倍弱，1日31本以上のヘビースモーカーでは6倍弱に跳ね上がる(図7-②)
(文献3)のデータをグラフ化)

この答えは◎．私はタバコの煙やにおいが苦手である．いや，大嫌いである．この世から消えてほしいとつねに願っている．タバコを吸うと聞いた時点で，その人の評価は10段階で8は下がる．残りの2段階は"タバコを吸うけどいい人"と"タバコを吸う悪い人"しかない．そこから這い上がってくるためには，タバコをやめるしか道は残されていない．（気分を害された愛煙家の方々にはお詫び申し上げます）

喫煙と歯周病の関係は詳しく調べられている（図7）．いまさらという感じもするが，簡単にまとめておこう．喫煙すると歯周病菌が増えるか，ということに関しては結論が出ていない（図8）．昔は否定的な報告が多かったが，多少関係ありという報告も最近は見受けられる．しかし，喫煙の影響は宿主に出ることが圧倒的だと考えられている．好中球の仕事が悪くなり，マクロファージなども破壊のサイトカインを放出する．そのため，歯周病の発症や進行は早いし，歯周治療に対する反応も悪い．つまり，「歯周病になりやすく，治りにくい」ということである．

日本でもすこしずつ喫煙率が下がっているそうだ．いいことである．だって大嫌いだから．いままでタバ

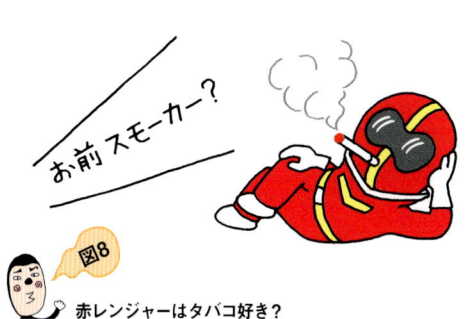

お前スモーカー？

赤レンジャーはタバコ好き？
喫煙者ではレッドコンプレックスが増えている，かどうかは報告によってまちまちである．多少関係があるかも……

コを吸っていた人が禁煙をすると，ペリオのリスクが下がるといわれている．しかし，これは影響が抜けるにはかなり時間がかかりそうだ[3]．もちろん，それまでの喫煙量，喫煙歴が問題になる．少なくとも「先週タバコをやめたので，今日はペリオリスクが下がっている」というような状況はない．しかし，頑張ってやめられた患者さんにそのようなネガティブな情報を伝えるのではなく，いっしょに健康になっていく過程を楽しむようにしたい．歯周病のために禁煙する人は少ないかもしれないが，禁煙をすると全身が健康になり，歯ぐきもよくなる，と思ってもらえれば我々も出番がありそうだ．ついでに，Dr. Hiroの評価もよくなると伝えたいところだけど……．

59 歯周病の疾患感受性はかなり解明されてきた

答え ✗

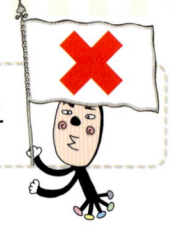

いきなり難しい言葉が出てきた．「疾患感受性 (Disease susceptibility)」とはその個人が"どれだけ疾患に罹りやすいか"という度合のことである．つまり，「歯周病の疾患感受性」とは，どれだけその人が"ペリオ体質"かということになる（図9）．"将来歯周病になりやすいかどうか"がわかれば，罹患する前から予防処置を心がければ発症を食い止めることができるかもしれないし，発症したとしても進行を抑えることができるかもしれない．この，ロマンに満ちた研究は世界中でチャレンジされている．

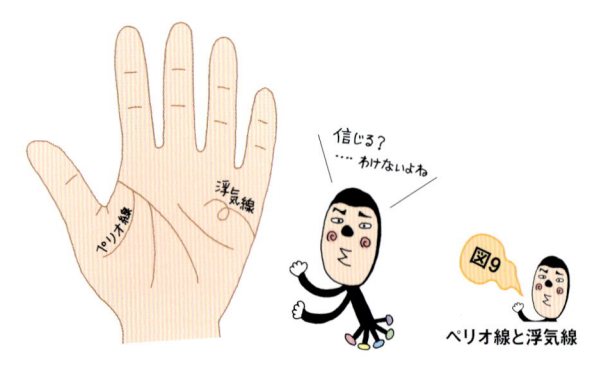

図9 ペリオ線と浮気線

"体質"という言い方をしたくらいなので，この場合，細菌や環境ではなく，宿主に目を向けた研究となる．特に，遺伝子に注目した研究がメインである．ちょっとややこしい話におつきあいいただきたい．

遺伝子にはタンパク質の設計図が書かれているのはご存じのことと思う．このタンパク質は，アミノ酸が数珠つなぎになったもので，遺伝子とは"どういう順番にアミノ酸をつないでいくか"という情報が書き込まれているわけだ．このアミノ酸が違うと，タンパク質の構造や性質が微妙に変わってしまうことがある．そして，そのタンパク質が歯周病に関係するものであれば，歯周病になりやすくなってしまう場合が考えられるのだ．これに関しては，遺伝子の塩基配列が1つだけ入れ替わっている場合がよく知られていて，そういう状況を1塩基多型 (Single Nucleotide Polymorphism) といい，SNPと略されている（スニップと読むんですよね～）．

遺伝子が配列しているDNA上にはいろんな領域があって，タンパク質の設計図にあたる領域は構造遺伝子とよばれる．ここにSNPがあると，タンパク質の"構造"が変わる可能性がある（図10）．つまり，質的変化．それに対して，プロモーター領域にSNPがあるとタンパク質の"量"が変わる（図10）．プロモーター領域というのは遺伝子の翻訳を開始する"スイッチ"にあたる部位で，ここの配列によってスイッチが入りやすくなったり，入りにくくなったりするのである．

SNP解析のデータは莫大な情報としてデータベース化されてきている．つまり，そ～と～調べられているのである．歯周病に関係するようなタンパク質の質的，量的変化に関係しそうなSNPもそ～と～調べられたが……，いまのところ大本命は見つかっていない．IL-1，TNF-α，Fcレセプター……，残念ながら大きな成果には至っていない[4]．むしろ，歯周病はたくさんの多型がすこしずつ積み重なって発症する可能性があるので，もしそうなら，これからも成果は得られないかもしれない．期待しないで待っててね．

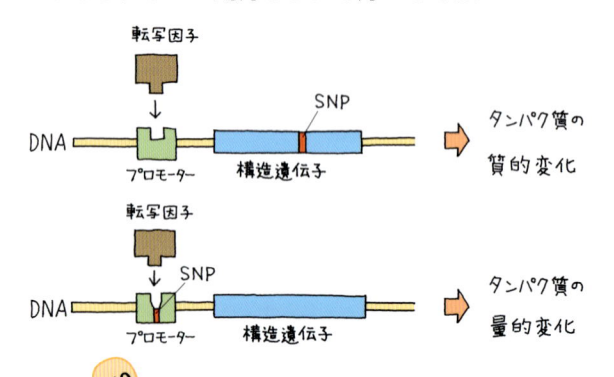

図10 SNP
SNPが構造遺伝子上にあればできあがるタンパク質の構造や機能が変わるので，タンパク質の質的変化を起こす可能性がある．それに対して，SNPがプロモーター領域にあれば転写因子というスイッチの入りやすさが変わるため，タンパク質の量的変化を起こす可能性がある．構造遺伝子でできるタンパク質が転写因子だったら……，ややこしい？

60 将来のリスクは過去と現在から判断するしかない

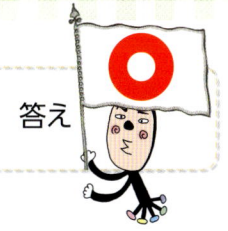

答え

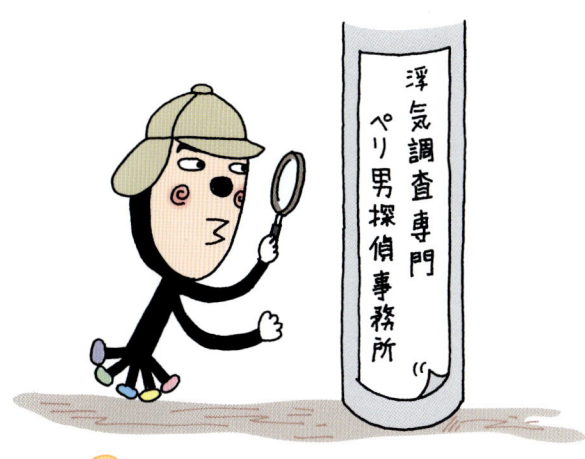

図11 名探偵ペリ男

あなたの彼（彼女）が浮気性だとしよう（図11）．（フムフム）過去に浮気をして大喧嘩を何回かしていたとする．（それで？）そんな彼（彼女）が最近改心して，あなたに一途になったとしよう．（ほんとかな～？）将来，彼（彼女）は浮気をすると思いますか？（しないと信じたいけど……）過去に浮気をした経歴があるので，たとえ現在まじめでも，将来どうかわからない，という気持ちはたしかにあるだろう．これが現在も浮気続行中，ということであれば，これからも諦めたほうがよさそうだ．いや，別れたほうがいいかも．逆に，浮気の過去もなく，現在もあなた一途（一筋？）であればこれからも他の女性（男性）に目を向ける可能性は低いかな～……，と思うはずである．

どうしていきなりこのような話を持ち出したかというと，こういう判断は"歯周病の将来のリスク"と似たものだからだ．疾患感受性が未確定なので，"ペリオ体質かどうか"を判断するに

は"過去と現在から判断するしかない"のである．過去に歯周組織の破壊が起きた（＝過去に浮気をしていた）場合で，現在も炎症が強くコントロールできていない状態（＝いまも浮気をしている状態）だと，将来の悪化リスクはもっとも高い（＝これからも浮気をする）と判断する．もし，過去に歯周組織の破壊が起こっていても，現在は炎症がコントロールできている（＝いまはまじめになっている）と，その分将来の悪化リスクは低くなる（＝これからの浮気リスクが低くなる）．そして，過去に歯周組織の破壊がなく（＝過去に浮気をしたことがなく），現在も炎症のない状態（＝いまも浮気の兆候がない状態）だと，将来の悪化リスクはもっとも低い（＝浮気リスクがもっとも低い）（図12）．

歯周病におけるリスクアセスメントは，この過去の破壊（骨レベルや付着レベルの低下，歯数の減少など）と現在の状態（プロービング値，BOP，喫煙，糖尿病など）をかけ合わせて考えるのが基本である．これであなたも彼（彼女）の浮気リスクを把握できる……かも．

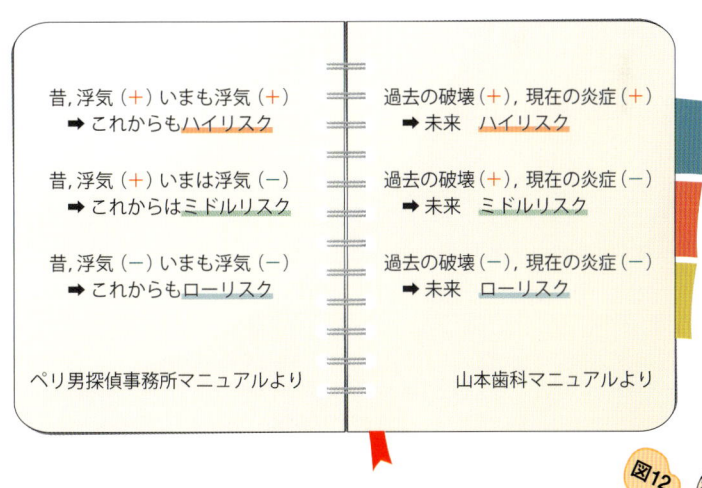

5. リスク編

昔，浮気（＋）いまも浮気（＋）
➡ これからもハイリスク

昔，浮気（＋）いまは浮気（－）
➡ これからはミドルリスク

昔，浮気（－）いまも浮気（－）
➡ これからもローリスク

ペリ男探偵事務所マニュアルより

過去の破壊（＋），現在の炎症（＋）
➡ 未来　ハイリスク

過去の破壊（＋），現在の炎症（－）
➡ 未来　ミドルリスク

過去の破壊（－），現在の炎症（－）
➡ 未来　ローリスク

山本歯科マニュアルより

図12 過去，現在，未来

ぺり男のつぶやき-④ 経験とエビデンス

先日，若い先生とディスカッションをしていた．「それに関してはシステマティックレヴューで有意差がある，というデータがありますので，結論が出ています」という言葉が彼の口から出たときに，なぜか引っかかった．もちろん，人の意見をつねに"懐疑的"に眺める私の"悪い癖"が主因であることは確かである．皆が同じ方向を向くと"わざと違う方向"を向いてしまう私の"変な癖"は，馬齢を重ねるたびに強化されているからだ．自分なりに論文はチェックしているつもりだし，EBMのグローバルスタンダードの認知者でありたいと願っている．でもその反面，自分にはかなりどぎつい"色めがね"が装着されていることもわかっている．この"色めがね"は，業界では"バイアス"と名づけられていて，排除すべき対象とされている．以前はその"色めがね"の色を極力薄くしていくことが，科学や医学を扱うものの基本的マナーであると考えていたし，実際できるだけフラットにものを眺めるように心がけていた．でも最近では，"色めがね"の色を薄くすることは一定の成果があるかもしれないが，それより"色めがね"をしているということを"自覚している"ことのほうが大切である，と考えるようになってきた．

EBMは万能ではない．多くの場合，「目の前の患者さんに最適な治療法は何か？」という問いに明確には答えてくれない．"つれなく"データを見せるだけである．データを解釈して目の前の患者さんに適用するのは"生身の"我々なのである．若い先生の口から出た言葉に反応したのは，この"生身の"私の身体だったわけである．EBMを重視する人（私を含む）はどうしても，この生身の身体を過小評価する傾向があるように思う．"経験"という何物にも代えがたい宝を軽視する傾向があるように思えてしょうがない．

エビデンスに基づいた研究では，いろんな国で，いろんな研究者が，たくさんの実験材料（被験者，実験動物，細胞など）を使って，統計処理したデータを提出する．研究者や被験者は色めがねをかけているので，できるだけ盲目になってもらう（実験群なのか，コントロール群なのか知らされないという方法．目をつぶって実験することではない……，当たり前か）．ここまで書けば，EBMのほうが絶対科学的だし，正しい方向性だと皆首を縦に振るに違いない．でも，ちょっと待ってほしい．これも見方によってはずいぶんとイメージが変わってくるのだ．

EBMでは，行ったこともない国の，会ったこともない研究者が，レベルを確認できないテクニックで，見たこともない相手（被験者，実験動物，細胞など）に対して実験しているのである．一方，我々の生身の経験では，自分が，よく知っている一定レベルのテクニックを使って，よく知っている患者さんを相手に行った臨床結果がデータベースである（ねっ！ あながち経験も捨てたもんじゃないでしょ？）．経験とEBMのどちらが優れているか，とか，どちらが正しいか，という議論は空虚なものである．そもそも経験とEBMはデータベースが異なるものであり，どちらも目の前の患者さんを治す最良の方法を求める方向性という意味では全く同じである．

経験重視のおじさん歯科医師と，エビデンス重視の若手歯科医師，という構図もずいぶん古くなってきた．経験豊富なおじさん歯科医師が，EBMという武器も装備し始めたからである．経験やエビデンスという，あらゆる手持ちのリソースを投入して治療に立ち向かう構えは，医療従事者としては極めて健全である．"生身の"フィルターという唯一無二のバイアスが働いているということに自覚的でないといけないが．

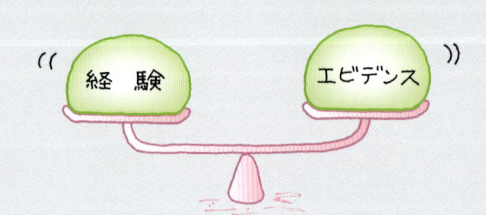

6. 根分岐部病変編

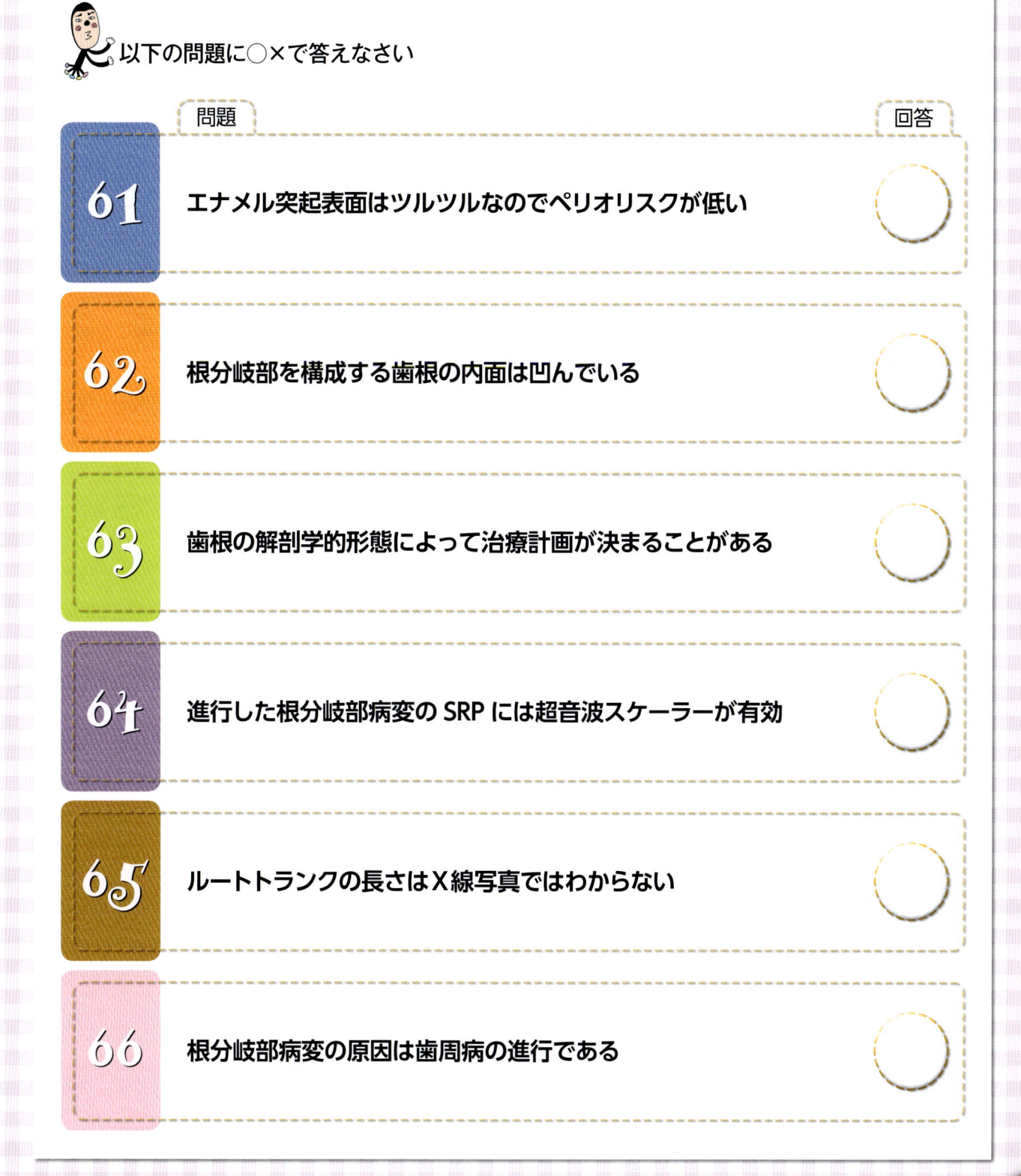

以下の問題に○×で答えなさい

	問題	回答
61	エナメル突起表面はツルツルなのでペリオリスクが低い	
62	根分岐部を構成する歯根の内面は凹んでいる	
63	歯根の解剖学的形態によって治療計画が決まることがある	
64	進行した根分岐部病変のSRPには超音波スケーラーが有効	
65	ルートトランクの長さはX線写真ではわからない	
66	根分岐部病変の原因は歯周病の進行である	

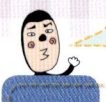

> 大きな咬合力に耐えるために授かった複数の歯根は，複数ゆえにいったん露出すると細菌に絶好の棲み家を提供してしまう．本日，根分岐部病変バカ大集合！

61 エナメル突起表面はツルツルなのでペリオリスクが低い

答え ✗

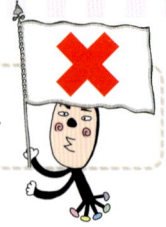

「エナメル突起」(enamel projection) をご存じだろうか？（図1）大臼歯の根分岐部のところをエキスプローラーやプローブで水平的に軽くこすってみると，ツルっとした突起を感じることがある．こんなときは，根分岐部にエナメル突起が存在する可能性が高い．

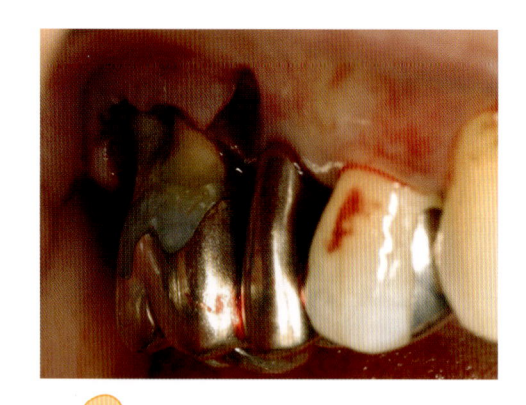

図1 エナメル突起
6｜頬側にエナメル突起が認められる．この部分の根分岐部病変の引き金になっていた可能性がある．フラップを開ければ直視できるが，エキスプローリングなどでも探知できるようになっておきたい

歯根が形成されるときに，ヘルトヴィッヒ上皮鞘がタイミングよく断裂すると，セメント質を作るセメント芽細胞が誘導され，象牙質の上にセメント質が作られていく．もしヘルトヴィッヒ上皮鞘が断裂せず，その内側の内エナメル上皮がエナメル質を作り続けたらどうなるだろう？　その場合，本来セメント質ができてほしいところにエナメル質ができてしまう，ということを意味している．これがエナメル突起の形成機序である．

「私，バカだからわからな～い」と思ったあなた！
普通の人でもここはわかりにくいので凹まないでね．

さて，大切なのはこれから．エナメル質はツルツルで，根面はザラザラ．この感触で，ある程度診断できるのだが，我々の感触でこれだけ違いを感じるのだから，細菌にしてみれば相当大きな違いを感じるのではないか？と想像できる．つまり，通常の根面よりエナメル突起のほうが細菌の付着が少ないのではないか，という想像である．これに関しては結論を出せるデータをもっていないが，ペリクルの形成はツルツルでもザラザラでも変わらないはずなので，細菌の付着しやすさに大きな差はないだろう（私見です！）．ただし，歯石の付着は変わってくるが……．どちらにしても問題なのは"細菌の付着"ではなく，"歯周組織の付着"のほうである（図2）．エナメル質には上皮性付着はできても，結合組織性付着はできない（ちなみにセメント質には両方できる）．ということは，エナメル突起には付着があったとしても，あの動的な上皮性付着だけ，ということになる．もし上皮細胞の機嫌を損ねるようなことがあると，たちまち付着の喪失が起きてしまうのだ（P.24，問題11参照）．そのため，エナメル突起は根分岐部病変を引き起こすリスクファクターの1つとされている．

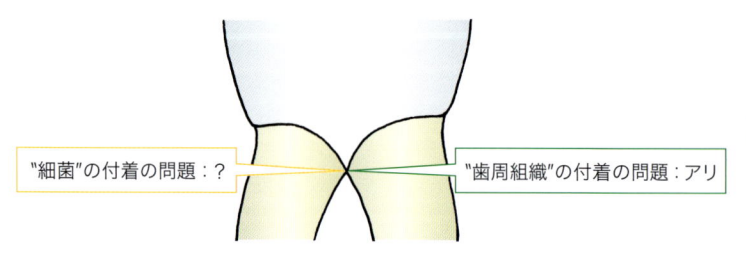

"細菌"の付着の問題：？　　"歯周組織"の付着の問題：アリ

図2 エナメル突起の問題点
「エナメル突起があると細菌が付着しやすくなるか」，ということは不明であるが，少なくとも歯周組織の付着のオプションは上皮性付着限定になってしまう

62 根分岐部を構成する歯根の内面は凹んでいる

答え

凹んでばかりではロクなことがない．バカ度診断で，"バカ"記録を更新中のあなた．凹んでいる場合じゃなくて，たくさん勉強できる幸せを噛みしめてください．噛みしめすぎると根分岐部に影響するかもしれないけど……．ということで，凹みについてのお話．

いまさらかもしれないが，根分岐部とは「歯根の分かれ目」である．歯周病で歯軸方向に付着を失っていくと，そのうちこの分かれ目に到達し，今度は水平的にも付着を失っていく．これで"竪穴"だった骨欠損が，"横穴"になっていくわけである（図3）．この横穴式住居は，歯周病菌にとってもなかなか快適な居住空間のようだ．歯周病菌にその棲み心地をそっと聞いてみよう（※モザイク入り）．

『エナメル突起に導かれて入っていったら，歯根に囲まれた広い居住空間が広がっていたのでびっくりしました．それまで竪穴式住居だったので，この横穴は快適です．バイファーケーションリッジというものにときどき頭をぶつけることもありますが，横方向のスペースは玄関から見たときより予想以上に広くなっています．歯根という壁に囲まれているんですが，それが凹んでいるですよ．だから，人間のマンションは四角い部屋が多いと聞いていますが，ここでは丸〜い，可愛〜い部屋になっています．ときどきキュレットや超音波スケーラーという厄介なものが入ってきますが，凹んだ壁に張りついていると安全です．いや〜，他の歯周病菌にもぜひ勧めたいですね』

（根分岐部病変在住のP.g.菌さんより）

上顎であっても下顎であっても，根分岐部を取り囲む歯根の内面は凹んでいる，と考えておいたほうがよい（図4）．特に，上顎6番の近心頬側根遠心面や下顎6番の近心根遠心面では，深い凹みが確実に存在する．これらはSRPの難所になり，また，たとえ歯

根分割をしてもブラッシングの難所として残る．やっぱり，凹んでいるとロクなことはない……．

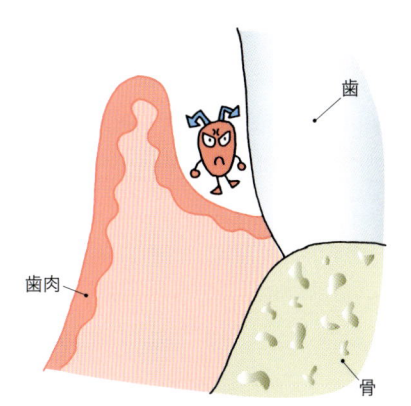

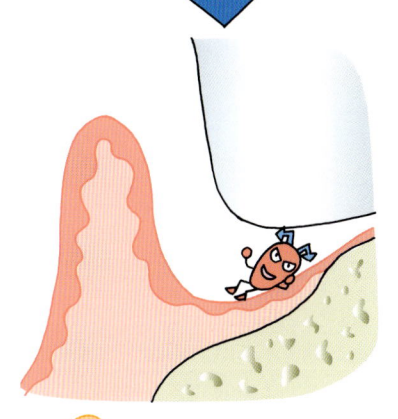

6. 根分岐部病変編

歯
歯肉
骨

竪穴式住居

↓

横穴式住居

図3 **横穴式生活はやめられない**
根分岐部病変が進行すると，付着の喪失が「垂直方向（根尖方向）」から「水平方向」に変わる．横穴式住居の生活は快適なようだ

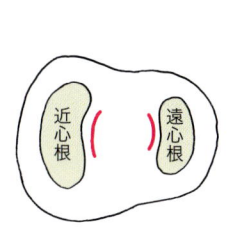

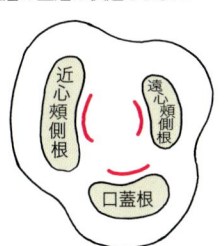

下顎第一大臼歯（近心根・遠心根）
上顎第一大臼歯（近心頬側根・遠心頬側根・口蓋根）

歯根の内面は凹んでいる
図4 根分岐部病変が存在するとき，その側面を形成する歯根の内面は凹んでいる（赤線部分）

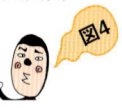

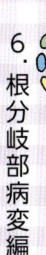

63 歯根の解剖学的形態によって治療計画が決まることがある

答え ○

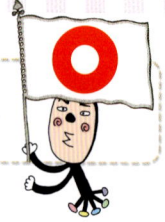

　歯周病菌にとって快適な横穴式住居をそのままにしておくと，私たちは歯を失うことになってしまう．なんとか，横穴式住居に"横ヤリ"を入れてやりたいところだ．そのときに考慮することが，横穴式住居の広がりと，その下にある歯根の形態である．

　居住空間の広がりは「根分岐部病変の分類」として表されている．Ⅰ度，Ⅱ度，Ⅲ度という"例の"やつだ．数字が大きいほど居住空間が広く，Ⅰ度やⅡ度では入口が1つなのに，Ⅲ度になると入口が複数になる（図5）．当然のことながら，数字の大きさは治療の難しさとなる．

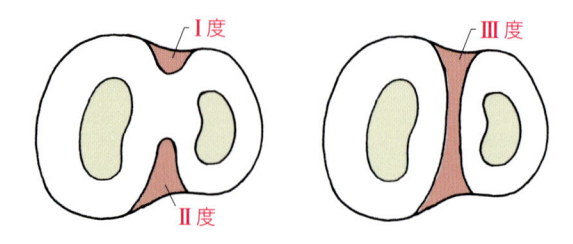

　歯根の解剖学的な形態も大切である（図6）．短い歯根もあれば，長い歯根もある．私のような典型的な日本人は，足が短く，歯根も短い（ほっといて！）．歯根の開脚度（？）も大事だ．狭くなるほど，つまり足を閉じているほど，治療が難しくなる．O脚だと根管治療で難儀することもある．また，分岐部が"腰"（X線写真では隣接面のCEJ）に近いか遠いかということはかなり重要な要因である（図6）．"腰"に近いというのは，"隣接面の骨レベルと分岐部の骨レベルが近い"ということだから，歯周病菌が侵入しやすいが，歯根分割などの処置によって，竪穴も横穴も解決しやすい．ところが，"腰"から遠いと，"隣接面の骨レベルより分岐部の骨レベルがかなり低い"ということなので，歯周病菌が侵入するには時間がかかるが，いったん根分岐部病変ができてしまうと治療は難しくなる．少なくとも，歯根分割すると横穴はなくなるが，竪穴が残ってしまう．

　このように，元々の歯根の解剖学的形態は，根分岐部病変の治療に大きな影響を与える．X線写真で根分岐部病変を眺めるときには，歯根の形態にも目を配りたいところだ．

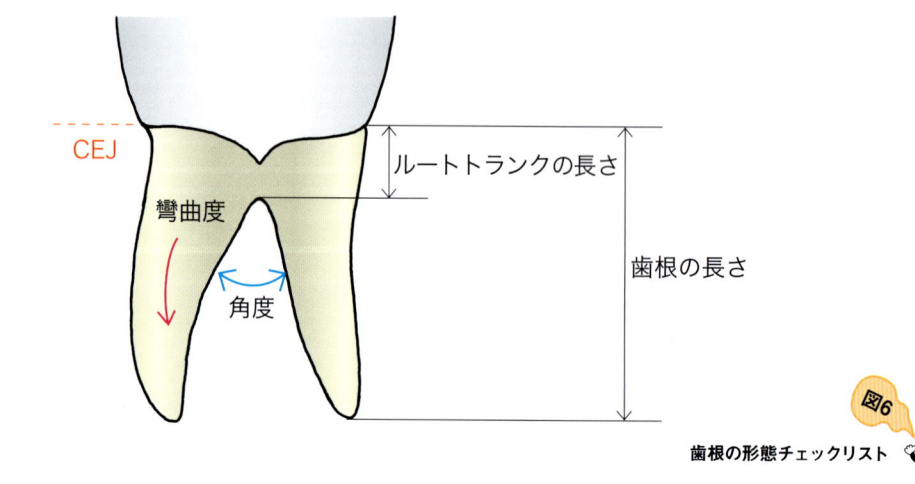

図5 根分岐部病変の水平的進行度
歯冠の頬舌径の1/3，あるいは3mmを基準にして，それ以下であればⅠ度，それを越えていればⅡ度，反対側と交通していればⅢ度と表現する

図6 歯根の形態チェックリスト
（CEJ，ルートトランクの長さ，歯根の長さ，彎曲度，角度）

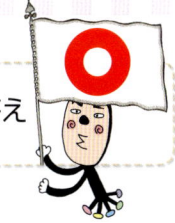

64 進行した根分岐部病変のSRPには超音波スケーラーが有効

答え

"非外科的に"根分岐部病変を治療することを考えてみよう．ポイントは，「根分岐部病変は横穴式住居である」ということだ．根分岐部病変が進行すればするほど，横穴が深くなっていく．Ⅰ度程度であれば横穴も浅く，天井もほとんどない（図7）．こういう状況なら，キュレットでも超音波スケーラーでもデブライドメントできそうだ．しかし，Ⅱ度，Ⅲ度となるにしたがって，横穴が深く，天井が現れてくる．キュレットというのは，歯石やプラークの下に入れて掻き上げる器具である．しかも，ポケットという入口から挿入するので，動かせる方向が限定されている．

たとえば，下顎6番にできた根分岐部病変を想定してみる．進行した根分岐部病変であれば，キュレットのブレードが入る（ただし，歯根の開脚度によっては入らないこともあるが……）．ブレードがうまく入ったとすれば，近心根の遠心面はグレーシーキュレット13/14を当てられるかもしれない．根面に対してシャンクをうまく平行にもっていければ，効率的なデブライドメントが可能である．ただし，この面は凹んでいるのでブレードの先（トウ）の方向は若干修正が必要である．遠心根の近心面は同じようにグレーシーキュレット11/12を当てられるかもしれない．でも，このようなデブライドメントができるのは，横穴式住居の横の壁だけである．天井に近いところほど壁とシャンクを平行にできなくなる．つまり，ストロークできないのである（図8）．キュレットは，ストロークできなければ"単なる金属の棒"になってしまう．

それに対して，超音波スケーラーは，チップが入ればなんとかデブライドメントができる"金属の棒"である．そのため，進行した根分岐部病変では大活躍する．「時間の短縮」と「根分岐部病変での有効性」は超音波スケーラーの2大特徴なのだ．ただし，根分岐部病変では"どこにどれくらい歯石がついているか"という感触がわからないことが多いので，平滑面に比べれば，やはり取り残しは増えてしまう．何かいい方法はないかな〜．

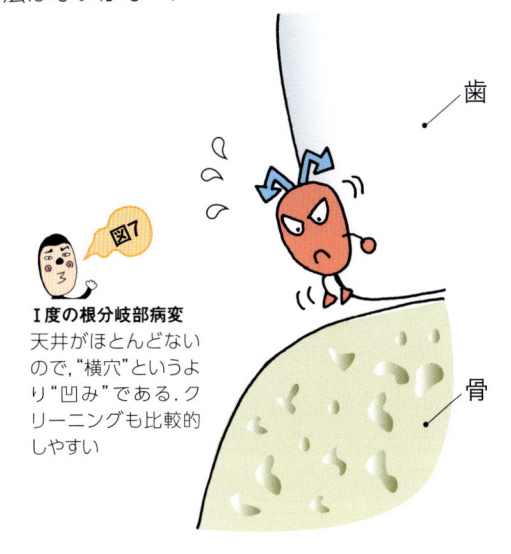

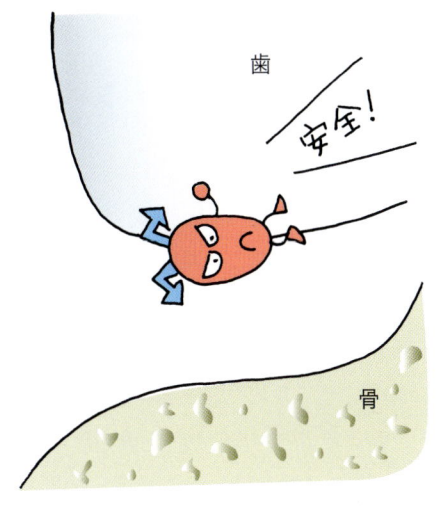

図7 Ⅰ度の根分岐部病変
天井がほとんどないので，"横穴"というより"凹み"である．クリーニングも比較的しやすい

図8 進行した根分岐部病変
進行して"横穴"が深くなると，天井に潜んでいる歯石や細菌を取るのは至難の業となる．しかも，除去できたかどうかの判断も難しい

6．根分岐部病変編

65 ルートトランクの長さはX線写真ではわからない

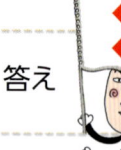

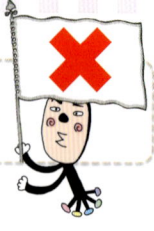

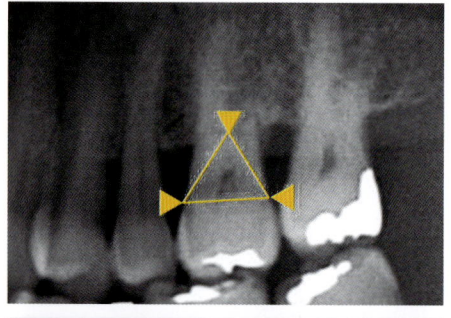

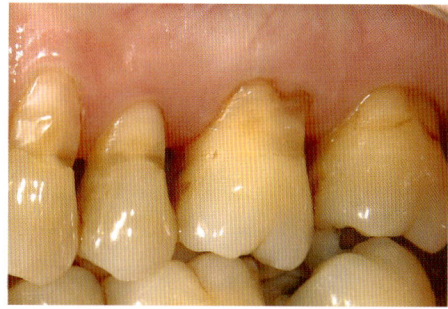

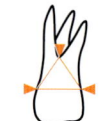

答え ✗

ルートトランクの長い症例 図9
①X線写真．⑥近遠心CEJと頬側根分岐部を結ぶ三角形が扁平でない
②その頬側面観

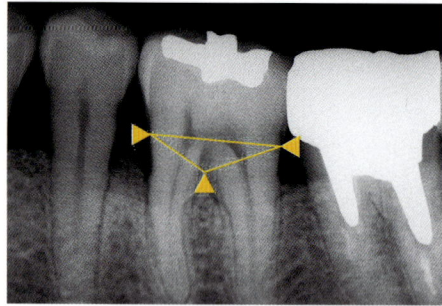

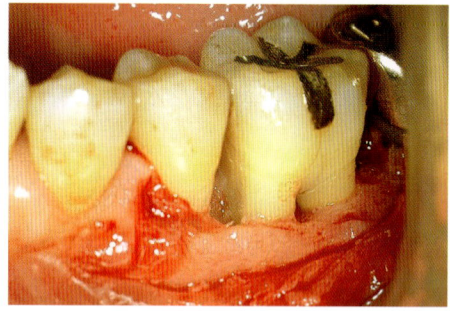

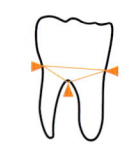

ルートトランクの短い症例 図10
①X線写真．⑥近遠心CEJと根分岐部を結ぶ三角形が扁平になっている
②フラップを開けたところ．エナメル突起と根分岐部病変の存在が確認できる

「ルートトランクって何？」と言ってるあなた．立派な"バカ"でウェルカムです．ルートトランクは日本語で「根幹」ということもある．歯を木にたとえると，歯根が木の根，歯冠が木の枝や葉となるが，その間の木の"幹"にあたる部分が根幹，つまりルートトランクということになる（かえって理解しづらいかも……）．

この"ルートトランクの長さ"は，根分岐部病変のなりやすさに影響する．ルートトランクが長ければ，そ～と～付着の喪失が起こらなければ根分岐部まで歯周病が到達しないが（図9），ルートトランクが短いと容易に到達してしまう（図10）．そのため，"その歯のルートトランクがどれくらいの長さなのか"を知ることは，予後の判定にも大切なことになる．

それを調べるためにフラップを開ける，わけにはいかない……．そこで我々はX線写真を活用することになる．このときのポイントは「近遠心部のCEJ」と「根分岐部」．この3点を結んでできる三角形が，扁平で

あれば（図10）ルートトランクが短く，扁平でなければ（図9）ルートトランクが長い，というわけだ．もちろん，上顎大臼歯隣接面のルートトランクはわからないが，だいたい頬側のルートトランクから類推する．

ルートトランクの長さやその表面積には個人差もあるし，歯種によってもかなりばらつきはあるが，上顎第一大臼歯のデータ（残念ながら外国人のデータ）を見てみると意外なことに気づく[1]（図11）．ルートトランクの表面積はどの歯根の表面積よりも大きいのである．ということは，水平性骨吸収が進んで根分岐部あたりまで達したときには，もうすでに歯根1本分の骨を失った，ということだ．根分岐部病変ができていないから安心……，とはいえないかもしれない．

上顎第一大臼歯の歯根の表面積	
近心頬側根	118 ± 23mm^2
遠心頬側根	91 ± 17mm^2
口蓋根	115 ± 22mm^2
ルートトランク	153 ± 33mm^2

図11 上顎第一大臼歯の各歯根とルートトランクの表面積
（文献1)より）

66 根分岐部病変の原因は歯周病の進行である

答え ✗

この問題の答えは，完全に間違いというわけではないが，かといって正しいと言ってしまうより間違いに近いので……「✗」とした．なぜなら，根分岐部病変，あるいはX線写真上でそのようにみえる原因にはいくつかあるからだ．歯周病以外が原因で根分岐部病変が発症するのはどういう場合だろう？

まず，X線写真上で"そのようにみえる"場合だ．根分岐部に細菌がいなくても，咬合性外傷が働いていると歯根膜腔が拡大して根分岐部病変のようにみえることがある（図12）．プローブが入らず，後に述べるような別の原因も考えられない場合，咬合性外傷を取り払うと消失する．

次は細菌がいる場合．根分岐部に血行性に細菌が運ばれてくるようなことはまずない（はずだ……そんな報告は聞いたことがないし）．となると，どのルートで細菌が侵入してくるかというと，"歯髄腔"である．感染根管になっていて髄床底にある小さな穴から根分岐部に細菌が侵入してくることもあるし，髄床底が治療中に穿孔したり，過大な力がかかってヒビができることもある（図13）．どれも"無髄歯"で起こることなので，もし根分岐部病変のある歯が無髄歯であれば，これらの原因も考慮する必要がある．なぜなら，歯周治療をしなくても感染根管治療などで治ってしまうことがあるからだ．そのような場合は，まだ根分岐部の付着が残っていたことを意味する．先に浸潤麻酔下でSRPなどをしてしまうと，その付着を失うことになるので要注意だ（図14）．プローブが入らなければ迷わず感染根管治療から始めるが，まれにプローブが入ることがある．そのような場合はどうするかというと……，やっぱり感染根管治療だ．付着が息絶え絶えで残っていることもあるからである．

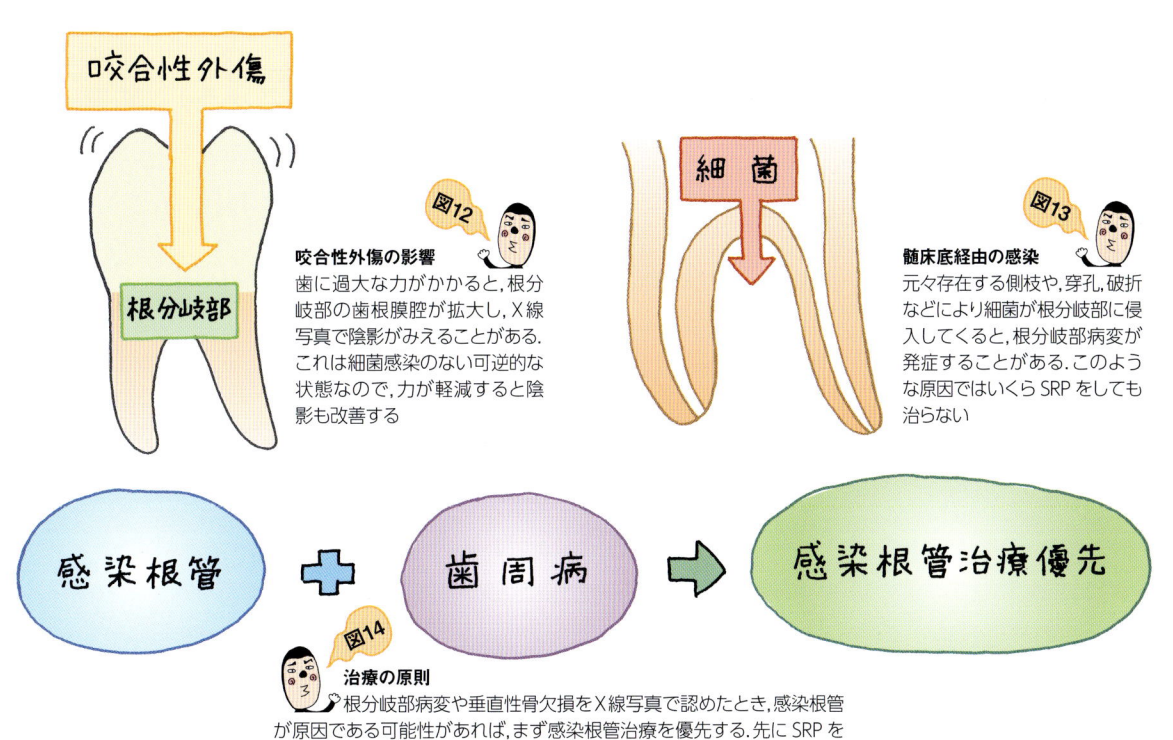

図12 咬合性外傷の影響
歯に過大な力がかかると，根分岐部の歯根膜腔が拡大し，X線写真で陰影がみえることがある．これは細菌感染のない可逆的な状態なので，力が軽減すると陰影も改善する

図13 髄床底経由の感染
元々存在する側枝や，穿孔，破折などにより細菌が根分岐部に侵入してくると，根分岐部病変が発症することがある．このような原因ではいくらSRPをしても治らない

感染根管 ＋ 歯周病 ⇒ 感染根管治療優先

図14 治療の原則
根分岐部病変や垂直性骨欠損をX線写真で認めたとき，感染根管が原因である可能性があれば，まず感染根管治療を優先する．先にSRPをすると生き残っていた付着を失うことがあるからだ．コワイ，コワイ……

6．根分岐部病変編

ぺり男のつぶやき − ⑤ "いい気"のススメ

「いい気になるな！」というのは目上の人からの常套句．できれば言われたくないフレーズだが，この年になり，「いい気になることはよろしいのではないか？」と思うようになってきた．

自分の歩んできた道を振り返ると，あちらこちらに"いい気になった時期"があった．文献をたくさん読んでいい気になっていた時期．オペをいっぱいしていい気になっていた時期．講演でたくさんの人の前でしゃべっていい気になっていた時期．恥ずかしい気もするが，たしかに，これらの時期を通り過ごしてきたからこそ，いまの自分があると思っている．いい気になっているときは，──それがよいことか悪いことかは別として──，とりあえず"一生懸命"である．一生懸命していることには，誰も批判も意見もできないものだ．"無我夢中"という言葉のほうが近いかもしれない．周りを意識しないで，いい気になっているんだから．

"いい気になる"ということは，打ち込んでいる分野の"崖っぷちまで覗いてきた気分になっている"ということだろう．実際，本当に崖っぷちまで到達しているかどうかは誰にも判断はできないだろうが，少なくとも，そういう気分になるくらい打ち込んだ，というプロセスは評価に値する……，と自分を過大評価する傾向は，きっと，いまも，いい気になっているからかもしれない．

「いい気になることがよろしい」と思うのは，実は，評価に値するプロセスを経ているからではない．"いい気になった後の自分"がよろしいのである．なぜなら，崖っぷちを見た後に戻ってきた自分だから．崖っぷちまで見に行って帰ってきた場合と，最初からじっとそこにいる場合とでは，同じ場所にいても意味がまったく異なるのだ．余裕の大きさと懐の深さが明らかに異なるのである．でも，この気持ちはいい気になった後にしかわからない．もし，自分の息子が正しい立ち位置を尋ねてきたら，いい気になるくらい打ち込むことを勧めるだろう．息子がどこの崖っぷちまで見てくるかによって，戻ってくる立ち位置は変わってくるかもしれないが，それは自分自身でたどり着いた位置であり，誇るべき結果である．

若い人たちには"いい気になるくらい"打ち込める時間やチャンスがあってうらやましいかぎりである．でも，そうやって打ち込んできた先輩方は誇るべき結果を持っている．「私の若いころは……」なんて，イケてない話をすることもあるだろうが，実はとっても重いことだと思う．先輩方が立っている位置は，最初からそこに立っているのではなくて，崖っぷちまで歩き回った結果たどり着いた位置なのである．"知のありか"を探すというのは，そういうことの繰り返しのなかに前景化してくるものなのかもしれない．やはり，人生の先輩方には敬意を払うべきなのである．

7. 骨欠損編

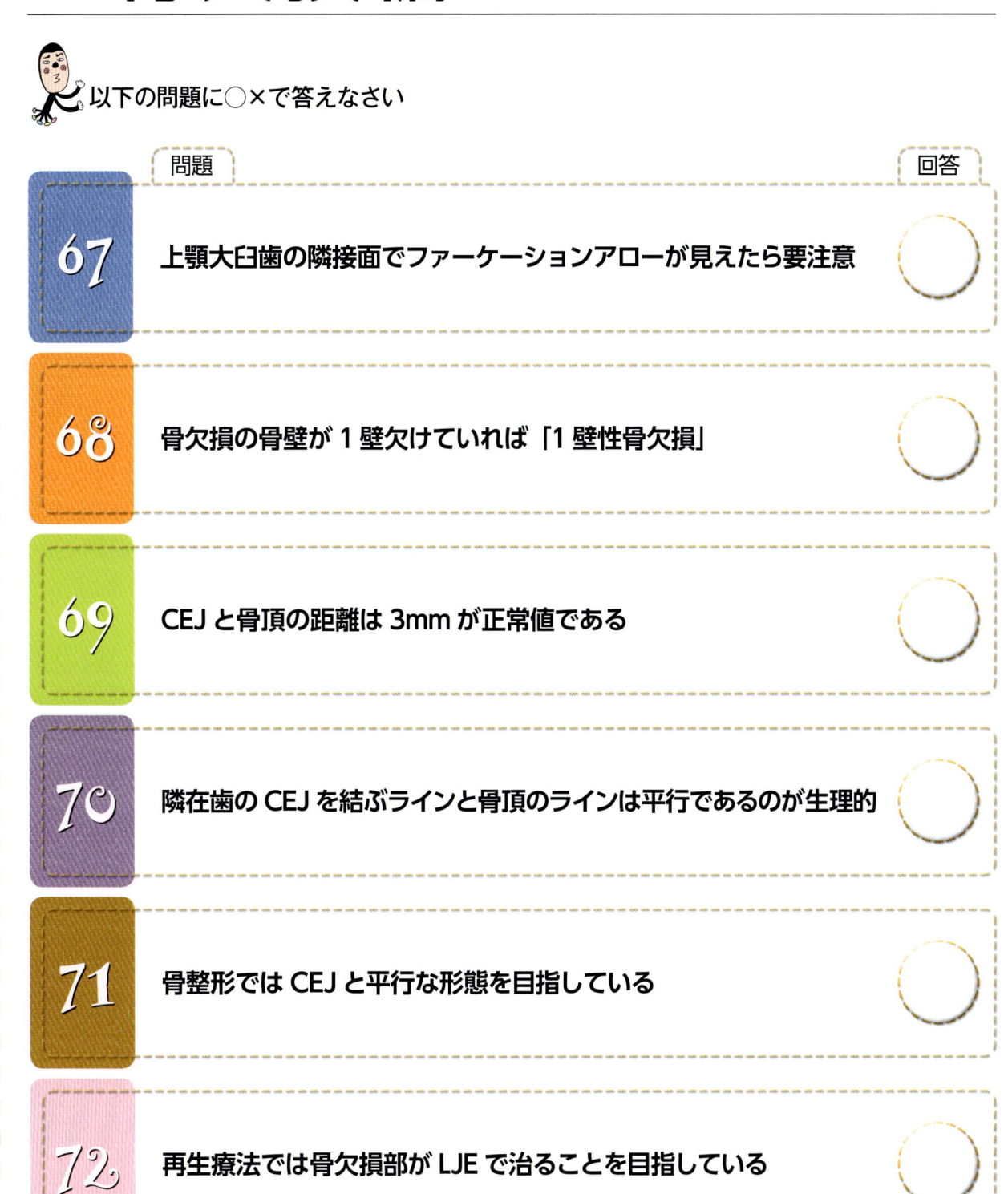

以下の問題に○×で答えなさい

問題 / **回答**

67 上顎大臼歯の隣接面でファーケーションアローが見えたら要注意

68 骨欠損の骨壁が1壁欠けていれば「1壁性骨欠損」

69 CEJと骨頂の距離は3mmが正常値である

70 隣在歯のCEJを結ぶラインと骨頂のラインは平行であるのが生理的

71 骨整形ではCEJと平行な形態を目指している

72 再生療法では骨欠損部がLJEで治ることを目指している

X線写真やフラップを開けたときくらいしか見ることはできないが，深いポケットの下に横たわる骨欠損を考えてみたい

67 上顎大臼歯の隣接面でファーケーションアローが見えたら要注意

答え ○

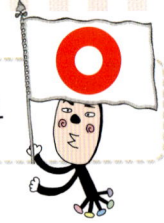

　ファーケーションアロー（Furcation arrow）をご存じない方にはちんぷんかんぷんの問題だろう．根分岐部のことをファーケーションという．根分岐部検査用のプローブはファーケーションプローブ（Furcation probe）とよんでいるので思い出したかもしれない．その根分岐部のところに"矢"（arrow）が見える，とはどういうことだろう？

　実はこれはX線写真で見えるものである．上顎大臼歯部の隣接面に見える"三角形"で，矢の先のような形なのでこの名前がついている．たとえば**図1**を見てもらいたい．6̲の近心を目を凝らして見ていると，**図2**で表している三角形が浮かび上がってくる……，はずだ．この三角形の各辺は，①骨頂，②近心頬側根の近心面，③口蓋根の近心面，の3つからできている．これをファーケーションアローというのだが，このよ うな三角形が見えたときには，近心に根分岐部病変ができている可能性がある．どれくらいの確率で根分岐部病変の診断ができるかというと，陽性的中率も，陰性的中率も70％程度である[1]．（的中率に関しては，P.32，**問題19**参照のこと）．"ある"と思ったときも"ない"と思ったときも，どちらも70％程度の確率で当たる計算だ．

　下顎大臼歯の根分岐部病変や上顎大臼歯頬側の根分岐部病変は，X線写真でも確認しやすく，しかもファーケーションプローブでも診断しやすい．しかし，上顎大臼歯の隣接面はファーケーションプローブを挿入するのが難しいし，X線写真でもわかりにくい．そんなときにはこの"三角形"を探してみるのは有効である．完璧ではないが，宝くじよりずっと当たる確率が高い．

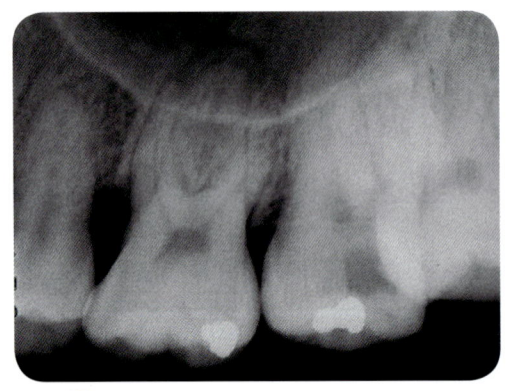

図1 問題：ファーケーションアローはどこ？
6̲ 近心の骨頂あたりを凝視すると，三角形の暗影が見えてくる．遠心も若干あやしい

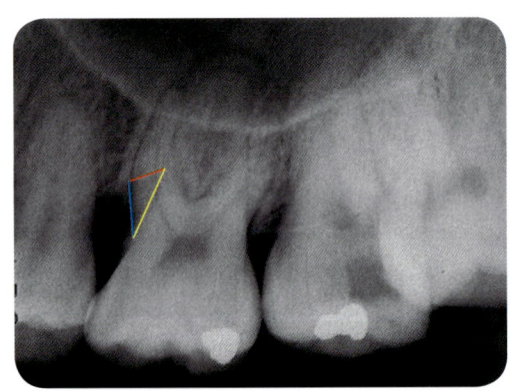

図2 ファーケーションアローはどこ？（解答）
骨頂（赤線），近心頬側根近心面（青色），口蓋根近心面（黄色）の3辺から成るファーケーションアローである

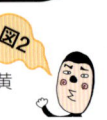

68 骨欠損の骨壁が1壁欠けていれば「1壁性骨欠損」

答え ✗

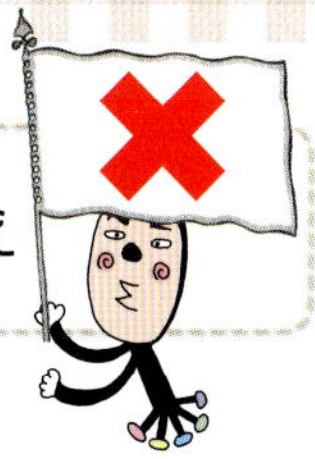

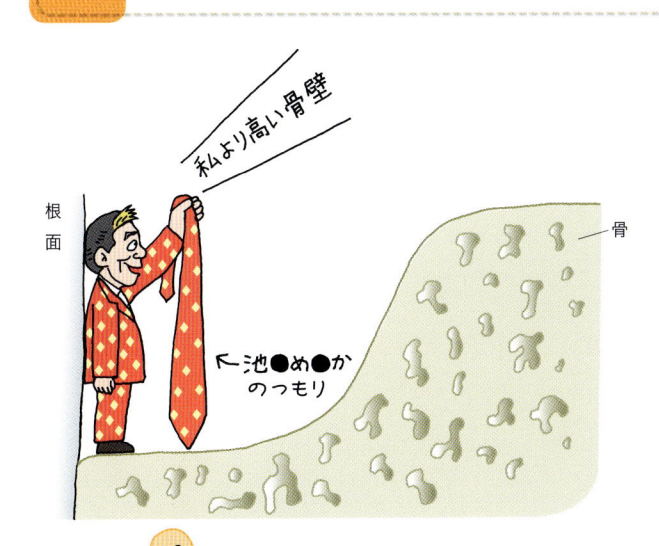

図3 骨壁の数え方
骨壁を数えるときには自分が骨欠損の中に入って，背中を根面につけることから始める

骨欠損の分類に関するペリオバカ度診断である．これを考えるときには，吉本興業の"池乃めだか師匠"にご登場いただかなければならない．（ご存じ？）日本では彼しか，この骨欠損の実況中継ができる人間はいないのだ．大師匠にお願いするのはたいへん気が引けるが，無理を言ってお願いした．（ちなみに私は彼の大ファンである）

まず，めだか師匠には骨欠損の中に入ってもらう．そして，ボールにじゃれる猫のネタをしてもらう……，わけではなく，"根面に背中をつけて"起立してもらう（図3）．別にネクタイより身長が低い，というネタをしてもらうわけではない．骨欠損を見渡してもらうのである．骨欠損の中に入っているので，周りを見渡すと骨欠損の骨壁が見えるはずである．そして，めだか師匠にその骨壁数を数えてもらう．最大で3つまでしかないので彼でも数えられるはずだ．（師匠！失礼しました！）

もし，めだか師匠の目に左右と前，合計3つの骨壁が見えれば，それは「3壁性骨欠損」という（図4-①）．この場合，骨ではなく隣の根面が見えている場合は壁としてカウントしないのが約束である．そして，その3つの骨壁のうち，どれかが崩れてなかったら壁は2つしか見えないので「2壁性骨欠損」（図4-②）．1つしか残っていなければ「1壁性骨欠損」である（図4-③）．ということで，この問題は骨壁が1つ欠けているので「2壁性骨欠損」となり，答えは「✗」．もし理解しにくいようだったら，池乃めだかではなく，ナイナイの岡村あたりで試してみてはいかがでしょう？

ちなみに，めだか師匠と岡村は同じ誕生日，同じ血液型，同じ身長，と噂されている（実際はめだか師匠のほうが低いらしい）．ペリオと全然関係なくなってるけど……．

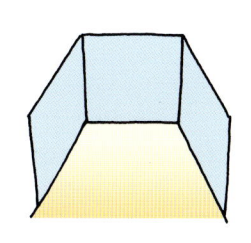

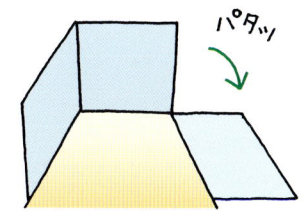

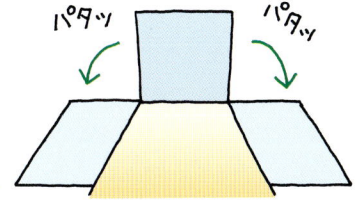

①3壁性骨欠損　②2壁性骨欠損　③1壁性骨欠損

図4 骨欠損の分類
図3のように欠損を根面から眺めたとき，見える骨壁が3つであれば「3壁性骨欠損」（図4-①），2壁であれば「2壁性骨欠損」（図4-②），1壁であれば「1壁性骨欠損」という（図4-③）

7・骨欠損編

69 CEJと骨頂の距離は3mmが正常値である

答え ✗

　この問題は"芸人抜き"で考えてみたい．歯の"発生"のときには，歯槽骨の中でまず歯冠ができ，CEJ（セメント-エナメル境）ができ，そして歯根ができていく．歯根の完成前に歯は萌出していくが，咬合接触ができる前までは無細胞セメント質，咬合接触ができた後は有細胞セメント質ができる（理由は不明）．本問題に関して注目してほしいのは，CEJができた直後の"発生"である．

　ヘルトヴィッヒ上皮鞘が断裂してエナメル質からセメント質へのバトンタッチが行われるが，このバトンタッチをするエリアがCEJとなる．CEJができた後，1mmほど距離を置いてから骨が対面にできてくるのがポイント（図5）．この約1mmが結合組織性付着の幅となるわけだ．歯が完全に萌出したときには，CEJからきれいに1mm下に骨頂ができることになる．どうしてそうなるのかは不明．"そういう決まりだ"と理解しておいてほしい．

　だから，CEJの形態と歯槽骨の形態は深〜い関係がある．CEJを1本のループだとすれば，それがフラットなループであれば骨も分厚いフラットな形態になるし，もし横から見て大きく曲がったループであれば骨は薄い形態になる（図6）．結果的に，前者は「Flat type」，後者は「Scallop type」というバイオタイプに対応する．

　ここまでは"生理的"なCEJと骨の関係であるが，どうなれば"病的"と考えるのだろう？　病的な場合の要因には2つあるが，その1つがCEJから骨までの距離である．1mm程度が生理的と考えられるが，通常これが"2mm以上あれば病的"と考える（図7）．この場合，「骨吸収を起こしている」と表現するわけだ．特にX線写真上で，隣接面の骨レベルを見るときには大切なポイントである．

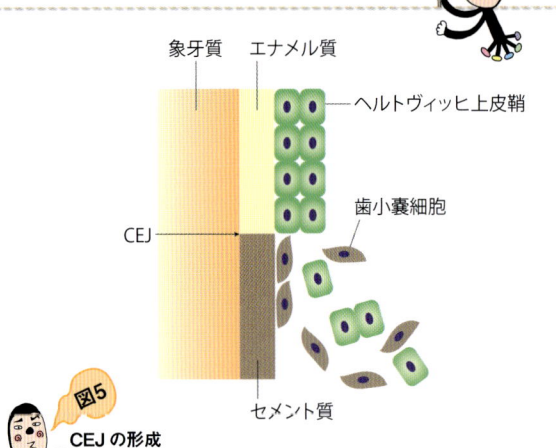

図5 **CEJの形成**
エナメル質を作る細胞はヘルトヴィッヒ上皮鞘の内側にいる内エナメル上皮といわれる上皮系の細胞である．それが断裂しその場を離れると，歯小囊とよばれる間葉系の細胞が侵入してきてセメント質を作る．このバトンタッチが行われるところがCEJである

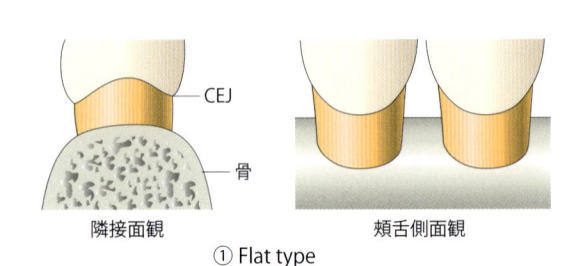

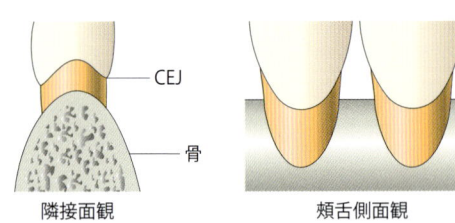

① Flat type

② Scallop type

図6 **CEJと骨の関係**
CEJと骨形態は生理的な状態であれば相似している．そのため隣接面から見たときに，フラットなCEJでは「Flat type」（図6-①），曲がっているCEJでは「Scallop type」（図6-②）になる

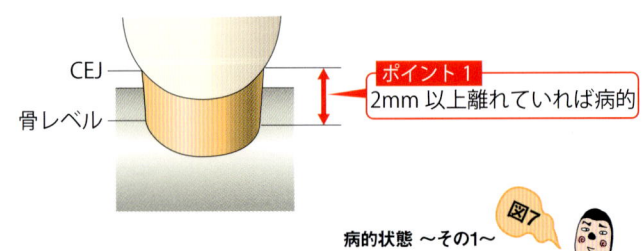

ポイント1　2mm以上離れていれば病的

図7 **病的状態 〜その1〜**
CEJと骨が2mm以上離れていると骨吸収を起こしたと考える

70 隣在歯のCEJを結ぶラインと骨頂のラインは平行であるのが生理的 　答え

　もうお気づきのことと思うが，これがCEJと骨の関係において，"病的"と判断するときのもう1つの要因である．図8-①のX線写真を見てほしい．垂直性骨欠損のように見えるが，CEJを結ぶラインと骨頂のラインは平行になっている（図8-②）．このような場合は"生理的"と考えるのだ．これで"病的"な条件が出揃ったことになる．"距離"と"平行性"がポイントになるのである（図9）．

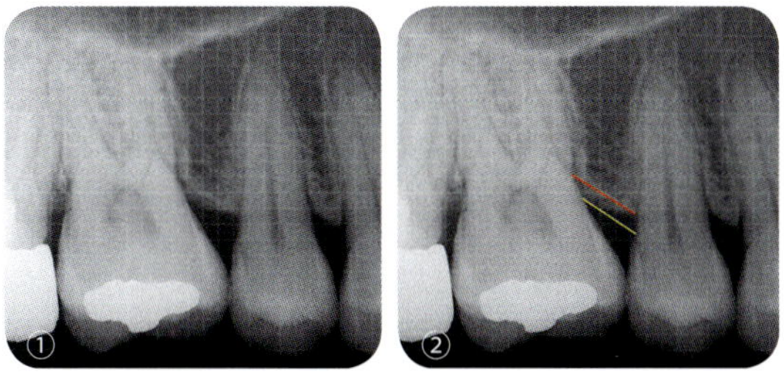

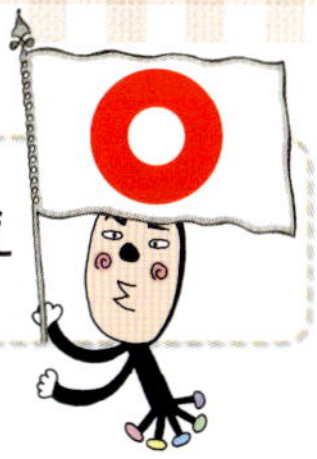

図8 垂直性骨欠損もどき
図8-①の⑥近心（⑤近心も）には垂直性骨欠損があるように見える．しかし図8-②のようにCEJを結んだライン（黄線）と骨頂のライン（赤線）はほぼ平行になっており，これは歯の傾斜に伴う生理的な骨形態であることがわかる

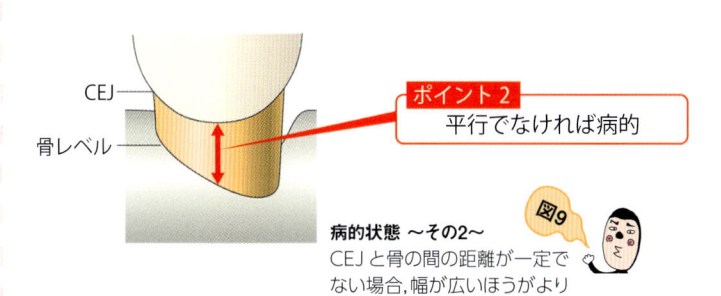

ポイント2　平行でなければ病的

図9 病的状態 ～その2～
CEJと骨の間の距離が一定でない場合，幅が広いほうがより骨吸収を起こしたと考える

　CEJと骨の距離が2mm以上あれば骨欠損と診断される．これは平行であっても，平行でなくても骨欠損である．では，平行性は何に関与するかというと，骨欠損の"種類"なのだ．距離が2mm以上離れているが平行性は保たれているとき，それは「水平性骨欠損」という（図10）．距離が2mm以上離れていて，なおかつ平行性も崩れているときは，それは「垂直性骨欠損」という（図11）．頭の中はスッキリしただろうか？
　「水平性」と「垂直性」に分けるのは，予後や治療法が異なるからだ．骨欠損は放置しておくと悪化しやすいが（P.33，問題20参照），悪化する場合でも，水平性骨欠損よりも垂直性骨欠損のほうが悪化しやすい．そのため，垂直性骨欠損のほうがハイリスクと考え，治療介入をするのだが，骨の低いところに合わせて高いところを削る切除療法では失う骨が多いので，おのずと限界があるし，骨の低いところに再生を狙う再生療法でも，垂直性骨欠損の深さや傾きが結果に影響するので，これも適応症が限定されてくる．どちらの治療法も適さないような場合は，LJE（long junctional epithelium，長い接合上皮）による治癒を目指す組織付着療法や非外科療法を考えることになる．X線写真を見て，骨欠損があるのかどうか，それがどのような骨欠損なのか診断するのは，ゴールにかなり近いスタートなのである．

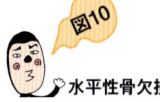

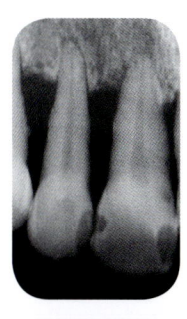

図10 水平性骨欠損
CEJと骨が2mm以上離れていて，それぞれが平行に見える場合は水平性骨欠損とよぶ．1遠心には浅い垂直性骨欠損も認めるがここではスルー

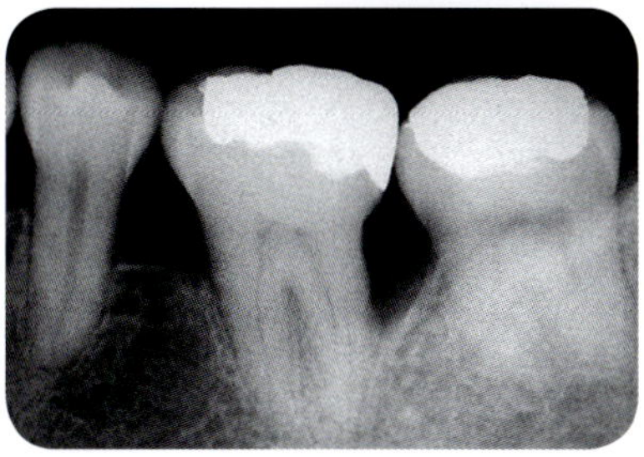

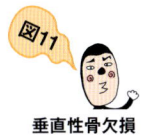

図11 垂直性骨欠損
CEJと骨が2mm以上離れていて，平行ではない場合は垂直性骨欠損とよぶ．⑥の遠心は垂直性骨欠損で，近心は水平性骨欠損である

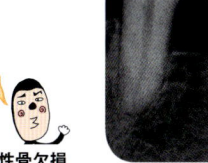

7．骨欠損編

71 骨整形ではCEJと平行な形態を目指している

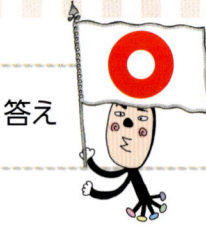

答え ○

　垂直性骨欠損には深いポケットができやすい．"垂直性"というところが問題なわけで，この斜めに吸収した形態を修正したい．そのために行われる処置の1つとして「骨整形」がある．これは骨の"出っぱり"を削って骨の形態を平坦にする，というもので，歯周外科における1つの処置である．

　歯周病という"骨がなくなる"病気の治療法として"骨を削る"わけなので，そ〜と〜覚悟がいる．貧血の治療で採血はつらい．そのため，骨を削る場合の"ナビゲーター"が必要となってくる．なぜなら，削り過ぎを避けたいからだ．そして，その大切なナビゲーターがCEJ，つまり，セメント-エナメル境なのである．

　骨とCEJは，生理的な状態では約1mm離れている（問題69の解説参照）．これは全周にわたって適応される原則なので，骨整形で生理的な骨形態を目指す場合は，CEJと平行な形になるまで骨を削る，ということになる．骨の出っぱりを削るといっても，その出っぱり部が支持骨でなければまだ心穏やかに削れても（図12），それが支持骨の一部であれば私の心拍数は上がっていく（図13）．なぜなら，削った分だけ"失う歯のサポート"と"浅くなる歯肉溝"を天秤にかけているからだ（図14）．せっかくシャローサルカスのような健康歯肉溝が獲得できても，歯がグラグラになって患者さんが噛みにくくなってしまっては意味がない．そうそう，骨整形の大家であるOchsenbein先生がおっしゃっていた．

「下手な骨整形ならしないほうがましだ」（グサッ！）

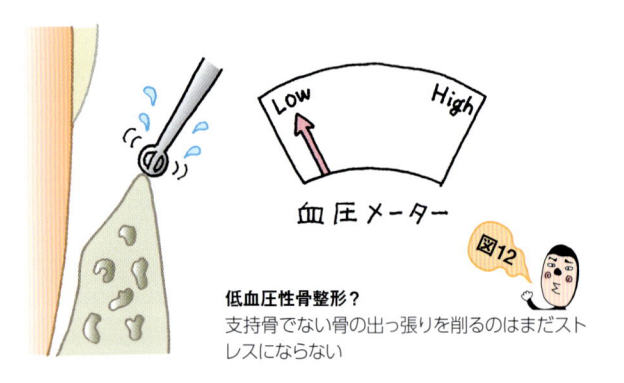

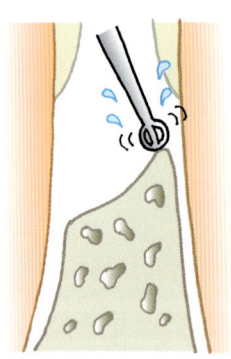

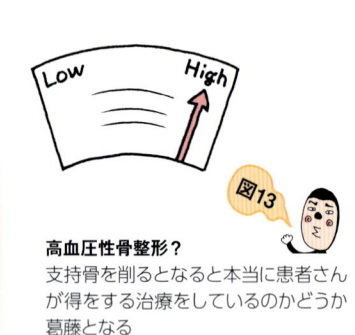

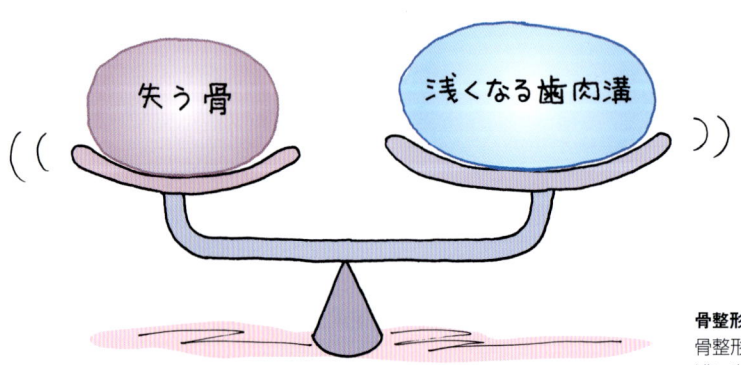

図12　低血圧性骨整形？
支持骨でない骨の出っ張りを削るのはまだストレスにならない

図13　高血圧性骨整形？
支持骨を削るとなると本当に患者さんが得をする治療をしているのかどうか葛藤となる

図14　骨整形中の"葛藤"
骨整形によって失う骨と，その後に獲得できる浅い歯肉溝を天秤にかけるのは案外難しい

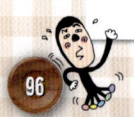

72 再生療法では骨欠損部が LJE で治ることを目指している

答え ✗

たしかに，垂直性骨欠損の出っぱりを削るのはリスクを伴う．理想としては，歯周病になる前の状態に戻ること，つまり，骨の再生が起こればありがたい．ということは，垂直性骨欠損の凹んでいる部分に骨が再生してくれればいいわけだ．この場合，根面上にどのような付着を期待するか，というと，セメント質が新しくできてそこにコラーゲン線維が垂直的にしっかり入っている"結合組織性付着"である（図15）．このように新しくできる結合組織性付着のことを"新付着 (New attachment)"という．ちなみに，再付着 (Reattachment) は，外科や外傷で健康な付着が剥がれたところが元に戻ること，をいう．

骨整形は切除療法に含まれる処置で，「除去することで骨のフラット化を目指す治療」だ．それに対して，再生療法は「添加することで骨のフラット化を目指す治療」である（図16）．削るか，埋めるか．ただ，現時点では再生療法で良好な結果が得られるのはいくつかの条件がそろったときであって，垂直性骨欠損であれば何でも再生できるわけではない．かといって，切除するのはリスクを伴う．そこで，発想の転換．"骨のフラット化"を諦めるのである．それじゃあ，深いポケットが残るじゃないか，と思うだろう．ご安心あれ．骨のフラット化は諦めるが，そのかわり，"付着レベルのフラット化"を目指すのである（図17）．これはLJE（長い接合上皮）によって，根面上で"上皮性付着のジッパー"を上げるような目標である（**問題82の図5参照**）．この目標を目指す歯周外科は「組織付着療法」とよばれている．なかなか思ったようにLJEができてくれないこともあるが，歯肉退縮も起こりにくいので，審美的にも好ましい治り方をしてくれる．ということで，この問題の答えは「✗」．

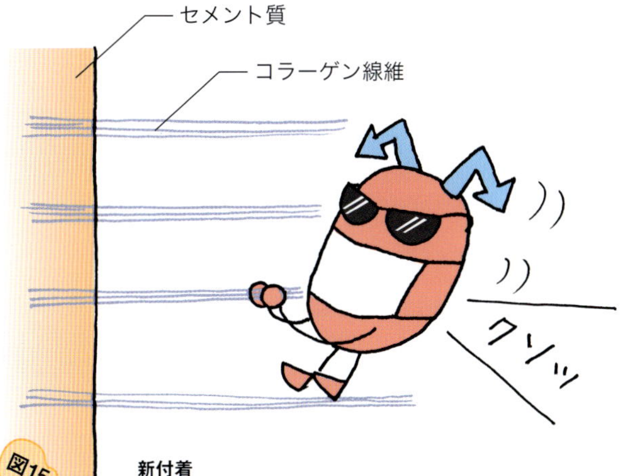

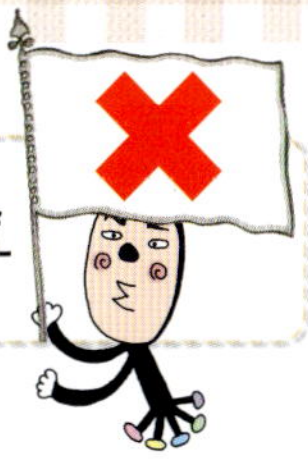

図15 **新付着**
歯周病に侵されて付着を失った根面に，新たにセメント質が再生し，そのセメント質にコラーゲン線維が垂直に埋入した場合，これを新付着という．再生療法の目標である

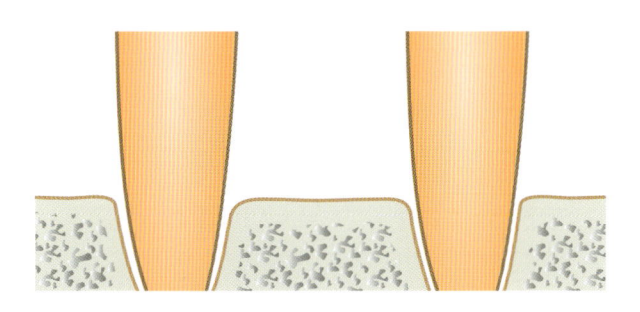

図16 **骨レベルのフラット化**
骨の形態がフラットになると，上皮が入り込まなくなるのでポケットができにくい

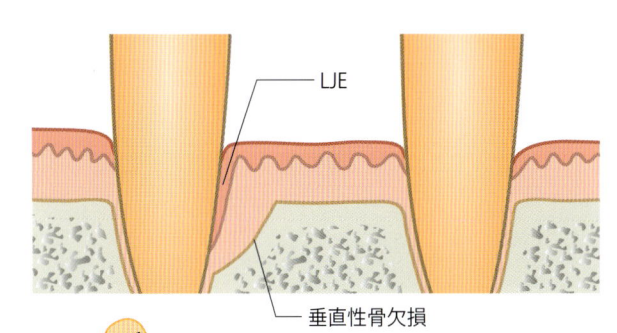

図17 **付着レベルのフラット化**
骨のフラット化が叶わない場合，垂直性骨欠損部をLJEで治してプローブが入りにくくする，つまり，付着の位置をフラットにする，という次善の策がとられる

7・骨欠損編

ぺり男のつぶやき-⑥ 生身の身体を通すということ

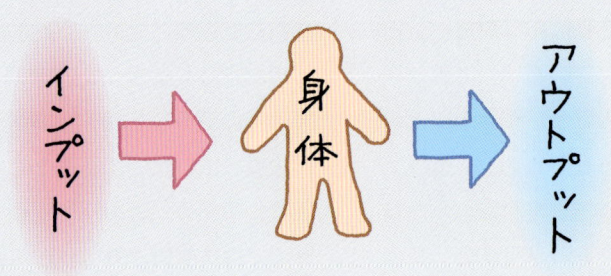

インプット → 身体 → アウトプット

『私の身体は頭がいい』．このタイトルを見たときに，"ストン"と腑に落ちた感覚になった．たぶんそれは，"頭"がそう思ったというより，"身体"がそう感じたに違いない．内田　樹氏が上梓した新書のタイトルであるが，彼によると，このタイトルは橋本　治氏から拝借したとのこと．多かれ少なかれ，皆そういうことを考えているんだ，と，勝手に仲間が増えたような気持ちになった．

最近，自分自身を俯瞰的に眺めると，私はそ〜〜と〜〜"感性"を重視していることに気づいた．何かに出会って判断するとき，思考を巡らせて結論を導く，ということはせず，感覚的にとらえる．たとえば，新しい治療法が紹介されたとしよう．新しいもの好きな先生であれば，すぐに飛びついて試してみる，というところかもしれない．私の場合は，すぐに飛びつくということは"絶対に"ない．エムドゲイン®を使いだしたのも，結合組織移植術をやりだしたのも，ジャーナルに発表されてから5年くらい経っていた．良好な経過報告が発表されてから採用する，ということでいえば，ある意味"慎重派"なのかもしれない．でも，それはジャーナルをチェックしながら頭で考えていることである．私は最初に新しい治療法を知ったときに，まず"身体に聞く"ことにしている．生身の身体に，YESかNOかを判断してもらうのである．これは止めておいたほうがよい，とか，これはあやしい，といったサインを感じたら絶対に手を出さない．身体がNOのサインを出しているからだ．羽生善治氏が『直感の7割は正しい』といわれるのも正鵠を射ているように思える．

我々の世界でも，"流行"といってもいいような治療法がもてはやされることがある．あくまで"流行"なので，後々すたれていき誰も使わなくなる．セミナーが流行り，器械や薬が飛ぶように売れる．でも，数年後には自然消滅している．これはエビデンスで否定的な報告が出てくるからなのか，あるいは，皆の身体が目覚めるのか……．科学全盛のこの時代に"感性"を持ち込むのはどうかといわれそうだが，「こちらに行くと危ないような気がする」という虫の知らせは，先人の教えやエビデンスと同じく，大事にすべきだと思う．"生身の身体"はバイアスという"色めがね"にもなるが，物事の正誤や善悪，リスクなどを瞬時に判断する"陽性的中率7割"の計測器でもあるのだ．

8. 口臭編

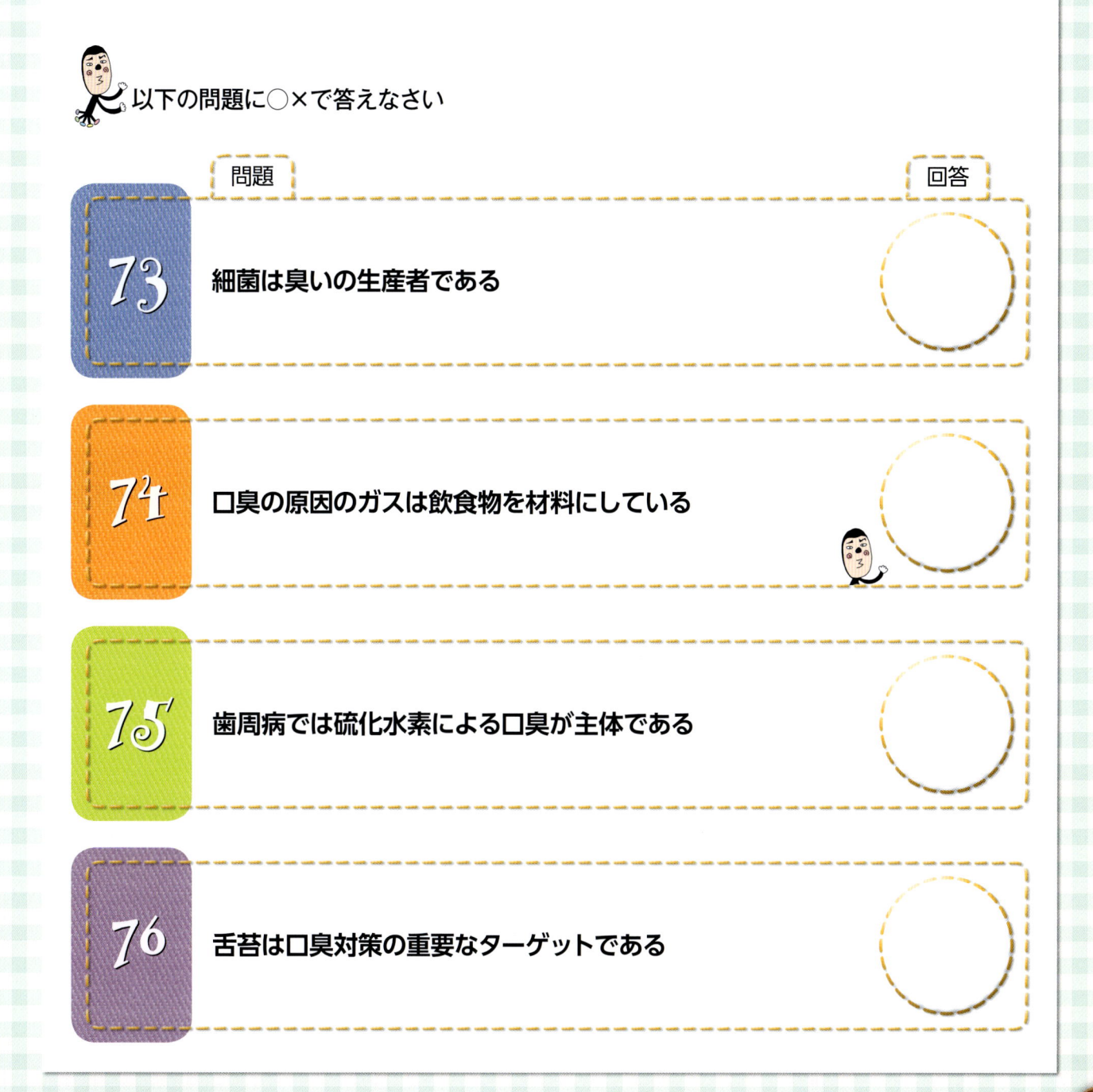

以下の問題に○×で答えなさい

問題 / **回答**

73 細菌は臭いの生産者である

74 口臭の原因のガスは飲食物を材料にしている

75 歯周病では硫化水素による口臭が主体である

76 舌苔は口臭対策の重要なターゲットである

> "口臭"を主訴に来院される患者さんは案外多い……はずである．告白するには気が引けるために，"潜在的な主訴"として胸の奥深くに抱えておられる患者さんがいるからである

73 細菌は臭いの生産者である

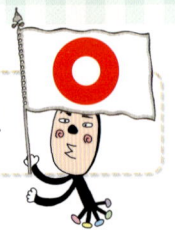

　富良野のラベンダー畑に立つと，独特のアロマに包まれる（図1）．植物が香りを放つのは，いい香りで自分たちの種を運んでくれるような鳥などを引きつけるためであったり，強い香りで害虫から身を守るため，とどこかで聞いたことがある（エビデンス不明）．ラベンダーに引きつけられて全国から集まってくる人間（私を含む）も，実はその戦略にはまっているのかもしれない．このように「臭い」や「匂い」，「香り」は，原因となるモノから直接ガスとなって空中に拡散していく，というイメージは強い．しかしこれは，臭いの原因のほんの一部にすぎない．（以下，嫌なにおいの話を扱うため"臭い"という言葉を使うこととする）．

　我々の身の回りを見渡してみると，臭いの原因に細菌がかかわっていることが多いことに気づく．生ゴミの臭いは，生ゴミを材料に細菌が生み出したものだし，我々が夏場，汗臭くなるのも細菌の仕業だ．本来汗は無臭なのだが，皮膚の表面に棲み着いている細菌が汗を材料にして臭い（つまり，ガス）を作り出しているわけである．その証拠に，風呂上がりに汗をかいても汗臭くないが，時間がかなり経つと若干汗臭くなってくる．これは風呂上がりには細菌自体が少なくなっていて汗を臭いにできないが，時間が経って細菌が増殖しだすと汗を分解できるようになるからである．

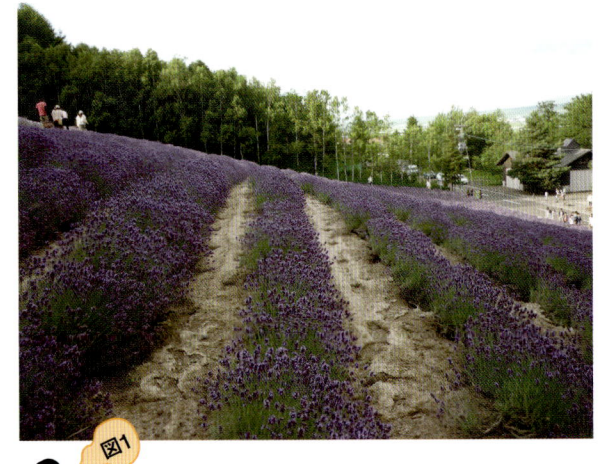

図1 富良野のラベンダー畑
ラベンダーの香りが私を大阪から引きつけてしまった……かも

　口臭も，基本的に細菌が生み出しているガスが原因である．歯周病で強い口臭のするオヤジでも，悪いのは細菌なのだ（ちょっとはオヤジも悪いが……）．ニンニクや玉ネギなど，飲食物そのものに臭いの原因が内在しているものもたしかにあるが，口臭のほとんどは"口腔内の細菌が生み出したガス"が原因だ（図2）．また，口臭の原因を胃腸などの内臓や糖尿病などの病気のせいにする患者さんもおられるが，これらの可能性は数％だ．やっぱり，悪いのは口腔内の細菌なのだ．オヤジもホッとして……いられないか．

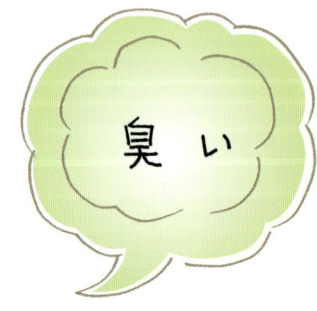

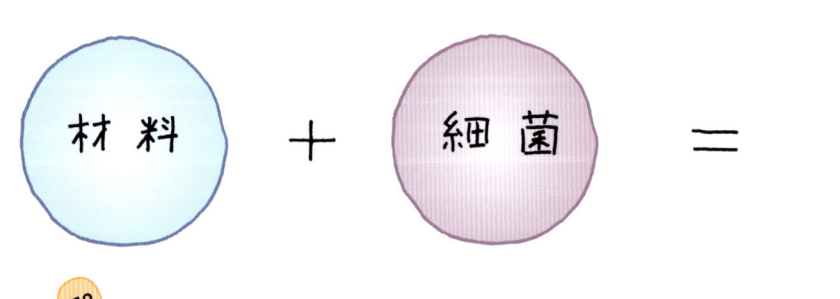

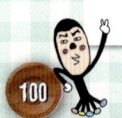

材料 ＋ 細菌 ＝ 臭い

図2 臭い方程式？
臭いは"ある材料"を"細菌"が分解した結果，発生することが多い

74 口臭の原因のガスは飲食物を材料にしている

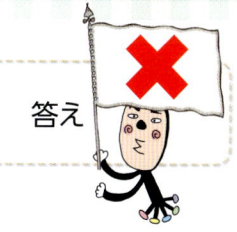

答え ✕

細菌が口臭の原因であるガスを作り出しているとすれば，それは何を材料にしているのだろう．実は，それはタンパク質なのだ．とすれば，ステーキや焼き鳥をよく食べる人は口臭がするか，というとそれは関係なさそうである．外から口に入れるタンパク質が材料になるのであれば，プロテインを飲みながらジムでバーベルを上げているマッチョには近寄れない（ハアハア言いながらバーベルを上げてるし……）（図3）．

細菌が利用しやすい材料は，実は我々の身体の一部なのだ．こういう書き方をすると，人食いバクテリアかのように思うかもしれないが，基本的に，細菌に食べられても支障のないものばかりである．剥離上皮細胞や白血球，唾液，歯肉溝滲出液などに含まれるタンパク質が重要である．タンパク質というのはアミノ酸が数珠つなぎになっているが，口臭の原因となるガスを作り出すには，システインやメチオニンという硫黄を含むアミノ酸が必要だ．これを細菌が分解すると，硫化水素やメチルメルカプタン，ジメチルサルファイドといったガスが発生する．これらを総称して「揮発性硫黄化合物（Volatile Sulfide Compound；VSC）」とよんでいる（図4）[1]．硫黄は2本の手をもっているが，それらが2本とも水素と手をつなげば硫化水素，1本は水素，もう1本がメチル基であればメチルメルカプタン，2本ともメチル基であればジメチルサルファイドとなる．名前だけだと全く異なるガスのように思えるが，構造的には似た者同士だ（図5）．

このVSCは口臭における主要ガスであり，口臭検査機器で検出しているのはこれらのガスである．3成分をそれぞれ測定するガスクロマトグラフィもあれば，3種類の総量を一括で測定する機器もある．ちなみに，温泉でにおう硫黄臭はおもに硫化水素．海岸沿いでにおう磯臭さはジメチルサルファイドである．メチルメルカプタンは……，次のお楽しみ．

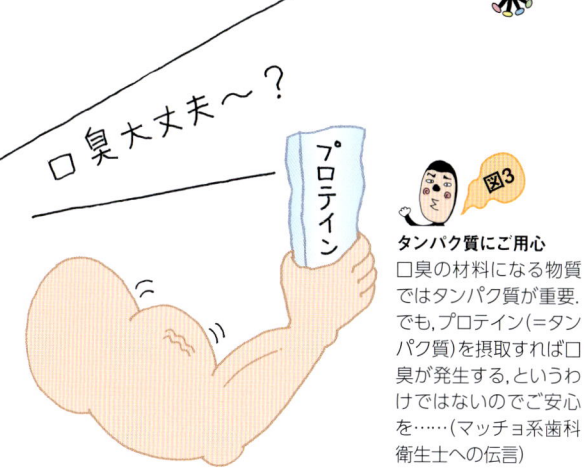

図3 タンパク質にご用心
口臭の材料になる物質ではタンパク質が重要．でも，プロテイン（＝タンパク質）を摂取すれば口臭が発生する，というわけではないのでご安心を……（マッチョ系歯科衛生士への伝言）

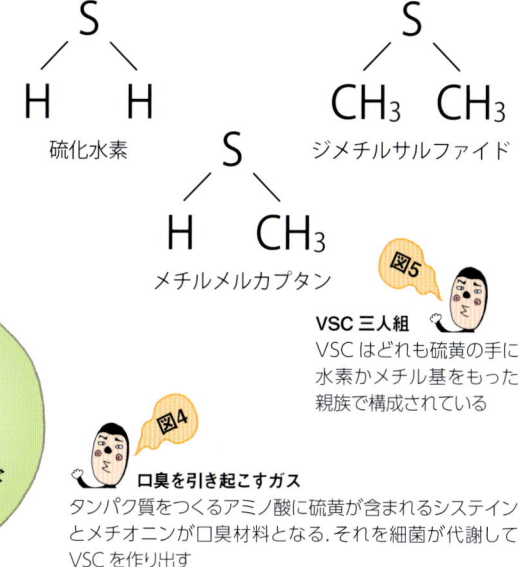

図5 VSC三人組
VSCはどれも硫黄の手に水素かメチル基をもった親族で構成されている

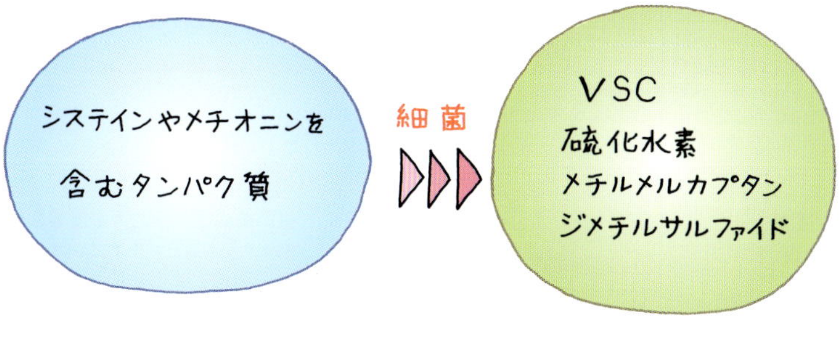

図4 口臭を引き起こすガス
タンパク質をつくるアミノ酸に硫黄が含まれるシステインとメチオニンが口臭材料となる．それを細菌が代謝してVSCを作り出す

システインやメチオニンを含むタンパク質 →(細菌)→ VSC 硫化水素 メチルメルカプタン ジメチルサルファイド

8．口臭編

15 歯周病では硫化水素による口臭が主体である

答え ✗

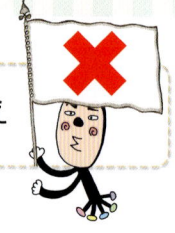

　硫化水素は腐卵臭，つまり，"卵が腐ったような臭い"と表現される．それでは，メチルメルカプタンはどうかというと，"玉ネギが腐ったような臭い"らしい（若干イメージしにくい……）．ジメチルサルファイドは"キャベツが腐ったような臭い"（……もっとイメージしにくい）（図6）．皆そんなに食材を腐らせているんだろうか？（んなことないか）

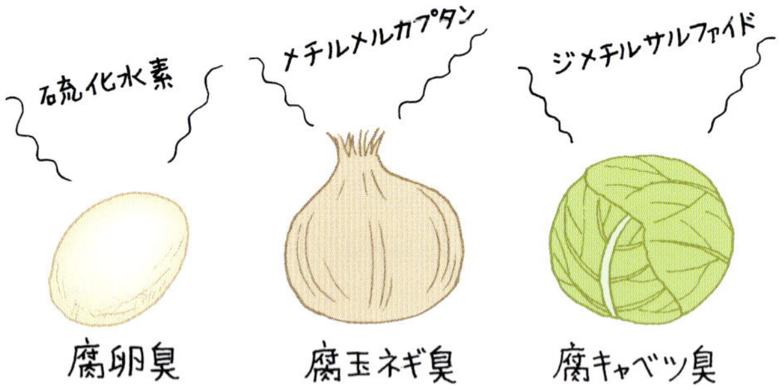

硫化水素／メチルメルカプタン／ジメチルサルファイド
腐卵臭　　腐玉ネギ臭　　腐キャベツ臭

図6　わかりずらい表現……
"卵が腐った臭い"は硫化水素で，"玉ネギが腐る"とメチルメルカプタン，"キャベツが腐る"とジメチルサルファイド……，納得する？

　歯周病で強くなる口臭では，どの VSC が多いかというと"メチルメルカプタン"である（図7）[2]．ということは，"玉ネギの腐ったような臭い"．これは歯周病が重度になればなるほど，また口臭が強くなればなるほど比率が上がるといわれている．歯周病が重篤化すればするほど，ポケット内には歯周病菌をはじめ，いろんな種類の細菌が激増するが，それらはポケット内だけでなく，唾液や舌苔，頬粘膜など歯肉縁上の環境にも増えてくる．口臭の材料はどうかというと，歯肉溝滲出液の量だけでなく，そこに含まれるタンパク質も増えてくる．ちなみに，歯周病菌にとってはこのタンパク質が自分たちの食糧になる．歯周病における口臭では，特に"メチオニン"というアミノ酸が重要といわれている（図8）[2]．また，細菌から守るために白血球も増えていくとなると，歯周病では"細菌"も"材料"も増えていく，ということになる．

　それに対して，生理的な口臭では"硫化水素"が主体なので，本問題の答えは「✗」である．生理的な状態でも上皮は剥離し，唾液や歯肉溝滲出液は流れ，白血球も流れてくるので，口臭の材料はそろっている．もちろん，口の中が無菌の人はいないので，細菌もそろっている．つまり，生理的な状態でも，多少ガスが出ているわけで，そのガスの主体は硫化水素，すなわち，"卵の腐った臭い"である．

　細菌はメチルメルカプタンをジメチルサルファイドに変換する，という技ももっているらしい．この2つの VSC は，ナチュラルチーズのにおい成分でもあるので，チーズのなかでそんな変換が起こっているのかもしれない．「ボーフォール」というハードチーズを食べていてときどき出会うジャリっという食感で，アミノ酸に想いを馳せる私．でも，VSC までの妄想はしないことにしている．だって，おいしくなくなるでしょう？

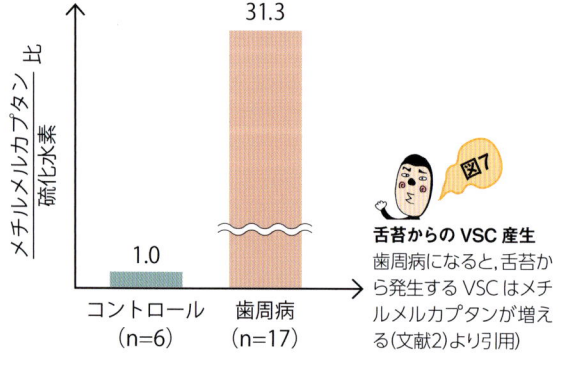

メチルメルカプタン／硫化水素 比
1.0　　31.3
コントロール（n=6）　歯周病（n=17）

図7　舌苔からの VSC 産生
歯周病になると，舌苔から発生する VSC はメチルメルカプタンが増える（文献2）より引用）

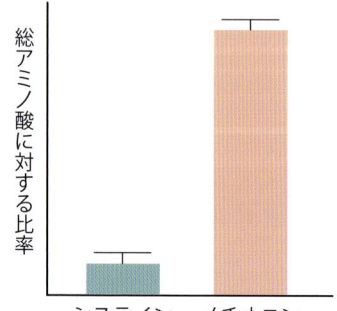

総アミノ酸に対する比率
システイン　メチオニン

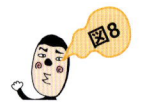

図8　歯周病患者の歯肉溝滲出液におけるシステインとメチオニンの比率
歯周病ではポケット内でメチオニンが増えており，これがメチルメルカプタンの材料になっている

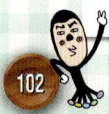

76 舌苔は口臭対策の重要なターゲットである

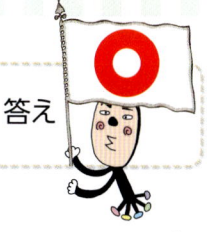

歯周ポケットが全顎5mmくらいあると，ポケット上皮の総面積は，ハガキ1枚とか，手のひらほどになるらしい（計算した人お疲れ〜）．これくらいのスペースがあれば，細菌がせっせとVSCを産生すれば臭ってきそうだ．ただ，口臭で一番注目されているVSC製造工場は「舌」である（図9）．舌は表面が舌乳頭で覆われ，ビロードのように細かい凹凸がある．ハガキ1枚分もある巨舌の人は見たことがないが，そこそこの面積だ．しかも，歯周病の有無にかかわらず，一定の面積を確保している．そして，ここから沸き立つVSCは口臭全体の半分以上を占めるため，口臭対策でも舌はメインターゲットにされるわけである．

生理的口臭を気にされる場合，舌苔を朝一番に除去することを勧める．この時間帯が一番，口臭強度が上がっているからである．では，歯周病に伴う口臭の場合は舌苔の重要性が低いか，というと，そういうわけではない．歯周病になると舌苔も増える傾向があるので，それを除去することは立派な口臭対策になる．舌ベラや舌ブラシを使って，舌の後方部を掻き出すのがポイントで，白濁した舌苔が掻き出されなくなれば終了．もちろん，出血したら即中止，である．口臭治療を希望される患者さんは"気にしい"が多いため，これ要注意．

口臭対策に洗口液を併用する方法もある．これは作用機序別に3つに分けられる．1つは塩化亜鉛などを含むもので，VSCを発生しにくくする．硫黄が亜鉛と結合して沈殿するためだ．他には，クロルヘキシジンなどの抗菌薬の入ったもので，細菌を抑制する目的で使われる．また，他の臭いでマスクしてしまう，"トイレ消臭剤的"なものもある．

歯周病に伴う口臭で一番大事なのは……，歯周治療である（図10）．歯周治療を脇において口臭治療をする，ということはありえない．穴の開いたボートが浸水してきたときに，穴を塞ぐことなく水を掻き出すだけでは，苦労の割に効果が低いのだ．それと，口腔乾燥が背景となっている場合があるので要注意．唾液が口臭の材料になることもあるのだが，唾液が少ないと自浄作用が低下し，口臭強度が上がってしまう．つねに監視をしたいところである．

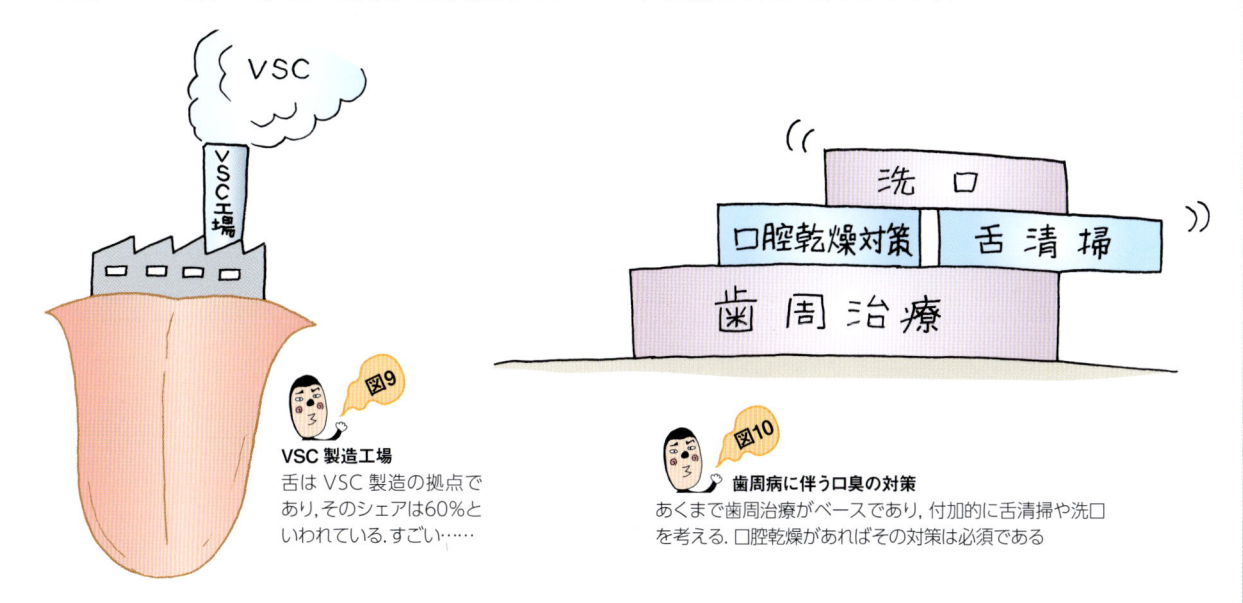

図9 VSC製造工場
舌はVSC製造の拠点であり，そのシェアは60%といわれている．すごい……

図10 歯周病に伴う口臭の対策
あくまで歯周治療がベースであり，付加的に舌清掃や洗口を考える．口腔乾燥があればその対策は必須である

8. 口臭編

ぺり男のつぶやき-⑦　夏の美瑛にて

北海道で講演があったので，前日に美瑛に足を運んだ．昨年は勝手がわからないのでバスツアーに参加したものの，富良野に近づくにつれ大渋滞に巻き込まれ，予定は大幅にずれ込んだだけでなく，結局予定していた場所をすべて回れず3時間遅れでホテルに戻った．美瑛は，その回れなかった場所の1つである．四季彩の丘などのお花畑（この年になって使うのは気が引ける言葉）に立ち寄る時間がなくなってしまい，バスの止まれる休憩所のようなところで遭遇した"夕焼けに輝く美瑛の丘"を見たときには思わず息をのんだ．富良野のラベンダー畑で「わ〜〜っ」と声を上げた人たちが，今度は声が出なかったのである．皆無言で夕陽が沈んでいく広大な丘を眺めていた．10分ほどの休憩時間だったが，大渋滞でイライラしたことなどすべて吹っ飛んでしまった．このとき，家内と二人で必ずまたここを訪れようと心に決めた．

今回は夕方に札幌で懇親会があるため，必ず戻ってこなければならない．そこで美瑛まで電車で行き，美瑛ではレンタカーを借りて自分たちで好きなところを回った．4時間ではとても回りきれなかったが，また訪れる言い訳ができたようなものだ．この魅了してやまない美瑛の丘のパワーはなんなんだろう？　大阪に戻ってきてから考えてみた．

我々人間が，本当に小さな存在にまで縮小してしまうあの広大な風景は，萎縮した我々を上から目線で包み込んでしまう優越性がある．萎縮させられていても，自分たちがその一部でいられることに幸せを感じてしまうのも不思議だ．かといって，自然の雄大さ，といってしまうと違和感がある．何かもっと我々の心の中まで入り込んでくるのだ．

美瑛の風景を見たとき，最初はものすごく"得をしたような気分"になるのだが，ほぼ同時に，いままでそれを知らなかった自分が"損をしていたような気分"に襲われる．時間が経てば経つほど，この"損をしていた感"は強くなっていく．これはなぜ？

美瑛の風景を知らなかった欠如．美瑛のなかに萎縮して存在する自分というものを経験したことがないという欠如．時間が止まり，呼吸が止まり，血流が止まるような感情を抱いたことがないという欠如．そう，どんどんと過去にさかのぼって欠如が前景化してくるのである．自分のなかで欠如していたことが丸裸にされ，そこを美瑛が充填していく．一瞬過去に戻りながら，同時に現在に引きずり戻される．時間が止まっているように思えても，実は過去とやり取りをしているのである．

人間の時間を動かすこの広大な空間に魅了された私は，きっとまた訪れることになるだろう．だって，冬の美瑛も，秋の美瑛も，私のなかでは欠如しているんだから．いい年をして欠如を実感できるのはこのうえない幸せ．やっぱり，欠如には起動力があるんだな〜．欠如だらけの私がいうと説得力に欠けるかもしれないけど……．

9. 咬合性外傷編

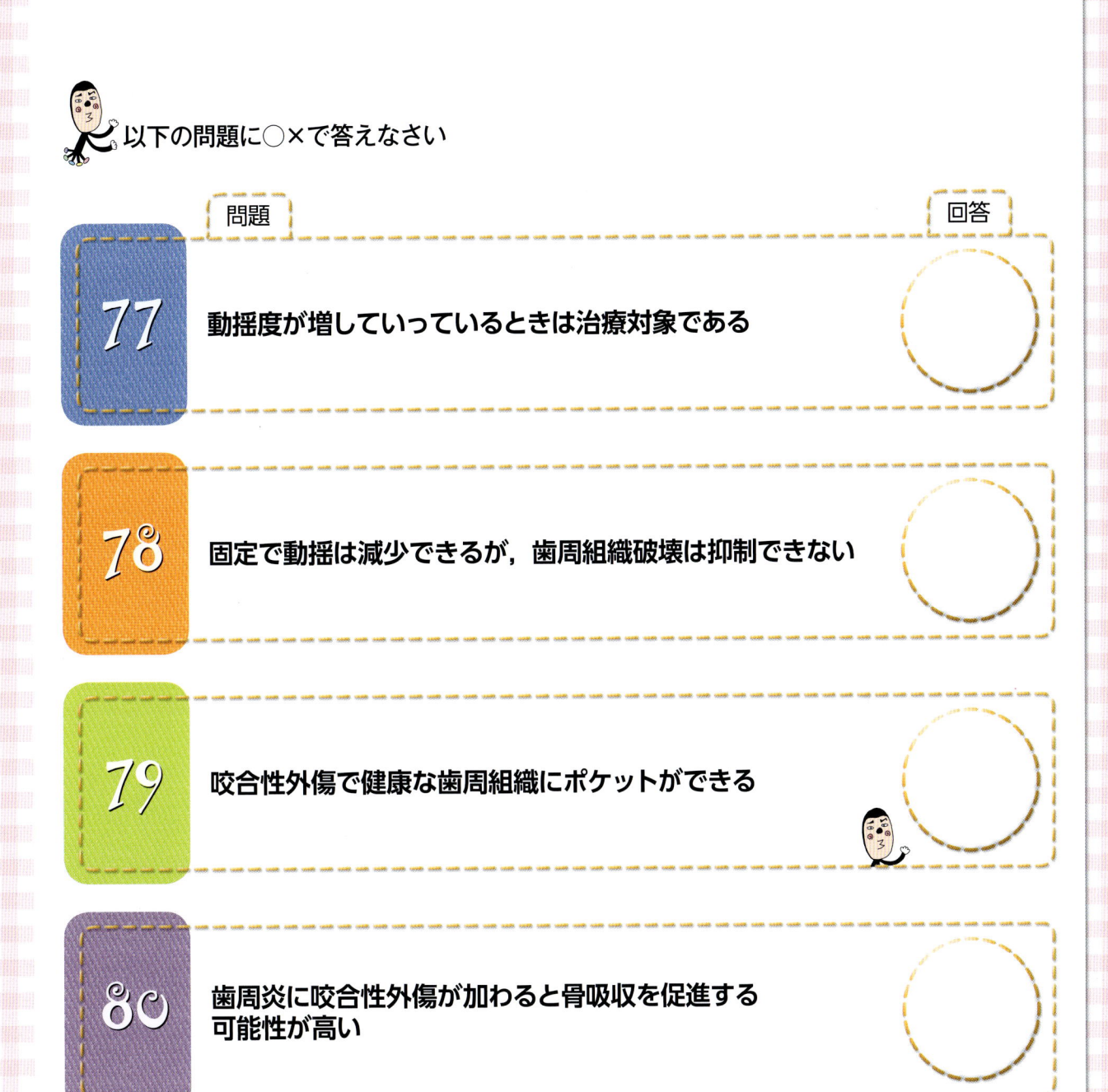

以下の問題に○×で答えなさい

問題 / **回答**

77 動揺度が増していっているときは治療対象である

78 固定で動揺は減少できるが，歯周組織破壊は抑制できない

79 咬合性外傷で健康な歯周組織にポケットができる

80 歯周炎に咬合性外傷が加わると骨吸収を促進する可能性が高い

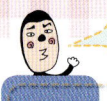

> つねに細菌と力にさらされている口腔内では，力の問題もつねに考えておかなければならない．学術的には停滞気味の領域ではあるが，わかっている範囲で理解を進めていこう

77 動揺度が増していっているときは治療対象である

答え

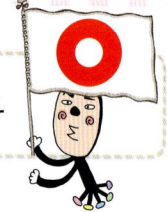

"生理的な動揺"を越えた動揺には2種類あるのをご存じだろうか？　1つは，すでに増加してしまった動揺でIncreased mobilityという．もう1つは，いま増加しつつある動揺でIncreasing mobilityという（図1）．Increaseという動詞を過去分詞にするか，現在分詞にするかの違いである．

Increased mobilityは"過去に骨吸収や付着の喪失が起こったために支持組織が減少し，それに伴って動揺が増している状態"である．歯が揺れ動くときの中心が下がるわけであるから，当然，歯冠の揺れは大きくなる（図2）．支持組織が減少したことは病的といえるが，動揺が増えたのは生理的な反応である．だって，支えの少ない歯に力を加えると動くのは当然でしょう？　この場合，歯周組織の状態が安定して，動揺も変化がなければ，原則的には治療対象とならない．これに対して，Increasing mobilityは"時間とともに動揺が増えているので，さらに破壊が進んでいる"ことを示唆する．なので，治療対象である．

また，動揺が増していても，X線写真で歯根膜腔の拡大がなければ，支持組織は動揺（焦っているという意味．ややこしい？）することなく平然としているのだが，歯根膜腔が拡大しているとかなり動揺（焦りながら動きが増しているという意味．もっとややこしい？）している．なので，歯根膜腔の拡大は"支持組織の悲鳴"と捉えて治療対象としてあげたほうがいいだろう（図3）．

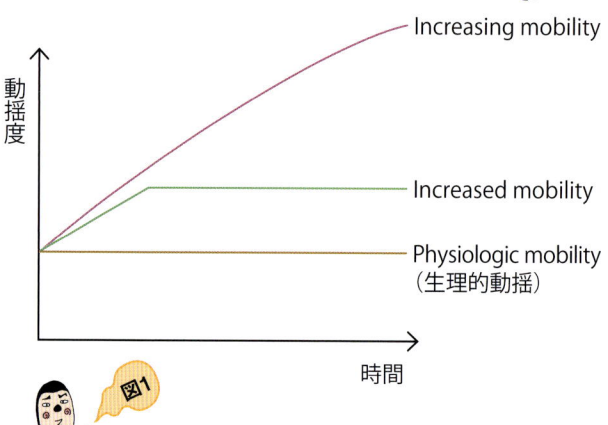

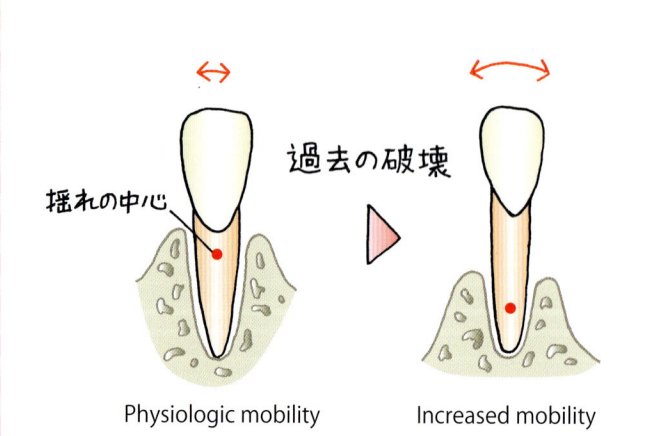

図1　歯の動揺
基本的に歯の動揺が変化なく安定していれば"生理的"，増加傾向にあれば"病的"と考える．Increased mobilityはその間に属していて，増加傾向にあったときは病的だったが，安定して変化しなくなってからは動揺が残っていても生理的と考える

図2　Increased mobility
支持組織が下がった後は"揺れの中心"も根尖方向に下がるため，当然動揺は強くなる．治療後に残るこのような動揺はIncreased mobilityとよばれ，必ずしも治療対象とはならない

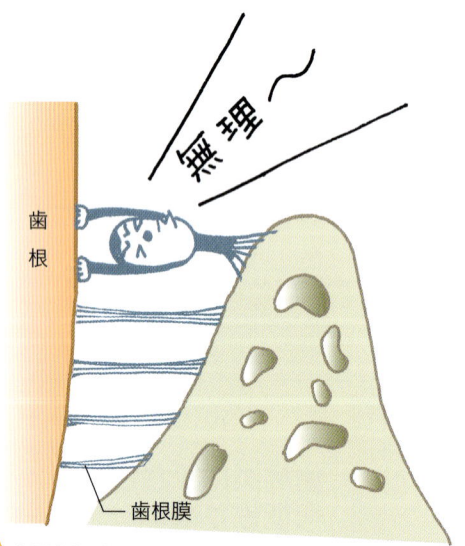

図3　歯根膜腔の拡大
歯根膜腔が広がることで力を逃がすことは生理的な反応である．健気にもみえるし，悲鳴が聞こえるような気もする……

106

78 固定で動揺は減少できるが，歯周組織破壊は抑制できない

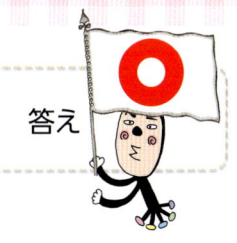

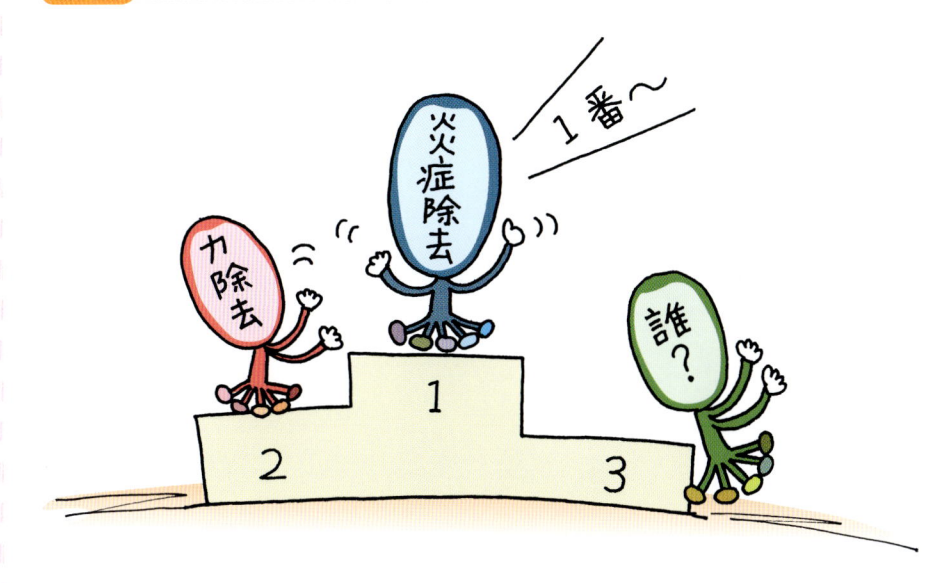

答え

図4 炎症性因子の除去
「細菌に起因する炎症の問題」と「力の問題」が共存する場合，炎症性因子を抑制していくことが第一選択となる．もちろん，急性化しているようなときには，咬合調整や固定が正当化されることもある

歯を固定すると動揺は減る．咬合調整で動揺が減ることもある．ならば，歯周病で動揺が増せば，すべて固定すればいいのだろうか？ これには一考が必要である．Increasing mobility の場合であれば，破壊をストップさせるためにも固定するのは正当化されるだろう．問題は，Increased mobility の場合である．

まず，炎症性因子と咬合性因子が共存するときには大原則として，"炎症性因子の除去" から着手するのがコンセンサスである（図4）．つまり，"炎症のコントロールから始めましょう" ということだ．これにより，炎症が抑制され組織が安定したとしよう．支持骨は残念ながら，すこしなくなっているので動揺は残っている．これは Increased mobility である．これを固定した場合，たしかに動揺は減るのだが，組織破壊の抑制ということにはならない[1]．ただし，患者さんが固定により噛みやすくなったり，食片圧入から解放されるということであれば，固定は OK である（図5）．

たしかに，すでに補綴物がたくさん装着されていて，"やり替え" が必要であれば，プロビジョナル・レストレーションで暫間固定をすることはある．しかし，治療が進めば固定が不要になることもある．あるいは，"固定の範囲を狭くする" というオプションもある．また，動揺している天然歯の全周を削って固定する前には，レジン固定で様子を見てみるのはどうか，とか，咬合干渉を起こしているところだけ咬合調整して様子をみてみるのはどうか，と考えるプロセスを間に入れるようにしたい．何が正解なのか判断しづらいときほど，オーバートリートメントを回避するマインドを大切にしたい（結局，自分に言い聞かせているんですが……）．

図5 固定（スプリンティング）
固定で動揺は減少するが，それだけで炎症がなくなることはない．やはり，炎症因子の除去が必須である

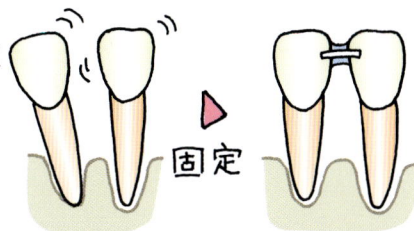

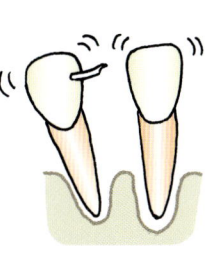

固定 脱離

9．咬合性外傷編

79 咬合性外傷で健康な歯周組織にポケットができる

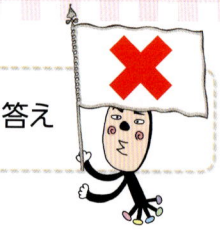

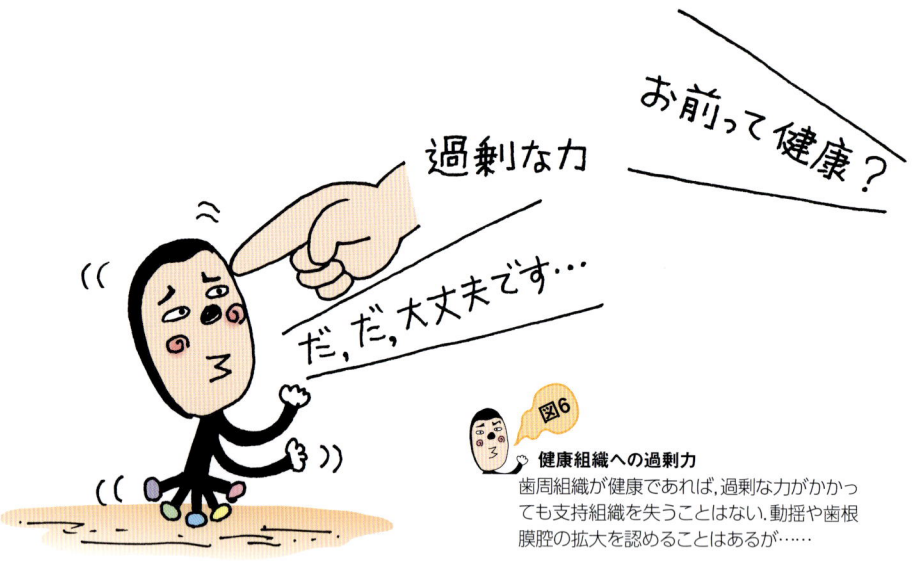

答え ✗

図6 健康組織への過剰力
歯周組織が健康であれば,過剰な力がかかっても支持組織を失うことはない.動揺や歯根膜腔の拡大を認めることはあるが……

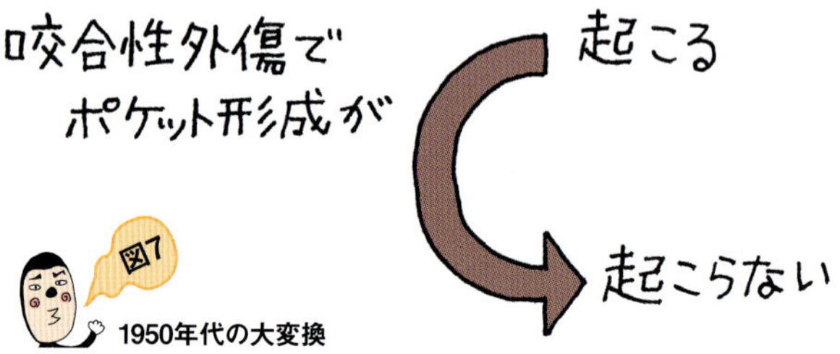

図7 1950年代の大変換
現在もとどろく著名な学者たちによって,「健康な歯周組織であれば咬合性外傷でポケットはできない」と結論づけされた

健康な歯周組織に咬合性外傷が加わったらどうなるだろう? 過剰な力がかかるわけであるから,動揺が増す,ということもあるだろうし,X線写真上でも歯根膜腔の拡大を認める,ということもあるだろう(図6).しかし,通常ここでストップする(歯が欠けたり,すり減ったり,移動したりという状況は,ここでは扱わないのでご了承を……).

『咬合性外傷のみではポケットの形成は起こらない』というのは,私が生まれる前に出ていた結論である[2].1950年代半ば～後半にかけてのことだ.BhaskerやOrban, Glickman, Weiss, Waerhaug, Wenzといったそうそうたる学者たちが,サルやイヌを使って証明したのである.それまでは過度の咬合力が歯周病を引き起こす(Karolyi, 1901年)とか,咬合性外傷がクレフト(Stillman, 1921年)やフェストゥーン(McCall, 1939年)の原因になるといわれていたわけだから,画期的な方向転換だったことだろう(図7).

この方向転換はいまだに守られていて,健康な歯周組織に咬合性外傷だけでポケットはできないことになっている.これは裏を返せば,"ポケットの形成には細菌に起因した炎症が重要である"ということを示唆している.つまり,咬合性外傷が加わってポケットができた場合,その歯周組織は健康ではなかった,ということだ.

健康な歯周組織にポケットが急にできるとすれば,咬合力により歯に亀裂が走ったとか,あるいは,破折や穿孔のある根分岐部に歯肉溝がつながってしまうとか……,別の原因を考えたほうがよさそうだ.

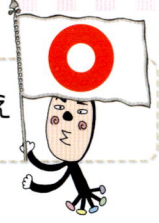

80 歯周炎に咬合性外傷が加わると骨吸収を促進する可能性が高い　答え

　健康な歯周組織に咬合性外傷が加わってもポケットの形成は起こらない．では，骨吸収はどうかというと基本的には起こらない．"基本的には"という微妙な言葉を使うということは，"例外がある"ということだ．たとえば，X線写真上で歯根膜腔の拡大が起こっている場合，拡大した分だけ骨は吸収していることになる．でも，加わる力が弱まると元に戻る．これは骨吸収が"可逆的"であること，付着の喪失は起こっていないことを意味する（図8）．この状況は，矯正治療で歯を動かすときの圧迫側と同じである（説明はしないので考えてね）．

　それでは，歯周炎を起こしているときに咬合性外傷が働くとどうなるだろう？[2] この場合，骨吸収やポケット深化が起こる可能性がある．ただ，完全にコンセンサスが得られているかというと微妙である．このテーマに取り組んでバトルを繰り広げた2つのグループがある．1つがJan Lindheらのグループ．もう1つがAlan Polsonらのグループである．1970年代ごろの話だ．結論として，Lindheらは『骨吸収も付着の喪失も起こる』としたが，Polsonらのグループは『骨吸収は起こるが付着の喪失は起こらない』とした．どちらも動物実験による結果なのだが，実験方法がまったく異なる．LindheらはビーグルKに対してかなり強引に歯周炎を作り出し，できた骨縁下ポケットに対して力を加えた．それに対して，Polsonらはサルに対してマイルドに歯周炎を作り出し，できた骨縁上ポケットに対して力を加えた（表）．これだけ違うと，実験結果に相違が出てくるのもしょうがないことかもしれない．まあ，Lindheらの肩をもつわけではないが，「条件によっては骨吸収や付着の喪失，ポケット深化が起こる可能性がある」というあたりが落としどころだろう．

図8　健康な組織は可逆的
健康な歯周組織に過剰な力がかかると，歯根膜腔が拡大することがある．このとき結合組織性付着は失われておらず，骨吸収は起きているものの可逆的である

表　咬合性外傷と炎症の合併

	Lindheら	Polsonら
実験動物	ビーグル犬	サル
歯周炎の惹起法	外科的に骨欠損形成後カッパーバンド，ゴムバンドをかける	絹糸を結紮する
力のかけ方	クラウンと矯正装置	エラスティック
扱うポケット	骨縁下ポケット	骨縁上ポケット
結論	咬合性外傷と炎症が合併すると，骨吸収と付着の喪失が起こる	咬合性外傷と炎症が合併すると，骨吸収は起こるが付着の喪失は起こらない

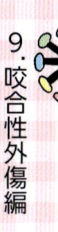

ぺり男のつぶやき-⑧ 個と国家の歴史認識

隣国では日本とは異なる歴史認識があるようだ．それによって，領土問題や歴史上の出来事への補償問題という"想定内"のいざこざが起こる．日本にしてみれば，領土は歴史的に確定したものなのだから，"そもそも領土問題など存在しない"という立場で，補償問題は解決済みで乗り切ろうとしている．私は歴史学も政治学もまったく素人なので，これらの問題（存在するのかどうかということも含めて）にコメントできる立場ではない．ただ俯瞰的に眺めてみるに，そこには人間の性が底流しているように感じる．自分も含め，この"人間の性"を冷めた目で見てみたい．

そもそも，国家は自国の歴史認識を都合のよいように改ざんする傾向が強い．都合のよい歴史的事実を見つけ出し，過大評価し，それを"上書き保存"する（もちろん，都合の悪い事実は過小評価して削除する）．"名前をつけて保存"ではないので，自ら顧みることは少なく，上書き保存された事実は昔からそうだし，これからもそうだ，と判断する．この傾向は，国によっては恣意的なコントロールが働いたりするかもしれないが，そもそも国家は"そういうもの"なのである．

そんな国同士が歴史認識や領土のことでぶつかり合って，武力衝突という悲しい結果になることを避けるために，外交という手段がとられる．人間もまったくのバカではないので，過去の経験から，こんな場合の外交的解決には"Win-Win"というものは存在しないことをわかっている．つまり，どれだけお互いの利益が公平に最大化するか，という方向には解決策が用意されていない，ということである．多くの場合，"Lose-Lose"である．お互いの不利益が，公平に最小化するような落としどころを探すのが常套手段．どちらかが強引に"Win"を引っ張り込もうとすると，たいてい交渉決裂となってしまう．

国家でも都合のよい歴史認識への"上書き保存"があるくらいだから，個人レベルでは日常茶飯事である．過去の出来事は自分の都合のよいように，簡単にねつ造される．その話をする相手に"こう思われたい"という方向に書き換えられる．本人に悪気はない．人間は"そういうもの"なのである．書き換え，削除，過大評価，過小評価が入りまじりながら"上書き保存"されていく．ほとんどの場合，それによって本人はいい気分になるし，そんなおもしろい話を聴く側もハッピーである．ここには"Win-Win"の関係が存在し，だれも"Lose"しない．そのことがさらなる"書き換え"を引き起こし，ストーリーはパーフェクトなものに仕上がっていくのだ．

「中学のときに走り高跳びで180cm跳んだ」という悪意のないハッタリと，「この島は自国固有の領土である」というアピールが同根であるというのは，どこかで笑っちゃうわけである．やっぱり，人間ってかなりバカな高等動物なのである．いやほんとに．

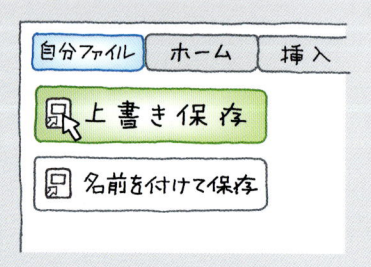

10. 歯周外科編

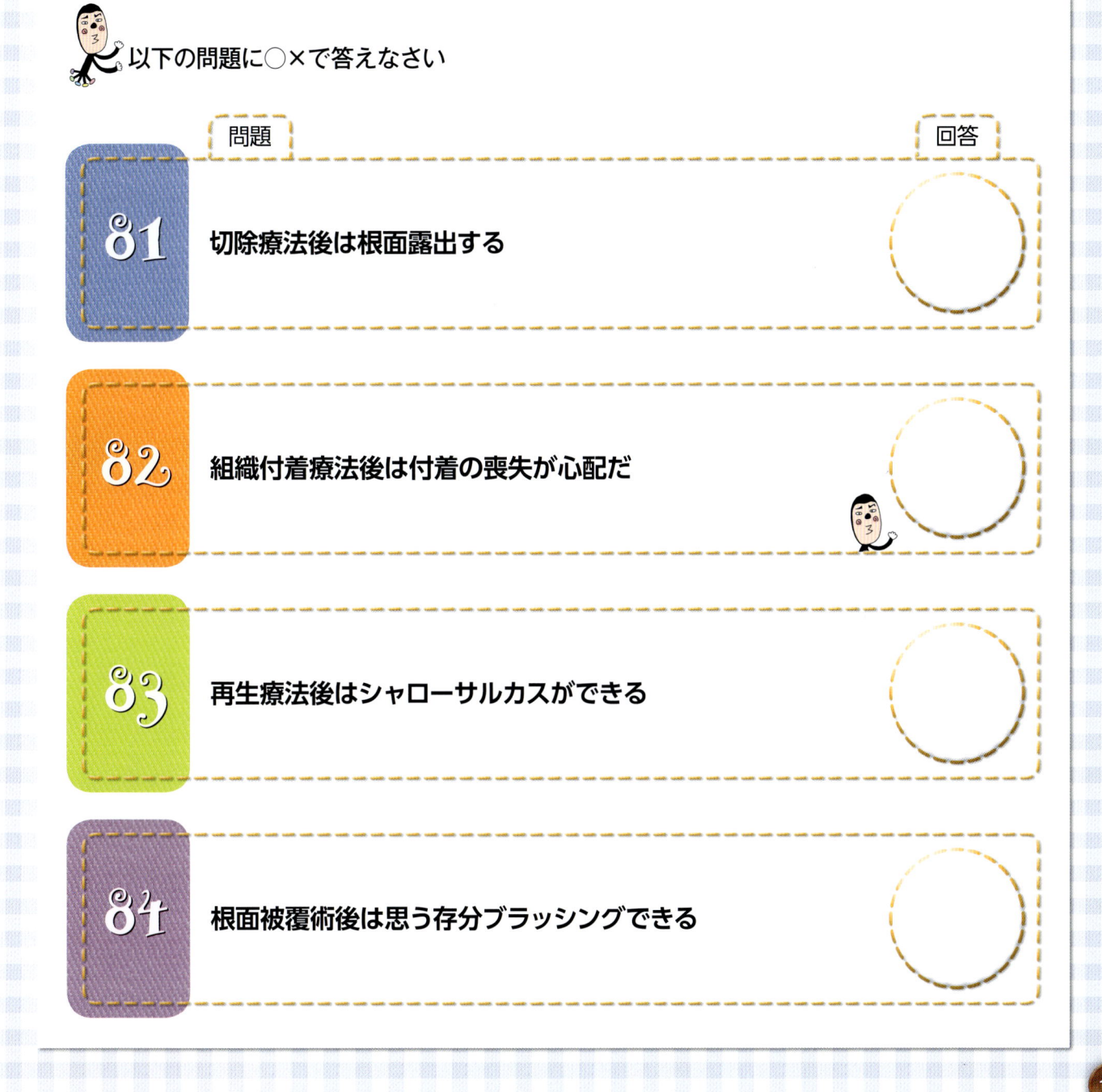

以下の問題に○×で答えなさい

問題 / **回答**

81 切除療法後は根面露出する

82 組織付着療法後は付着の喪失が心配だ

83 再生療法後はシャローサルカスができる

84 根面被覆術後は思う存分ブラッシングできる

> メインテナンスを担う歯科衛生士が歯周外科を知らないということは……ありえない．
> 「メインテナンス」から見た歯周外科についてのペリオバカ度診断にチャレンジしよう！

81 切除療法後は根面露出する

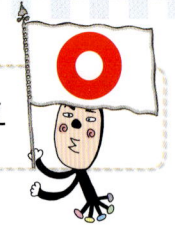

答え 〇

　歯周外科は大きく分けて，「ポケットを浅くするためのポケット療法」と「外見を改善するための歯周形成外科」がある．このうち，ポケット療法はさらに3つに分かれ，「切除療法」と「組織付着療法」，そして「再生療法」からなる（図1）．まずは切除療法をみていきたい．

　切除療法とは，ポケットを"シャローサルカス（Shallow sulcus）"に変換することを目的とする処置である（図2）．シャローサルカスというのは，歯周病にかかっていないような"無垢な"歯肉溝を想像してもらえればいいだろう．プロービングしても浅いし（通常1～3mm），出血もせず，X線写真で垂直性骨欠損は認められない（水平性骨欠損は存在することがある）．

　この垂直性骨欠損があるような部位にシャローサルカスを作ろうと思うと，"骨を削って"欠損をなくさなければならない（なので，切除療法という）．残ったままだとその部位に上皮が入り込んでしまい，シャローサルカスができないからだ．また，フラップも根面に被せるのではなく，根尖側に移動しないと長い接合上皮（LJE）で治ってしまう．つまり，骨を削り，フラップを下げるわけだから，術後は歯肉退縮が起こる．この歯肉退縮を起こした分だけポケットが浅くなった，というわけだ．

　切除療法後は，この歯肉退縮に伴う露出根面にトラブルが出やすい．知覚過敏や根面カリエス，審美障害など，案外厄介なものに悩まされることがある（図3）．元々知覚過敏のある部位やカリエスリスクの高い患者さん，審美的要求の強い部位には，切除療法はお勧めできないということになる．メインテナンスにおいては，そこに目を光らせておいたほうがいいだろう．

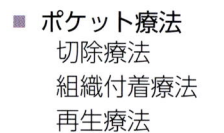

- ■ ポケット療法
    - 切除療法
    - 組織付着療法
    - 再生療法
- ■ 歯周形成外科療法

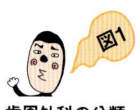

図1　歯周外科の分類

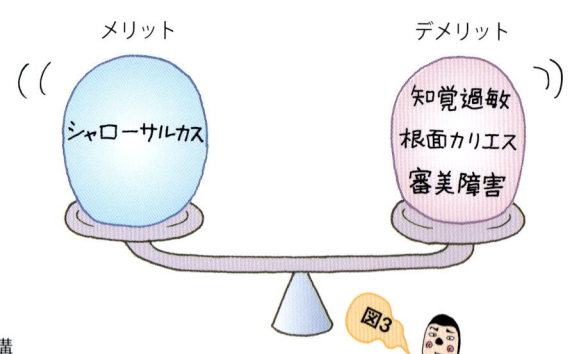

図3　切除療法のメリット・デメリット
シャローサルカスは歯周病の再発を起こしにくい安定した健康歯肉溝であるが，露出根面にまつわるさまざまなリスクが新たに出現する

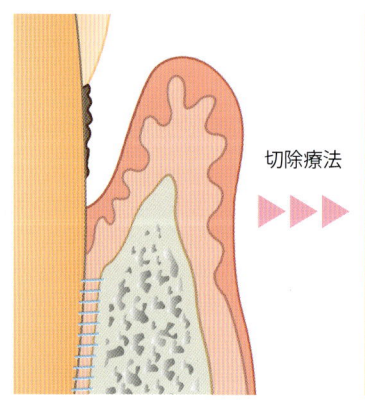

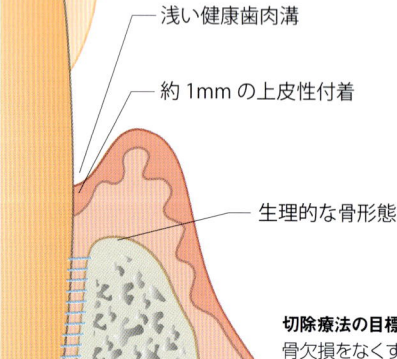

メリット：シャローサルカス
デメリット：知覚過敏，根面カリエス，審美障害

ポケット → 切除療法 → シャローサルカス

- 浅い健康歯肉溝
- 約1mmの上皮性付着
- 生理的な骨形態

図2　切除療法の目標
骨欠損をなくすために，欠損の出っぱりを削る．また，フラップを根尖側に移動することによって，上皮性付着の幅を最小限にする．これらによりシャローサルカスで治ることになる

82 組織付着療法後は付着の喪失が心配だ

答え ◯

「組織付着療法」というのも，ポケットを浅くするための処置の1つである．切除療法と違うのは，根面にLJEによる治癒を期待するところだ．つまり，組織付着療法では"ディープサルカス（Deep sulcus）"を目指すことになる（図4）．ディープサルカスというのは，LJEにより，"ジッパーを上げるように"治った後の健康歯肉溝の一種で，術前と比べて歯肉の位置が変わりにくい，というメリットがある．ディープという言葉がついているが必ずしも深いというわけではなく，シャローサルカスとの区別がつかないくらい浅くなることもよくある．

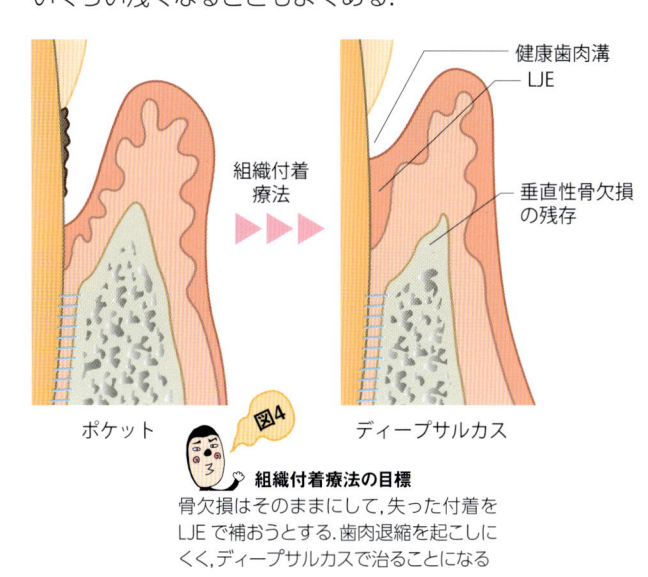

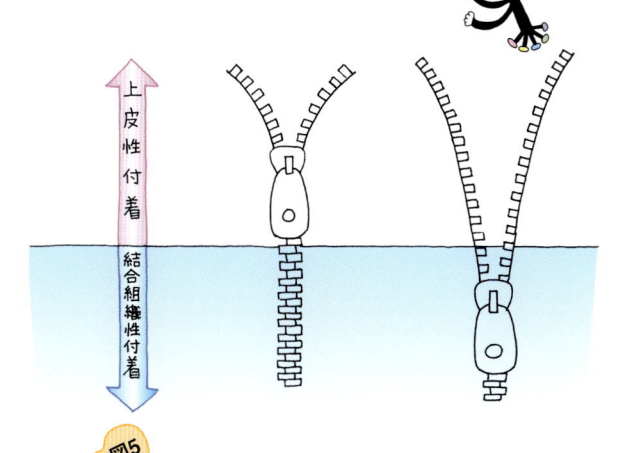

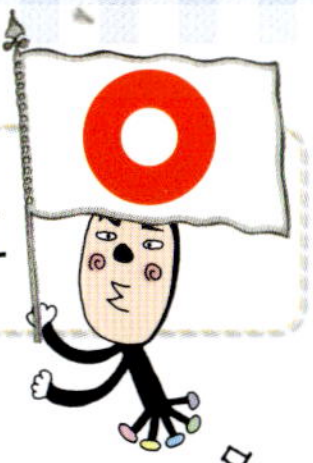

図5 2段階ジップダウン
付着の喪失というジップダウンが"LJEの剥離のレベル"なのか，"結合組織性付着の喪失のレベル"なのかは重要な見極めである

図4 組織付着療法の目標
骨欠損はそのままにして，失った付着をLJEで補おうとする．歯肉退縮を起こしにくく，ディープサルカスで治ることになる

LJEを目指すため，フラップは根面に重ねて戻す．原則的に，骨欠損には触らない．つまり，垂直性骨欠損があってもそのままにして，そこにLJEが形成されることを期待するわけである．術後は歯肉退縮があまり起こらないので，切除療法後のように露出根面のトラブルは最低限である．審美的にも喜ばれる．

ここまで読んでこられた方は"いいことづくめ"のように感じるかもしれない．しかし，この世に万能の処置というものはなく，組織付着療法にも術後のリスクが存在する．それが"付着の喪失リスク"である．LJEというのは，本来根面に存在していた付着様式ではなく，ジップアップしただけの代替品だ．ジップアップがあれば，ジップダウンがあるわけで，このジップダウンが付着の喪失を意味する（図5）．

そのため，組織付着療法後のメインテナンスでは，"付着の位置"に目を光らせなければならない．心配な部位で付着の喪失が起こっていないかを，付着レベルで確認する．付着レベルは，プロービング値と歯肉退縮の和で計算可能である（図6およびp.17，**問題4**の**図7**参照）．また，ジップダウンでは，LJEの剥離だけでなく，その下の結合組織性付着の喪失まで起こっていないかの見極めも重要だ．そのためには，付着の位置を初診時から時間軸でとらえる必要がある．

プロービング値 + 歯肉退縮量 = 付着レベル

図6 付着の位置の監視
付着の位置は，歯面の固定点（基本はCEJ）から測ってどこでプローブが止まるかを調べる．これを「付着レベル」といい，「プロービング値」と「歯肉退縮量」の和になる

83 再生療法後はシャローサルカスができる

答え ✗

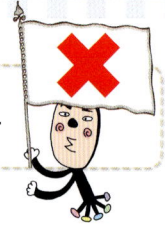

　エムドゲイン®や骨移植材，メンブレンなどを使って行う再生療法では，どんな歯肉溝を目指しているのだろう？　術者としては，シャローサルカスになってほしい，と願っている（いやほんとに）．しかし現実問題，一度の再生療法でシャローサルカスができるのは限られているように思える（お前の腕が悪い，という声はスルー）．それは，そもそも再生療法を行うような垂直性骨欠損が100％治ることはない，というところに原因がある．条件によっても大きく異なるだろうが，せいぜい60〜80％程度の再生量である（図7）．ということは，すこ〜し骨欠損が残るわけで，この部分がLJEで治った場合，ディープサルカスに近い治癒形態になってしまうのだ．

　すこ〜し残った骨欠損であれば，切除療法で対処できるので，再生療法後に切除療法を行ってシャローサルカスを目指す，というやり方もある．このようなアプローチを採用する場合は手術が2回必要である，ということを術前に説明しておかなければならない．そうでなければ，2回目の手術をするのは1回目の手術で失敗したから，と勘違いされてしまう．私もメンブレンテクニック後，ある程度再生はしたものの，膜露出のために角化歯肉を失ってしまい，2回目の手術（骨整形を伴う遊離歯肉移植術）をしたことがあるが，"冷や汗もの"であった．

　再生療法後にどのような治癒形態に到達しようとも，術後は付着の位置を監視しなければならない．新付着であろうと，LJEであろうと，獲得した付着が維持できているかどうかを経時的にみていくよう心がけたいものである（図8）．

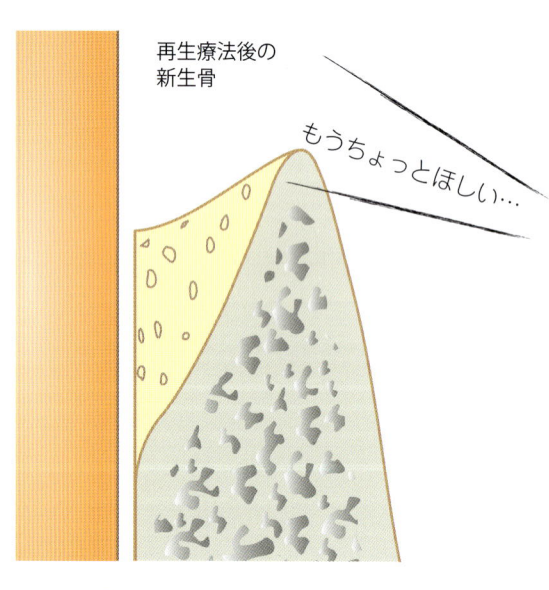

図7　骨の再生量
再生療法で再生する骨は100％には届かない．そのため，微妙な骨欠損が残る

● 再生療法後シャローサルカス
● 再生療法後ディープサルカス

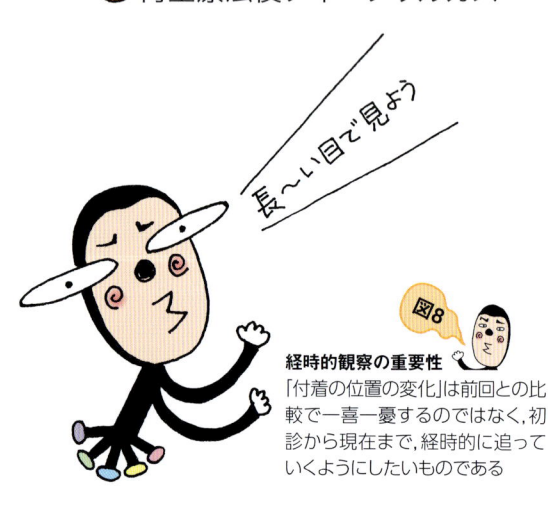

図8　経時的観察の重要性
「付着の位置の変化」は前回との比較で一喜一憂するのではなく，初診から現在まで，経時的に追っていくようにしたいものである

84 根面被覆術後は思う存分ブラッシングできる

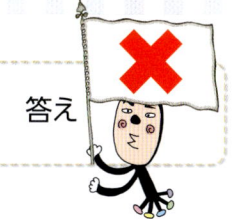

答え ✗

前問（問題81～83）まではポケット療法に関するものであったが，これは残りの歯周外科，つまり「歯周形成外科」に関する問題である．根面被覆術というのは，歯肉退縮によって露出した根面を歯肉で覆う手術で，歯周形成外科の主役だ．

この根面被覆術というのは，どんな歯肉退縮の症例にでも適応できるわけではない．歯周病に伴って骨吸収を起こした部位の歯肉退縮（「炎症性歯肉退縮」，p.67，問題48参照）には使えない．なぜなら，こういう場合，歯間部の骨がなくなっているため，移植片への血液供給が不足して移植片の壊死が起こるからである（図9）．当然のことながら，"移植片の壊死＝根面被覆の失敗"となる．

根面被覆術が適応となるのは「非炎症性歯肉退縮」（p.67 参照）．頬側中央部だけ歯肉退縮があり，プロービングをしても深く入るところはないし，歯間部には歯肉退縮が認められない（図10）．もちろん，X線写真上問題は認められない症例，ということになる．ただし，CTを撮ると歯根を覆う骨がなくなっているが……．

非炎症性歯肉退縮を起こしている患者さんは，先天的に歯根が骨からはみ出していたり，歯肉が薄い，というようなリスクを抱えていることが多い．それに加えて，熱心に（あるいは乱暴に）ブラッシングする傾向，つまりオーバーブラッシングがあるため歯肉退縮を引き起こしている（図11）．根面被覆術後にうまく根面が歯肉で被覆できたとしても，その下に骨ができていることはまれで，多くはLJEによる治癒である．ということは，根面に被っているだけの歯肉を思う存分ブラッシングしたら，せっかくできた歯肉がなくなってしまう（Mottainai！）．このように，根面被覆術後のメインテナンスでは，オーバーブラッシングに対する監視が必要といわれる．

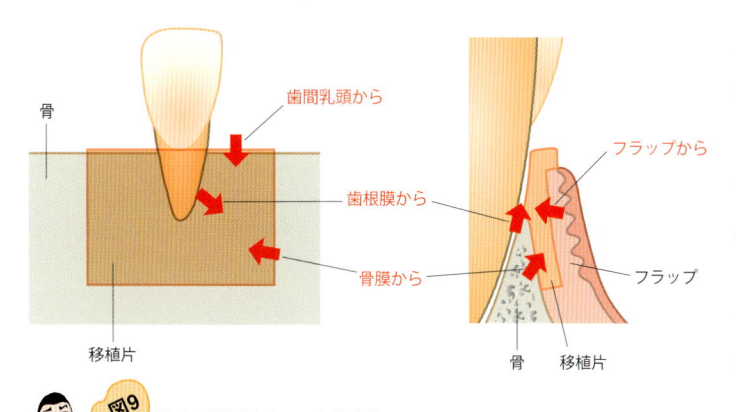

図9　結合組織移植片への血液供給
移植片への血液供給源としては，骨膜，歯根膜，歯間乳頭，フラップなどがあるが，歯間部の骨が吸収していると，骨膜や歯根膜からの血液供給が不足することになる

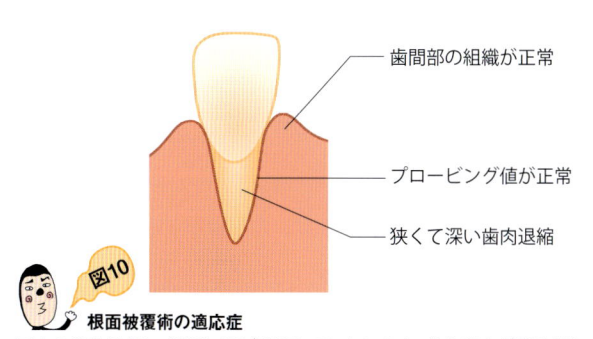

図10　根面被覆術の適応症
図中の条件以外に，極端に歯が突出していないとか，角化歯肉が根尖部に残っているとか，筋の付着が高位でなく口腔前庭が深い，なども手術成功の基準である

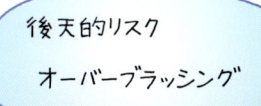

図11　非炎症性歯肉退縮リスク
「先天的リスク」と「後天的リスク」に分けて考えると理解しやすい．根面被覆術により歯肉の厚みは増やせるが，歯根が骨からはみ出した裂開はあまり改善しない．そこに再びオーバーブラッシングが重なってくると歯肉退縮の再発につながってしまう

10・歯周外科編

ぺリ男のつぶやき-⑨ 終の仕事場

2012年に大掛かりな医院の改装を行った．チェアもレントゲンも，17年間頑張ってくれた．開業して2カ月後に阪神・淡路大震災という想定外の災害もあったが，大きな被害を受けることなく，17年が経過していたのである．中央の診療棚以外はほとんど改装したので，見た目は総入れ替えに近いかもしれない．スタッフルームや受付，トイレなどはレイアウトそのものも変更した．当然のことながら，内装や照明，エアコンも変更．通常改装する場合，チェアを増設したり，医院を拡張したりするものだが，私の場合それはしなかった．ということは，自分が快適に仕事をしたいから改装しただけである．そのためにかけた費用は考えたくないくらいの金額になってしまったが……自分としては結果に満足している．

スタッフもいきいきと仕事をしているし，きれいになった診療室に自慢げである．「快適になった」と患者さんからの評判も上々．なによりも，私自身が気持ちよく仕事をしているので，当初の目的はすべてクリアしたことになる．現在52歳（注：執筆当時）の私が，もう一回改装するか，というとほとんどありえないことである．つまり今回の改装は"終の仕事場"を作るためのものであったということだ．

「終（つい）」という言葉をとうとう使うようになってしまったことに，自分としては多少ショックもあるが，人生は有限なので，そんなセンチなことは言ってられない．快適に仕事をするためにあらゆることを考えた．納得のいく内装や照明，におい，音楽……．院長室に設けた本棚は，椅子に座って180度回転するだけで，思った論文にアクセスできる，という，オタクにはたまらない設定である．

現在勤務してくれている歯科衛生士は6名．皆愛してやまない大切なスタッフである．結婚，出産などがちょうど重なった年齢層ばかりなので出入りが激しいのだが，出て行っても戻ってきてくれる．彼女たちにはぜひぜひ"終のスタッフ"になってもらいたいものである（恥ずかしいので彼女たちには言ってないけど……）．

このエッセイを書いているちょうどこの日に，退職される先生がおられる．後輩に診療室を譲るにあたって，患者さんができるだけストレスなく引き継がれるようにさまざまな配慮をされていた．きっと，長くメインテナンスに通っておられた患者さんにとっては，退職される先生を"終の歯科医師"と思っておられたであろうし，担当歯科衛生士を"終の歯科衛生士"と思っておられたことと思う．我々は仕事を永遠に続けることはできないし，どの患者さんよりも長生きする，というような離れ業をすることもできないので，いずれは患者さんを診ることができなくなる．そのときの準備をする必要もあることを痛感している．やはり，"終（つい）"には"準備"という意味があるのだろう．そういえばこの前，患者さんにかけられた言葉を思い出した．

「先生，長生きしてくださいね」

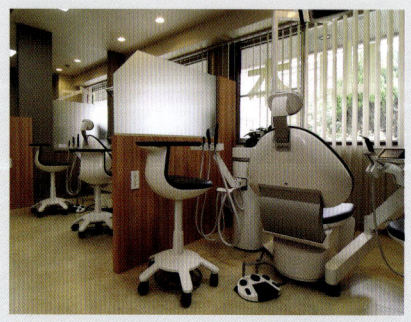

11. 抗菌薬編

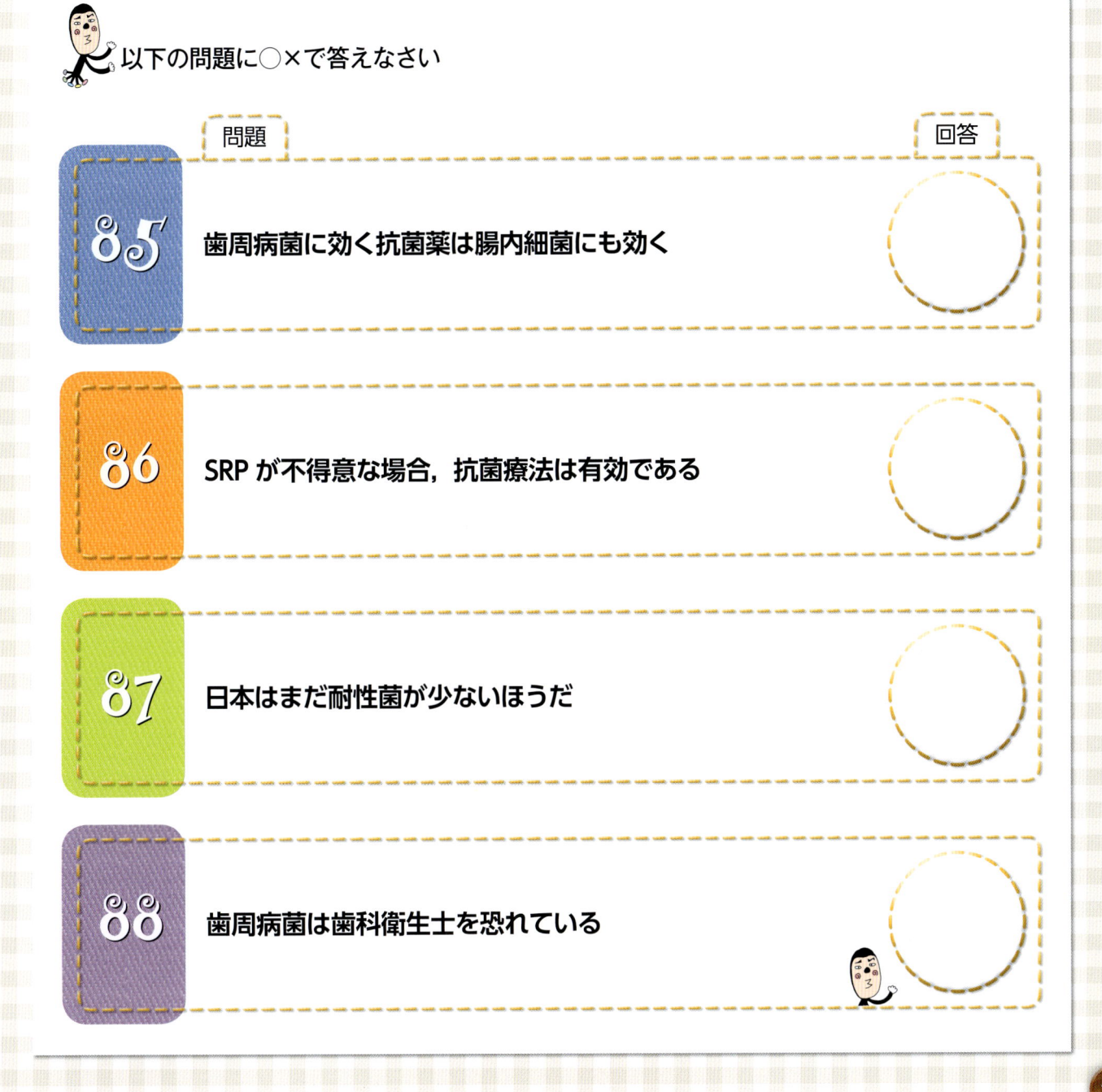

以下の問題に○×で答えなさい

問題 / **回答**

85 歯周病菌に効く抗菌薬は腸内細菌にも効く

86 SRPが不得意な場合，抗菌療法は有効である

87 日本はまだ耐性菌が少ないほうだ

88 歯周病菌は歯科衛生士を恐れている

> 歯周病は細菌感染症なんだから，抗菌薬を使うという発想は自然なものである．ここでは，抗菌薬が抱える問題に注目して問題を組んでみた．詳細は成書で学んでね！

85 歯周病菌に効く抗菌薬は腸内細菌にも効く

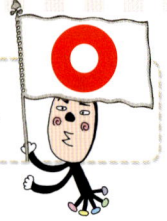

答え

図1　耐性菌比率の上昇①
ある抗菌薬に対する感受性菌と耐性菌が2:1の割合でいたとする．そこに抗菌薬が作用すると，感受性菌の一部が死滅する．仮に感受性菌の3/4が死滅するとすれば，感受性菌と耐性菌の割合は1:2に逆転することになる．これは極端ではあるが，小さな割合の変化が抗菌薬服用のたびに我々の身体のなかで起こっている……って知ってる？

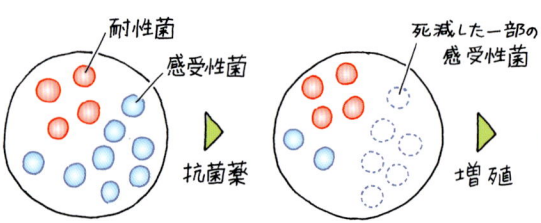

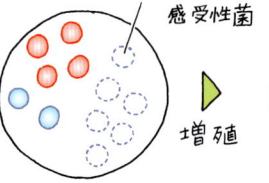

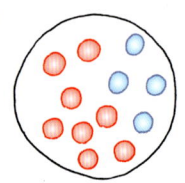

　内服した抗菌薬は，すぐに歯肉溝滲出液中に湧き出てくるわけではない．腸管で吸収され，全身に回る"一部"が，歯肉溝から湧き出てくるのだ．プロドラッグ（体内で代謝されてから作用を及ぼすタイプの薬）といわれるものは，腸管で吸収された後に活性型になるが，それ以外の抗菌薬は，腸管に棲み着いている腸内細菌に多かれ少なかれ影響を与えることになる．

　歯周病菌と認定されている細菌の多くは「嫌気性グラム陰性桿菌」である．なかには，通性嫌気性菌やグラム陽性球菌なんかもいるが，ここでは無視させてもらう．そして，腸内に棲み着く細菌で半分以上を占めるのが *Bacteroides* とよばれる細菌で，これは嫌気性グラム陰性桿菌である．歯周病菌でよく話題になるP.g.菌の昔の名前は *Bacteroides gingivalis* であり，"腸内細菌の多数派の親戚"ということになる．当然のことながら，性格が似ているので，抗菌薬の効き方も似てくる．つまり，歯周病菌によく効く抗菌薬は腸内細菌にもよく効く，ということになる．これが何を意味するかを考えてみよう．

　腸内細菌は，患者さんが抗菌薬を服用するたびにその作用を受けている．その抗菌薬が腸内細菌によく効くものであれば，感受性のある細菌は死滅する．しかし，耐性のある細菌は生き延びるので，腸内細菌全体でみると耐性菌の比率が上がる（図1）．こういうことを繰り返しているうちに，腸内には抗菌薬に耐性の"手強い細菌"がすこしずつ増えていく．その耐性が，プラスミド（p.48参照）とよばれる小さなDNAに耐性遺伝子として組み込まれていると，腸内でこれがやりとりされ感受性があった細菌にまで耐性になることもある（図2）．歯周病菌に効かせようとした抗菌薬が，結果的に腸内細菌の耐性化を引き起こすことになるのだ．もちろん，この現象は腸内だけでなく，他の組織でも起こりうるわけで，我々が想定していない細菌の耐性化がすこしずつ進行してしまう．感染症でいざ抗菌薬を使おうとするとほとんど効かなくなっている，という事態の犯行グループには加わりたくないものだ．怖い，怖い．

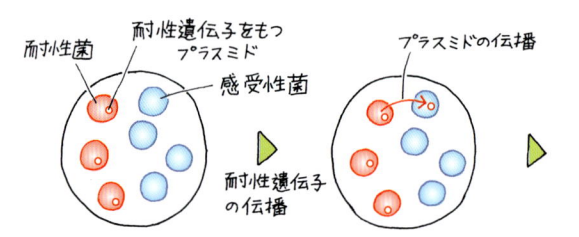

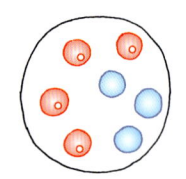

図2　耐性菌比率の上昇②
耐性遺伝子をもつプラスミドによって耐性菌となっている場合，そのプラスミドが感受性菌に伝播すると耐性菌になってしまう．あたかもゾンビのように……．図2ではこれにより，感受性菌と耐性菌の比率が逆転している

86 SRPが不得意な場合，抗菌療法は有効である

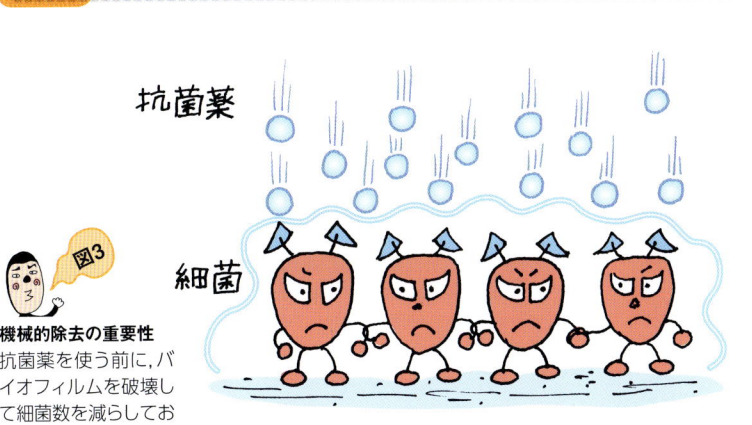

答え ✗

抗菌薬

細菌

図3
機械的除去の重要性
抗菌薬を使う前に，バイオフィルムを破壊して細菌数を減らしておくことにより，抗菌薬の効果が上がる

バイオフィルム破壊しない場合　　バイオフィルム破壊した場合

　SRPをしてみたが，ポケットが深く効果が上がらない，ということがある．非外科療法の限界といったところだろうか．そこで抗菌薬の登場．キュレットの届かない部位にまで抗菌薬が流れてくれるので，細菌が減少し効果が上がる，と思っているあなた．ちょっと単純ではありませんか？

　現時点で，細菌バイオフィルムを確実にたたける抗菌薬は存在しない．そのため，「機械的除去」が基本といわれている．そして，この機械的除去というのは，細菌バイオフィルムを破壊するだけでなく，ポケット内の細菌数も激減してくれる．このメリットは大きい．なぜなら，有効な機械的除去の後であれば細菌数が減少しているため，"細菌1匹あたりにアタックできる抗菌薬の分子数が多くなる"ということを意味するからである．ターゲットでない細菌に抗菌薬を浪費することを減らす，という効果もある（図3）．つまり，「有効な機械的除去は抗菌薬の効果も上げてくれる」わけである．たとえば，A.a.菌 10^5 cells/mLに対するテトラサイクリンのMIC（最少発育阻止濃度）は約6 μg/mLだが，深いポケットになると，A.a.菌は 10^7 cells/mLくらい棲み着いていることがある．ということは，単純計算で100倍のテトラサイクリンを使わないと効かない，ということになる．これだと，細菌に効く前に人間が死んでしまうかもしれない．

　細菌バイオフィルム感染症（もちろん，歯周病もこれにあたる）に対する抗菌療法の原則は，「機械的除去との併用」である．心臓の人工弁にこびりついた細菌バイオフィルムでは機械的除去は不可能だが，歯周ポケット内は可能なのだから，これに力を精いっぱい注がないのは，それができなくて苦悩しているお医者さんたちに失礼である（p.49も参照）．

　ぼちぼち結論を出そう．抗菌療法というのは，SRPがうまいほど効果が上がる．逆に考えると，SRPが下手であれば，抗菌療法の効果も低いのである（図4）．やっぱり，神様は頑張っている人間を応援してくれているのかも．

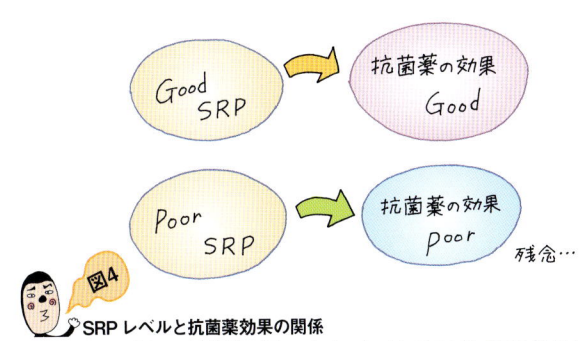

11：抗菌薬編

Good SRP → 抗菌薬の効果 Good

Poor SRP → 抗菌薬の効果 poor　残念…

図4
SRPレベルと抗菌薬効果の関係
SRPのレベルが低いと抗菌薬に頼ってしまいたくなるのが人情だが，実はそのようなときの抗菌薬の効果は低い．神様は非情？

87 日本はまだ耐性菌が少ないほうだ

答え ✗

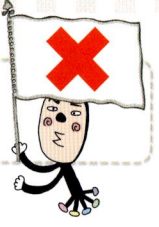

耐性菌がどれくらい蔓延しているか，という情報は，感染症医以外であまり出回っていない．これは，国や地域によってかなり差があるのだ．オランダ，ドイツのような北ヨーロッパの国々では，耐性菌の比率はかなり低い．国をあげて耐性菌対策を行っているからだ．そのため，患者さんが細菌感染症を起こしても，最新の高価な抗菌薬を使わなくても治ってしまう．それに対して，スペインやイタリアのような南ヨーロッパになると様相は逆転してしまい，耐性菌の比率がぐっと上がってくる（図5）．こうなると，患者さんが細菌感染症で苦しみ出すと効く抗菌薬が限られてくる．場合によっては，効く抗菌薬が見つからないうちに患者さんが亡くなってしまう，という最悪の事態もありうるわけである．

ドイツ（1999〜2000年）	9.5%
ブラジル（1999〜2000年）	15.3%
アメリカ（2000〜2003年）	29.4%
日本（1999〜2000年）	77.9%
日本（2011年）	89.5%

表 **肺炎球菌に対するマクロライドの耐性菌比率**
日本の超高耐性菌比率に我々歯科界も関与するようなことは避けたいものだ

では，日本はどうかというと，なんと，"世界に名だたる耐性菌大国"といわれている．データでそれをみてみよう．"耐性菌比率が20％を超えると，その薬は第一選択から外される"ということを念頭に置いてもらいたい．近年，日本でジスロマックというマクロライド系抗菌薬が注目された時期があった．このマクロライドの肺炎球菌に対する耐性菌比率は，ドイツで9.5％（1999〜2000年），ブラジルで15.3％（1999〜2000年）であるのに対し，日本では同じ1999〜2000年では77.9％である．おまけに，2011年のデータではさらに89.5％に上がっている（表）．これでは，肺炎球菌感染症に対して日本ではマクロライドは使えない．実はこの2011年には，日本ではマイコプラズマ肺炎が大流行した．マイコプラズマはペプチドグリカンをもたないため，ペニシリンやセファロスポリン（といった細胞壁合成阻害薬）は効かない．そのため，テトラサイクリンやマクロライドが使われるわけであるが，日本ではマイコプラズマでも耐性化が進んでいて，ほとんどの抗菌薬が効かない，とテレビやネットで問題になった．テレビでどこかの大学教授がインタビューに答えていた．「さらなる新しい抗菌薬の開発が望まれます」．日本ではこういう人たちが，耐性菌を作っているのだろう．

図5 **ヨーロッパにおける耐性菌比率**
国によって耐性菌比率は大きく異なる．ヨーロッパでは，北では低耐性菌比率，南では高耐性菌比率という傾向がある．イラストはあくまでイメージです！

88 歯周病菌は歯科衛生士を恐れている

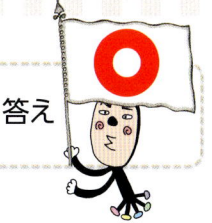

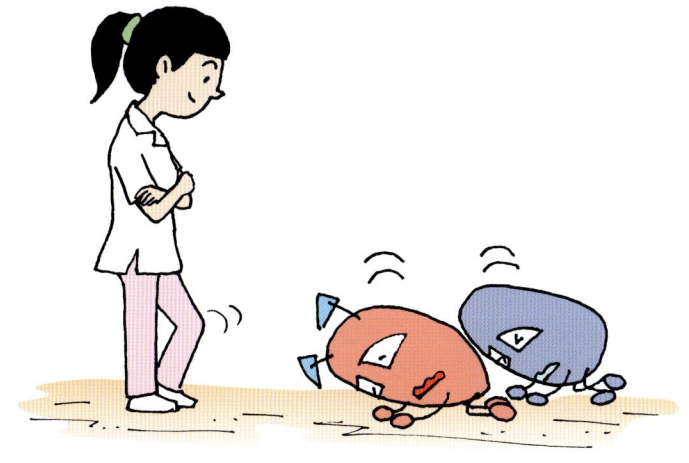

図6 歯科衛生士は強い
歯科衛生士より強い歯周病菌なんて,この世にいるんだろうか?

　歯周病菌に直接聞いたわけではないが,きっとそうである.「歯周病菌は歯科衛生士を恐れている」.細菌を特異的にやっつける,といわれている抗菌薬より,細菌を非特異的にやっつける歯科衛生士,のほうが怖いのだ.なぜなら,理由は簡単だ.「歯周病菌は抗菌薬よりも強くなることができるが,歯科衛生士よりは強くなれない」からだ（図6）.どんなに最新の抗菌薬が出てきても,時間をかければ耐性菌が登場してこれを効かなくできるが,歯科衛生士によるレベルの高いプロケアや,適切な指導で実現する患者さんのセルフケアにはかなわないのである.

　歯周抗菌療法と称して抗菌薬を内服する治療法がある.もし,あなたの院長がこれを積極的に取り入れているようであれば,あなたは"奮起"しなければならない（図7）.なぜなら,院長はあなたを信用していない,ということになるからだ.「うちの院長は抗菌薬が好きなんだ」で済ませてはいけない.

　また,歯周抗菌療法を熟知している院長が,それを"あえて"採用していないようであれば,あなたは"そのこと"に自覚的でなければならない（図7）.なぜなら,院長はあなたに全面的な信頼を置いているからである.「うちの院長は歯周抗菌療法に興味がないみたい」で済ませてはいけないのだ.

　院長が歯周抗菌療法の存在自体を知らないのであれば,あなたはよっぽど"しっかり"しなければならない（図7）.なぜなら,院長の関心は歯周治療には向かっていないからである.「うちの院長はSRPをうるさく言わない」で済ませてはいけない.

　結局,どんな院長の下で働いていても,あなた（歯科衛生士）は歯周病菌に向き合って"腕まくり"をしなければならないわけである.頑張ってください！（騙された気がする？）

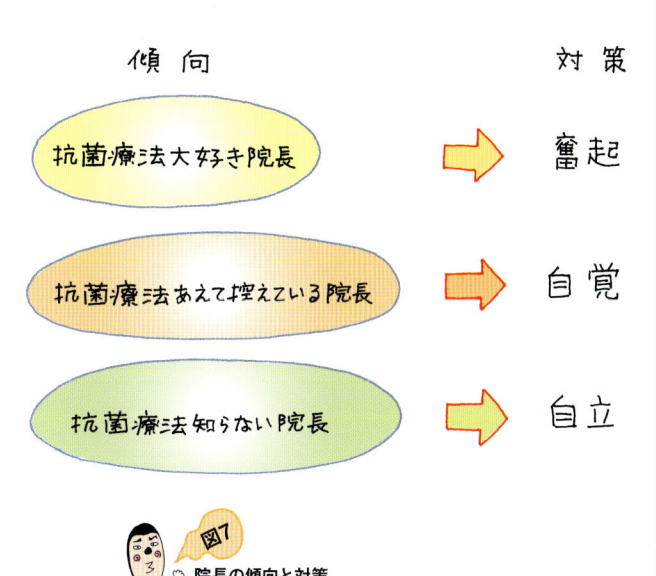

傾向	対策
抗菌療法大好き院長	奮起
抗菌療法あえて控えている院長	自覚
抗菌療法知らない院長	自立

図7 院長の傾向と対策
さて,皆さんの院長はどのタイプ？ 私はどれかな〜

11: 抗菌薬編

ぺり男のつぶやき-⑩ 敬意を払うということ

　先日，YouTube で音楽ライブを見ていた．私は何事においても若干中心値から離れるので，見ていた音楽はブルーグラスというアメリカの古い音楽である．アメリカ自体が新しい国なので，古い音楽といっても確立されたのは 1940 年代．70 年ほどしか歴史がないので，日本の民謡と同じレベルとはいかないようだ．

　さて，見ていたのはそうそうたるメンバーのジョイントセッション．ギター，バンジョー，フィドル，マンドリン，ベース，それぞれがトップアーティストで構成されているので，オタクには贅沢このうえない．もちろん最高のパフォーマンスを演じるので，興奮もする．ジャズと同じように，順番に自分のソロパートが回ってくるのだが，それが案外いい加減で，リーダー格の人が目配せで回していくことがある．目配せに気づかないと，もちろん"とちる"ことになる．私が所蔵している DVD にはそのリーダーが盲目のギタリスト（ドック・ワトソン）で目配せができないため，次に誰にソロパートが回ってくるのかがわからず，ずっと聞き耳を立てながら演奏をしていた．

　さて，そんないい加減な内輪の話は置いといて，トップアーティストで構成されるバンドの演奏はどうなるかというと，通常，"自分がどれだけ他のアーティストと違うか"ということを"どや顔"満載で演奏することになる．もちろん，テクニックは最高である．そんな真似は誰にもできない．自分のレベルをはるかに超えた演奏を見ると，どちらかというと，私の興味はかえって薄れるのだが，それでもたまたま YouTube でそんな音楽に触れたことは最高の贅沢だと思った．次の音楽に触れるまでは……．

　たまたまクリックして出会った次の音楽は，たくさんのミュージシャンが集まって演奏するセッションとなっていた．知っている曲だし，トップバンジョープレイヤーの一人であるベラ・フレックの演奏だったからクリックしただけだった．それが聴きだしてみると，実に"大人な音楽"だと感じたのだ．画像の構成や曲の展開などがそう思わせるのだろうと思って聴いていたが，途中から，これは先ほどまで聴いていたセッションとは"何か"が違うと感じた．実はこのセッション，ケルト音楽やスコティッシュ音楽のトップアーティストと，ブルーグラスのトップアーティストがいっしょに曲を紡いでいく Transatlantic session とよばれるものだったのだ．つまり，日ごろ異なる音楽をしている人たちがいっしょにやってるセッション，ということだ．これだけだと「よくあることじゃないか」と思われるかもしれない．私もそう思った．最初は．でも"何か"が違うのである．

　そこには"どや顔"は存在しないし，"我れが我れが"という前のめり感も存在しない．伝わってくるのはお互いへの"敬意"．相手の音楽に対する敬意．相手の楽器に対する敬意．相手のソロパートに対する敬意．奇抜なフレーズやパフォーマンスをする者はいない（楽々できるはずなのに……）．シンプルな演奏だが，お互い楽しみながら，お互い敬意を払いながら，トップレベルの演奏をしている．誰も，一音もミスピッキングしない．ミスピッキングしないことが相手に対する敬意であるかのように．

　"どや顔"のセッションは自分が若いころ，いっぱい華々しいオペをしていたときのことと重なるし，敬意に満ちたセッションは，徐々にメインテナンスに軸足を移して，患者さんの顔がよく見えるようになってきたときのことと重なる．患者さんやスタッフ，家族，そして自分のセミナーに参加してくださる皆さん，私のつたない本を読んでくださる皆さんに対する敬意がなければ，大人の世界は作れない．敬意に満ちた関係というのは，"大人"でなければできないのかもしれない．YouTube で次の曲にクリックしたときの，"大人な音楽"の正体はそこから来ていたのであろう．つねに中心値や平均値から離れたところにいる私に，"大人のペリオ"ができるのかどうかわからないが，あらゆる人に対する敬意は忘れないようにしたいと思っている．

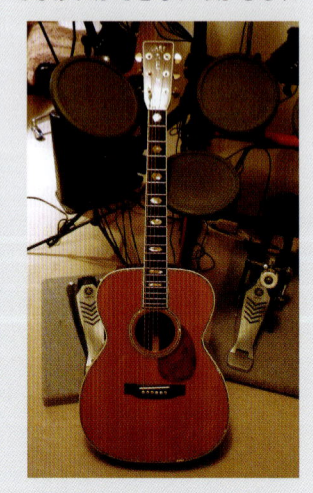

12. メインテナンス編

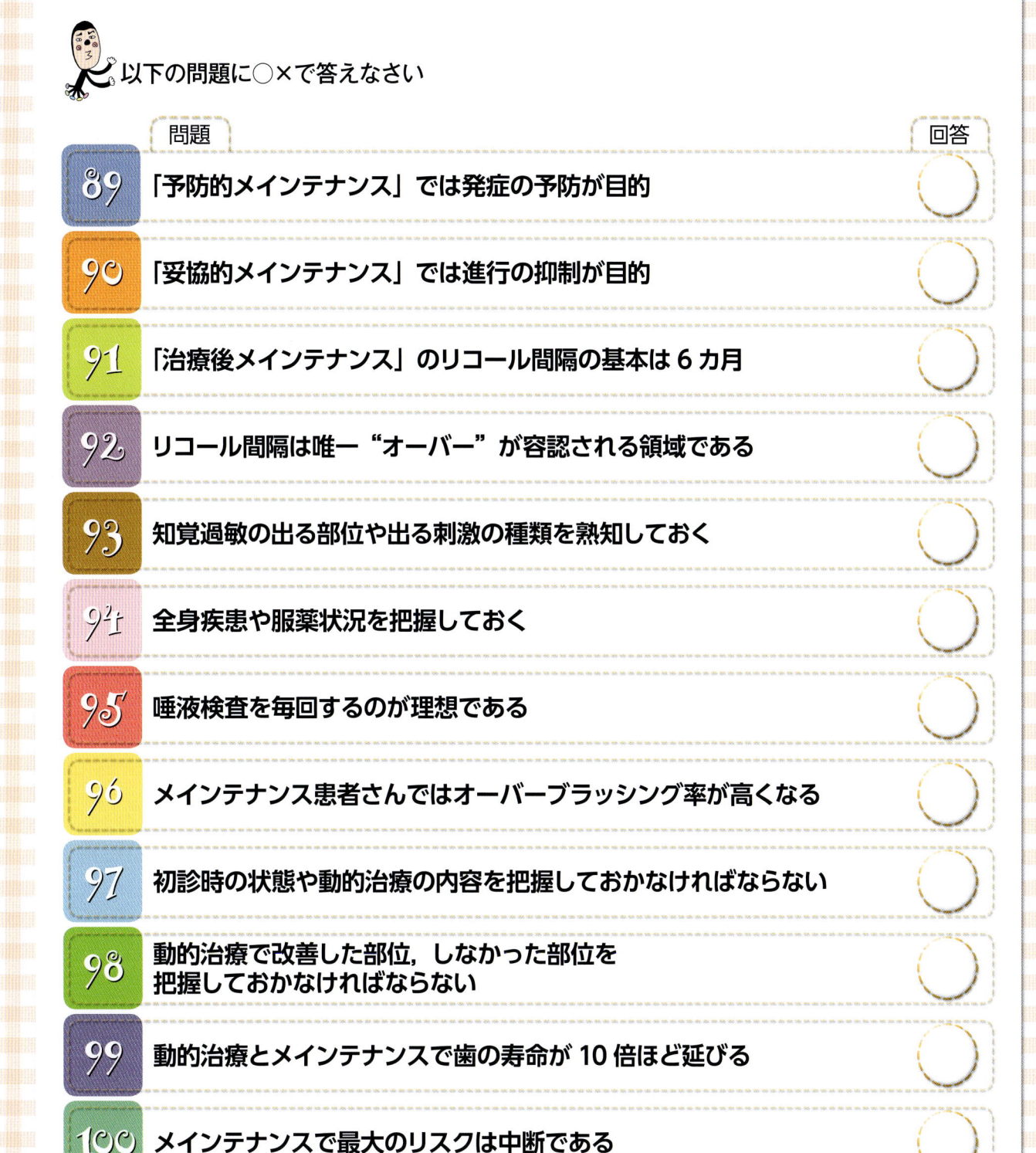

以下の問題に○×で答えなさい

	問題	回答
89	「予防的メインテナンス」では発症の予防が目的	
90	「妥協的メインテナンス」では進行の抑制が目的	
91	「治療後メインテナンス」のリコール間隔の基本は6カ月	
92	リコール間隔は唯一"オーバー"が容認される領域である	
93	知覚過敏の出る部位や出る刺激の種類を熟知しておく	
94	全身疾患や服薬状況を把握しておく	
95	唾液検査を毎回するのが理想である	
96	メインテナンス患者さんではオーバーブラッシング率が高くなる	
97	初診時の状態や動的治療の内容を把握しておかなければならない	
98	動的治療で改善した部位，しなかった部位を把握しておかなければならない	
99	動的治療とメインテナンスで歯の寿命が10倍ほど延びる	
100	メインテナンスで最大のリスクは中断である	

「ペリオバカ度診断」もいよいよ最終章だ．何度"バカ"という言葉を使ったのかわからないくらい，読者に毒舌を吐いてしまった．"バカ"へのエールを込めて最後のバカ度診断を贈ります．最後まで読んでくれてありがとう！

89 「予防的メインテナンス」では発症の予防が目的

答え ○

メインテナンスの分類で私が多用しているのが，1981年にSchallhornとSniderが発表した分類である[1]（図1）．このなかでもっともリスクが低いと思われるメインテナンスが「予防的メインテナンス（Preventive maintenance）」である．

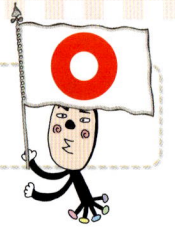

- 予防的メインテナンス
  (Preventive maintenance)
- 治療後メインテナンス
  (Post-treatment maintenance)
- 試行的メインテナンス
  (Trial maintenance)
- 妥協的メインテナンス
  (Compromised maintenance)

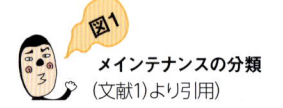

図1 メインテナンスの分類
（文献1）より引用）

予防的メインテナンスでお見えになる患者さんには，まだ歯周病菌による破壊が起こっていない．歯周病菌の定着，感染も起こっていないかもしれない（図2）．そのためメインテナンスの目標は"発症の予防"である．このようなメインテナンスでお見えになる患者さんはプラークコントロールもよく，炎症はほとんど起こっていない．プロービング値もほとんどが正常値である．クリーニングをしようにも，「どこをクリーニングするの？」という感じである．口の中が健康であるにもかかわらずお見えになるような患者さんは，不健康になっていないかどうかチェックしてほしいという"心配性な"患者さんか，健康であることを確認したい"健康オタクな"患者さんであることが多い．

そのため，予防的メインテナンスの患者さんでは，"健康オタクリスク"が高くなっていないか，要注意である（健康オタクリスクについてはP.77，**問題56**参照）．オーバーブラッシングで非炎症性歯肉退縮が起こっていたり，それと酸蝕リスクが重なって知覚過敏が発生していることもある．しかも，往々にしてこのような患者さんはプライドが高く，自分のしているケアに自信をもっておられることが多いので，それを傷つけないような配慮も必要になる．指導にあたっては，否定から入るのではなく，まずはケアのこだわりへの賞賛からはじめ，さらに上を目指すための指導，というスタンスを忘れてはならない．「磨きすぎはよくありません」と説明するのと，「プラークを落とすテクニックは完璧なので，あとは歯ぐきを痩せさせないワンランク上のブラッシングですね」と説明するのとでは，結果はおのずと違ってくるものだ．

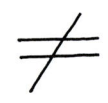

歯周病菌フリー ≠ メインテナンスフリー

図2 予防的メインテナンス
歯周病菌やむし歯菌の感染がなければ，悪くならないわけではない

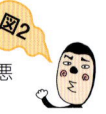

90 「妥協的メインテナンス」では進行の抑制が目的

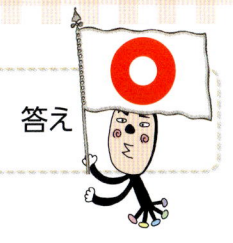

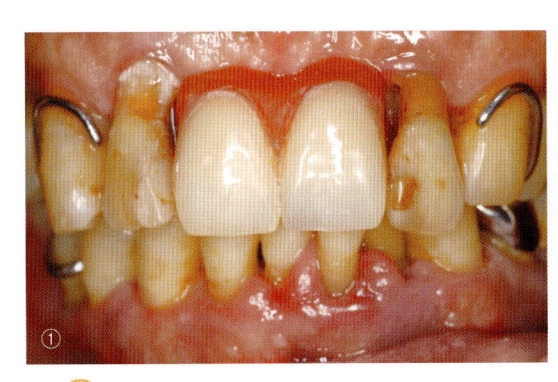

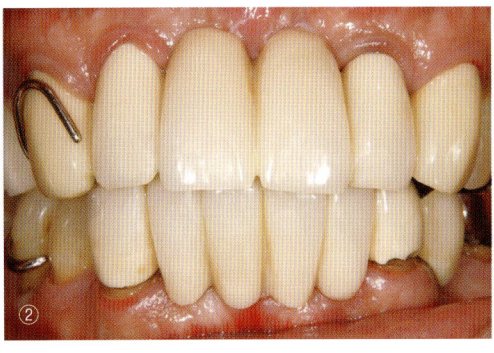

答え ◯

図3 妥協的メインテナンス
初診時,保存不可能な歯が多数存在したが(図3-①),モチベーションを高めることができず,ひたすら細菌バイオフィルムの破壊のみ行っていた.3年経過したころからコミュニケーションが開け,何本かの抜歯と補綴を行った(図3-②).それでも厳しい状態が続いている

予防的メインテナンスが"状態のもっともよい"患者さんのメインテナンスであれば,"状態のもっとも悪い"患者さんのメインテナンスが「妥協的メインテナンス(Compromised maintenance)」である.このメインテナンスでお見えになる患者さんは,すでに歯周病菌の感染を受け,重度の破壊が起こっている.その進行のために"手遅れ状態"のところをたくさん抱えている.歯周外科が無駄な治療というレベルを超えて,フラップを開けること自体が歯を失うリスクを上げてしまう状態になっている.だからといって,患者さんが抜歯を希望されず,現状維持を求められるとなったら,キュアを諦めてケアの領域に移らざるをえない(図3).

妥協的メインテナンスでは,進行の抑制が目的になる.深いポケットが残っているところがあちらこちらにあるので,ていねいに細菌バイオフィルム破壊を行い,必要に応じて咬合のチェックを行う.糖尿病や高血圧のような生活習慣病をおもちの患者さんも多いので,全身疾患の状況や服薬情報にもアンテナを張っておかなければならない.

"妥協的"という言葉には,"諦め感"が漂っている

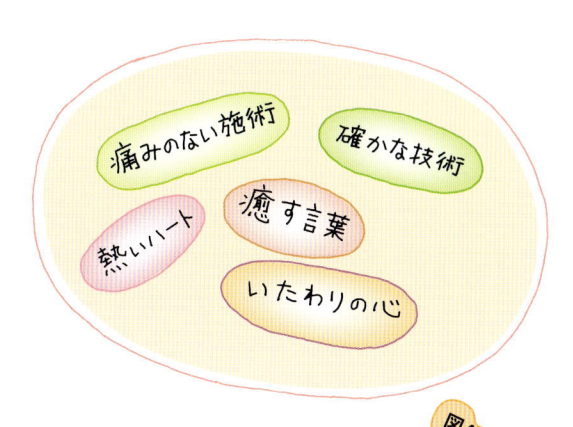

図4 安心感漂う"空気"
妥協的メインテナンスでは妥協してはいけない.少なくとも妥協している空気を醸し出してはいけないのだ

（痛みのない施術／確かな技術／熱いハート／癒す言葉／いたわりの心）

ので私は嫌いである.妥協的メインテナンスでは決して"諦めてはいけない"のである.歯科衛生士の諦めていないスタンスが,患者さんのメインテナンスの継続につながるのである.このようなハイリスク患者さんがメインテナンスを中断してしまうと,一気に悪化してしまうのであるから,継続につながるあらゆる手段を講じなければならない.言葉の選択,痛みのない施術,確かな技術,そしてつねに希望と安心感をもってもらう"空気"が,現場では要求される(図4).

12・メインテナンス編

91 「治療後メインテナンス」のリコール間隔の基本は6カ月

答え ❌

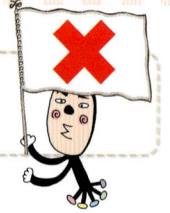

「治療後メインテナンス（Post-treatment maintenance）」というのは，歯周病菌の感染とそれによる破壊があった患者さんに対して，歯周動的治療を行い，その後に引き続き行うメインテナンスである．歯周病の再発や新たな発症を予防することが目的になる．

ミシガン大学のRamfjordらは，1960～1980年代にかけてさまざまな治療法の予後を追跡した[2～4]．キュレテージや各種歯周外科を行って，プロービング値や付着レベルが経時的にどのように変化するのかを詳しく調べたわけである．それによると，治療法によってプロービング値の改善の大きいもの・小さいもの，付着レベルの改善が認められたもの・悪化を認めたものなど，ある程度の傾向も現れたが，全体を通して冷静に見てみると，治療法の選択よりも"メインテナンスを3カ月に一度していると経過が良好"ということがわかった．このあたりが，「メインテナンスのリコール間隔は3カ月」という根拠である．

この場合のメインテナンスは，歯周動的治療を行った後のものなので，いわゆる"治療後メインテナンス"ということになる．つまり，"治療後メインテナンスのリコール間隔は3カ月が基本"ということだ（図5）.

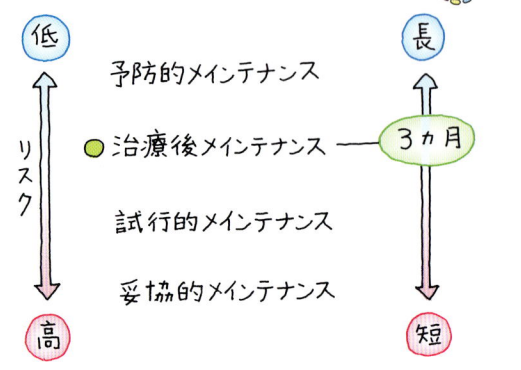

図5 リコール間隔
治療後メインテナンスのリコール間隔の基準を「3カ月」とすると，「予防的メインテナンス」ではより長く，「試行的メインテナンス」や「妥協的メインテナンス」ではより短く設定することになる

ということは，もっともリスクの低い「予防的メインテナンス」ではそれよりも間隔を長くできるだろうし，もっともリスクの高い「妥協的メインテナンス」ではそれよりも短くしないと悪化しやすいだろう．このように考えれば，各患者さんのリコール間隔を決めるある程度の基準というのが見えてくる．

「3カ月」という期間は，深いポケットにおける細菌の後戻りにかかる時間に近い（P.54，問題37参照）．つまり，細菌学的に考えても妥当なリコール間隔と考えてもよさそうだ．メインテナンスのリコール間隔を決める決定打というのは，いまのところ存在しない．疫学的なデータを元に設定し，悪化傾向が出てくれば短く修正し，長期に安定していれば長く修正する，といったスタンスがとられるのが実情だ（図6）.

図6 リコール間隔の増減
図5で決めた間隔でメインテナンスを行って，悪化がみられればリコール間隔を短く，変化がなく維持できていればリコール間隔を長く修正してみる

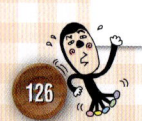

92 リコール間隔は唯一"オーバー"が容認される領域である

答え ○

　これはコンセンサスでも一般論でもなく，"私の持論"である．早い話，皆さんに押しつけている"私見"である．でも，とっても大切な背意も含んでいるのでもっと押しつけてみたい．

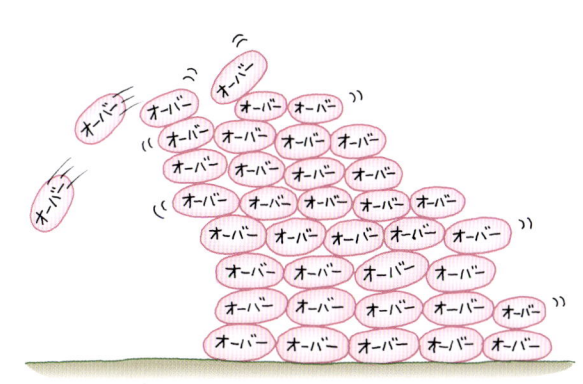

図7
"オーバー"も積もり積もれば……
メインテナンスでお見えになるたびにオーバートリートメントをしていると，いつかそのうち弊害が出てくる

　問題46（P.63）で解説したように，「歯周動的治療ではアンダー，メインテナンスではオーバーに要注意」という原則がある．動的治療という"よくするための治療"では，アンダーにならないように"しっかりと"対処しなければならない．これは我々の行うプロケアでも，患者さんの行うセルフケアでも同じである．一方，"悪くしないための治療"であるメインテナンスで同じようにしていると，どんどんオーバーになっていく．オーバーデブライドメント，オーバーブラッシングも，積もり積もれば弊害となっていく（図7）．

　そのため，メインテナンスにおけるデブライドメントでは，パワーを落とした超音波スケーリングを中心として細菌バイオフィルム破壊を行うことが多い．PMTCも使用するペーストや回転数，側方圧には気をつけなければならない．健康オタクリスクの高い患者さんには，「頑張って！」というブラッシング指導はかえって危険である．我々はオーバートリートメントというリスクを最小限にしなければならないのだ．

　しかしよく考えてみると，リコール間隔にジャストというのは不可能である．3カ月後にお見えになった患者さんが安定していた場合，もしかしたら6カ月後でも大丈夫だったかもしれない．これは見方を変えれば，「3カ月という間隔は，もしかしたら"オーバー"かもしれない」ということを意味している．「ジャストがわからないからしょうがないじゃないか」と言われればそれまでだが，「メインテナンスプログラムすべてにおいて，"オーバー"にならないように配慮している」ということが，「リコール間隔がもしかしたら"オーバー"かもしれない」ということの唯一の免罪符になると考えている（図8）．

　こんな意見の押しつけは迷惑ですか？　でも，大事だと思うんだけどな～．

"オーバー"かもしれない　リコール間隔　← 相殺？　メインテナンスプログラムすべてが"オーバー"でないこと

図8
"オーバー"の相殺？
リコール間隔がオーバーであった場合，それが許される唯一の条件は「メインテナンスプログラムがすべてオーバーでない」ということである

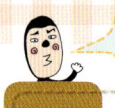

> メインテナンスにおいては，自分に対しては"知らない"という立ち位置，患者さんに対しては"知っている"という立ち位置が大切！

93 知覚過敏の出る部位や出る刺激の種類を熟知しておく

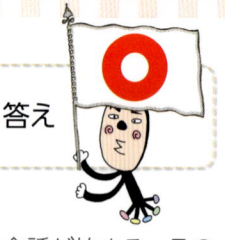

答え ○

　私は下顎大臼歯部に知覚過敏が出やすい．特に，超音波スケーリングのときに出やすい．そして私の医院の歯科衛生士は"全員"その場所を知っている．だから，院長のクリーニングをするときの"攻めどころ"を知っている……ではなく，"ケアの仕方"を知っている．いまでは知覚過敏の恐怖におびえることなくスタッフにクリーニングしてもらえる．みんな，ありがとう！

　知覚過敏を経験したことのある人には理解してもらえると思うが，超音波スケーリングで起きる知覚過敏は，案外強烈である．一瞬のことではあるにしても，衝撃が走る．場合によっては，飛び上がってしまうこともあるくらいだ．そのため，一度"それ"を経験した患者さんは，超音波スケーリングの前には相当ストレスを感じている．このストレスを軽減するのも担当歯科衛生士の仕事の1つである．

　待合室から診療室に誘導して，会話が始まる．そのときに，「最近しみやすいところは出てませんか？」という質問は忘れないようにしたい．もしそのような部位があれば，場所と誘発されやすい刺激などをうかがう．そして，いままでに超音波スケーリングで知覚過敏が出たことがあれば，それを記録しておき（図9），患者さんには「○○さんは△△がしみやすいので，注意してクリーニングしますね．もしそれでもしみそうな場合は，すぐに教えてくださいね」と，事前に声をかけることを忘れてはならない．これは，"あなたのことをわかっています"という強いメッセージであり，患者さんのストレス軽減と安心感向上につながる．コミュニケーションのきっかけにもなるし，信頼関係も生まれやすい．

　クリーニング中の知覚過敏は，一度起こしてしまったら二度と起こさないという"覚悟"が必要である．「○○さんはいつも知覚過敏が出やすい」程度の傾向としてとらえると，患者さんとは一生信頼関係は生まれない．もし，あなたが知覚過敏経験者なら，どんな担当歯科衛生士にみてもらいたいですか？

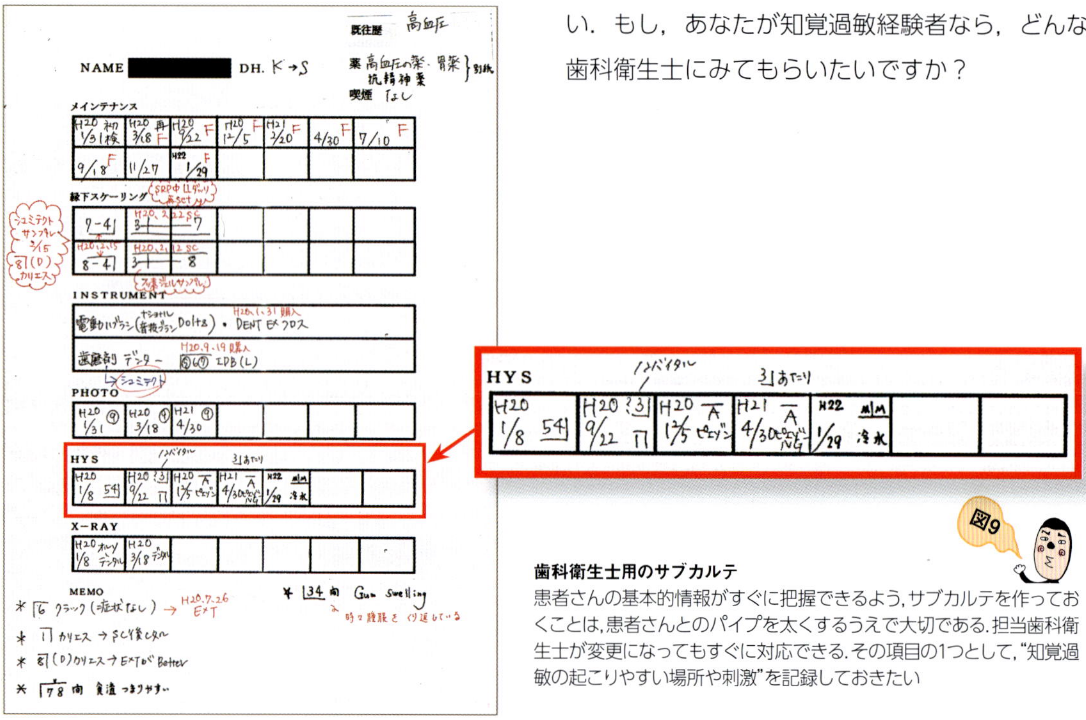

図9
歯科衛生士用のサブカルテ
患者さんの基本的情報がすぐに把握できるよう，サブカルテを作っておくことは，患者さんとのパイプを太くするうえで大切である．担当歯科衛生士が変更になってもすぐに対応できる．その項目の1つとして，"知覚過敏の起こりやすい場所や刺激"を記録しておきたい

94 全身疾患や服薬状況を把握しておく

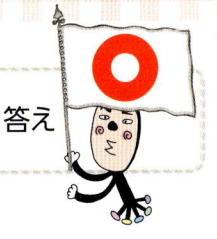

患者さんの全身疾患や服薬状況は，口腔内に影響することがあるので，できれば入手したい情報である．そもそも信頼関係ができていれば，そのようなことは会話のなかで話題になっているはずである．

全身疾患は治療内容に影響することもあるし，口腔内に影響することもある．特に，シェーグレン症候群のような唾液減少を起こす疾患は要注意だ（図10）．また，服薬はその全身疾患の重症度を知る手がかりにもなるし，口腔内への影響を予想することもできる．降圧薬（図11）や抗てんかん薬（図12），免疫抑制剤などは歯肉の線維性増殖を起こすことがある．また，多くの薬は唾液の減少を引き起こすことがあるので，患者さんに薬の種類を教えてもらったら，必ず副作用情報を入手しなければならない．メインテナンスの途中で全身疾患に罹られたり，服薬が始まったり，あるいは服薬の種類や量が変更になったりするので，こまめなチェックが必要である．

ただ，ご病気や服薬の情報というのはかなりプライベートなものなので，患者さんによっては公開したくないと思われることもある．もし患者さんが言葉を濁すようなことがあれば，深く追求せず，保留状態にしておいたほうがよいだろう．ただ，私の経験からすると，そのように言葉を濁される場合は，悪性腫瘍のように治りにくいご病気であったり，メンタルなご病気だったりすることが多いので，唾液への影響がある，と思っておいたほうが無難である．

糖尿病であればHbA1cの値，高血圧症であれば最高血圧と最低血圧など，その疾患にかかわる数値を記録しておくことも重要な情報である．「糖尿病と歯周病の関係」などもご存じの患者さんが増えてきている昨今，患者さんの全身的なことまで理解してメインテナンスしている担当歯科衛生士には，絶大なる信頼感と安心感をもっていただけるであろう．

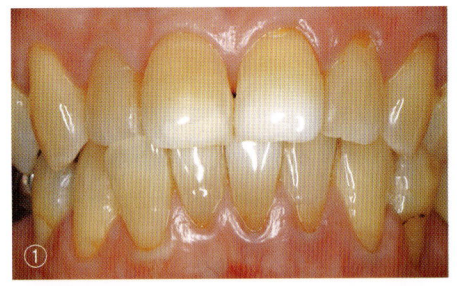

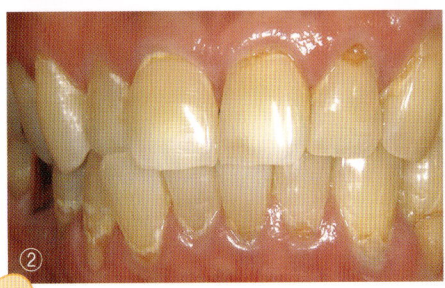

図10 シェーグレン症候群
シェーグレン症候群では唾液減少のため，カリエスリスクが上昇しやすい．良好にメインテナンスできていた患者さん（図10-①）が，強酸性水による洗口を始められ，短期間のうちに脱灰と根面カリエスが進行してしまった（図10-②）

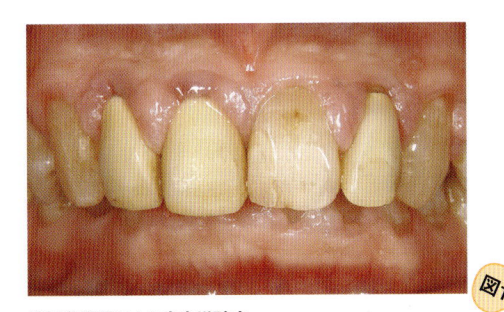

降圧薬服用による歯肉増殖症
カルシウム拮抗剤の服用により，線維性に歯肉が増殖した症例

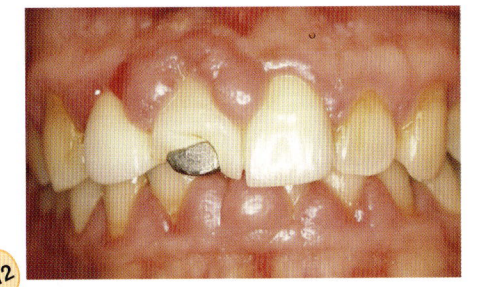

抗てんかん薬服用による歯肉増殖症
ダイランチンで線維性に歯肉が増殖した症例

95 唾液検査を毎回するのが理想である

答え ✗

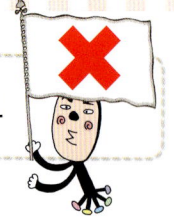

　全身疾患や服薬が唾液減少に結びつくとすれば，いっそのこと，毎回唾液検査をするほうが直接的なデータとして役に立つような気もする．でも，毎回行う唾液検査はどう考えてもオーバーエグザミネーション（Over-examination）である．そんなに唾液検査は有効だろうか？

　そもそも，一般的に行われている唾液検査（この場合，唾液量や唾液の緩衝能検査）はガムのようなものを一定時間噛んだときの「刺激唾液」を調べているだけである（図13）．「安静時唾液」については調べていない．また，その刺激唾液も，患者さんによっては普段は普通に出ていても，検査で緊張して量が激減される方もおられる．唾液検査の信頼性は100％ではないのである．

　メインテナンスで何度も患者さんの口の中を見ていると，"今日は唾液が出ている"，とか，"今日は乾燥気味である"，といったことが感じ取れる（図14）．プロービングなどを行っているときの唾液量や，頰粘膜へのミラーの引っつき加減，舌乳頭の平滑度などから推定できるものである．そして，担当歯科衛生士が唾液量の減少を感じたときにはすかさず，「最近，口の中が乾きませんか？」とうかがってみることも大切である．本人の感覚と同じであれば，担当歯科衛生士の信頼度も増すし，貴重な情報をゲットできたことになる．

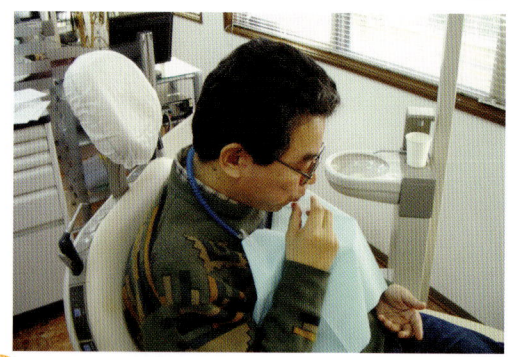

図13　唾液検査
3分間で集められる唾液の量や緩衝能を測定する．ある一定の情報にはなるが，これが口腔乾燥に関するすべてのデータではない

　患者さんの感覚も重要なことなので，担当歯科衛生士は唾液の減少を感じなくても，問いかける習慣を身につけたいものだ．口腔乾燥には唾液が減少しているパターンと，唾液は減少していないが，口呼吸のために乾燥するパターンがあって，後者に対しては問診で情報を得られることが多い．花粉症や鼻炎などで一時的に口呼吸になっている患者さんであれば，エビデンスは低いものの，上顎口蓋側の出血が増えたときの"言い訳"にもなる．BOPをすべて患者さんのブラッシングのせいにするのではなく，逃げ道を作って，患者さんとの良好な関係を維持していくことも，"継続"という目標達成には役に立つこともあるのだ．

　口腔内乾燥を察知する"感性" ＞ 唾液検査

図14　感性の重要性
患者さんとの会話や口腔内を見ているときの情報の量は唾液検査を凌駕する

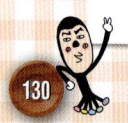

96 メインテナンス患者さんではオーバーブラッシング率が高くなる　答え ○

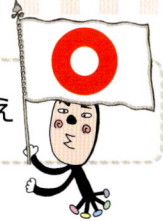

似たような話題はいままで何度かしている．メインテナンスに通われる患者さんは，元来健康志向が強い方が多いので，ブラッシングも"適切"を通り越して"オーバーブラッシング"になる場合がある（図15）．これも「動的治療では"アンダー"に注意，メインテナンスでは"オーバー"に注意」ということに通じる話である（P.63, **問題46** 参照）．

メインテナンスに入るときには，動的治療によりさらに"歯肉退縮"が進んでいることもよくある．つまり，根面が露出しているところが増えているわけである．そんな状況でむし歯菌がしつこく存在しているとか，あるいは唾液量が減少すると，根面カリエスのリスクが高くなる．つまり，メインテナンス患者さんでアンダーブラッシングに戻り出すと，"根面カリエス"が心配になるわけである（図16）．

それなら，メインテナンスになってもアンダーブラッシングに目を光らせ，患者さんには「しっかり頑張って磨きましょう」と指導しておけば安心だろうか？　答えは，「半分NO」である．なぜなら，健康オタクリスクが高くなっているようなメインテナンス患者さんの場合，むしろ，オーバーブラッシングの傾向のほうが強いからである（図16）．特に，歯肉退縮傾向の強い患者さんほど，オーバーブラッシングの傾向が強い．

メインテナンス患者さんでは，「アンダーブラッシングによる根面カリエス」，「オーバーブラッシングによる歯肉退縮や知覚過敏」に気を配らなければならない．どちらが要注意なのかは，患者さんによって，あるいは部位によって異なるはずである．一般的な傾向としては，「人間は元の癖に戻りやすい」ので，もともとアンダーブラッシングの患者さんは"アンダー"に，もともとオーバーブラッシングの患者さんは"オーバー"に気をつけたほうがよいように思う．あくまで一般論だが……．

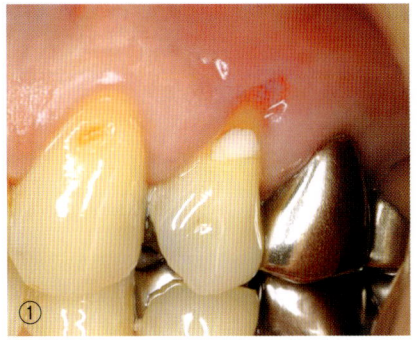

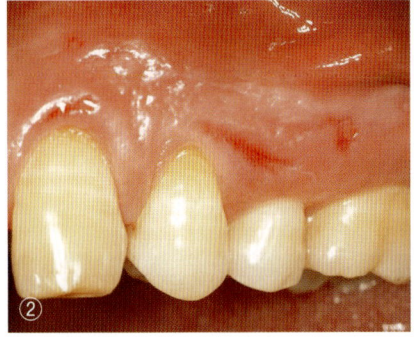

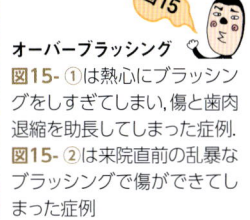

図15　オーバーブラッシング
図15-①は熱心にブラッシングをしすぎてしまい，傷と歯肉退縮を助長してしまった症例．図15-②は来院直前の乱暴なブラッシングで傷ができてしまった症例

図16　メインテナンスにおけるブラッシング
歯周動的治療ではアンダーブラッシングに対する指導が中心になるが，メインテナンスではアンダーブラッシング，オーバーブラッシング両方の監視が必要である．特にオーバーブラッシングの比率が上がっていくので要注意だ

アンダーブラッシング → 歯周病の発症，再発，進行　根面カリエスの発生

オーバーブラッシング → 歯肉退縮　知覚過敏

12・メインテナンス編

97 初診時の状態や動的治療の内容を把握しておかなければならない　答え ⚪

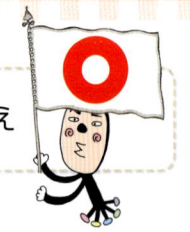

　メインテナンス患者さんを引き継ぐということがあると思う．何らかの理由で退職する先輩歯科衛生士からの引き継ぎが多いのではないだろうか？　そのときに，数カ月前に患者さんがお見えになったときの記録に目を通す．いくらいつも顔を合わせていて気軽に話ができる仲であっても，担当となったからには最低限しなければならないことである．でも，これはあくまで"最低限"である．

　患者さんを引き継ぐということは，"本日お見えになる患者さんを担当する"ということではない．"本日までずっとお見えになっていた過去も含めて担当する"，ということである．そのため，新しい担当歯科衛生士は，その患者さんの"ストーリー"を理解することから始めなければならない（図17）．

　「初診時の主訴や状況はどうだったのか」．この「どこが，どう悪かったのか」という情報は，メインテナンスにおいてもたいへん重要である．なぜなら，"元々悪かったところは，また悪くなりやすいから"である（図18）．"浮気性の彼"と"浮気性でない彼"であれば，"浮気性でない彼"のほうが浮気のリスクは低いかもしれない．しかし，"昔浮気性だった彼"が改心して浮気性でなくなった場合，ハイリスクではないにしても経過観察が必要なのである．そのため，動的治療で改善していても，……つまり，メインテナンスでは正常にみえるところでも，初診時に悪ければ注意が必要である．（無理やりの説明？）

　「動的治療で何をしたのか」という情報もまた大切だ．「外科や痛いSRPはもうコリゴリ」とトラウマを抱えている患者さんもおられる．動的治療で劇的に改善して大喜びした経験をもっている患者さんもおられる．我々は，動的治療に対する患者さんのメンタリティーを理解しておきたいものである．そして，動的治療後にどのような治癒が起こったのか，という理解も，メインテナンスではとても役に立つ情報になる．

　後輩が患者さんのストーリーを紐解くためには「記録」が必要である．歯科衛生士用のサブカルテをきっちり整理し，いつでも誰でも患者さんのことがわかるようにしておきたい．患者さんの"よい記憶"と，我々の"よい記録"はメインテナンスの必需品なのだ．

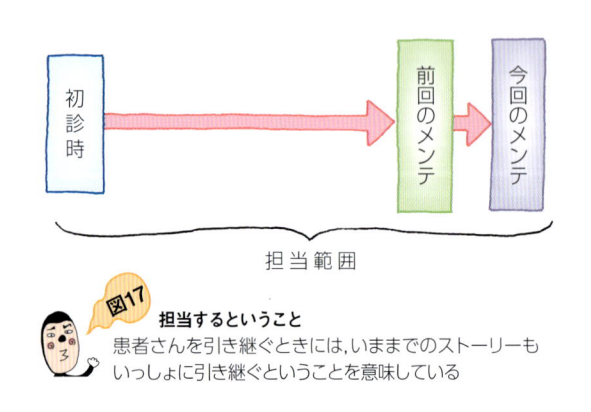

図17　担当するということ
患者さんを引き継ぐときには，いままでのストーリーもいっしょに引き継ぐということを意味している

部位別リスクランキング
1. 元々悪く，動的治療で改善しなかったところ
2. 元々悪かったが，動的治療で改善したところ
3. 最初からよいところ

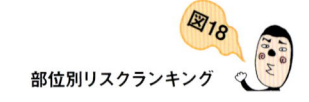

図18　部位別リスクランキング

98 動的治療で改善した部位，しなかった部位を把握しておかなければならない

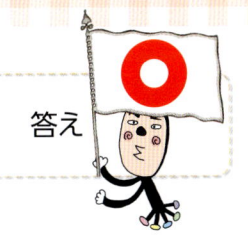

答え

メインテナンスから動的治療を眺めてみると，いろいろな"ヒント"が見えてくる．メインテナンスが歯周治療の成功の要であるのだから，この視点は必要不可欠である．動的治療でどのように治るのかは，2つの要因が大きく影響する．1つは「元々の組織の状態」で，もう1つが「動的治療の内容」である（図19）．

同じSRPという治療であっても，組織が浮腫性なのか，線維性なのかで治り方は異なる．前者の治癒形態は歯肉退縮で，後者は付着の獲得（おもに長い接合上皮；LJE）．また，骨欠損が水平性なのか，垂直性なのかによっても，SRP後の治癒は異なる．前者は歯肉退縮で，後者は付着の獲得（おもにLJE）．そして，動的治療としておもにSRPとブラッシング指導で治療したときには，元々の組織の状態が治癒形態を支配することが多い．つまり，術者の意図が反映されず，組織に"託す"形になる（図20）．

それに対して，歯周外科を行うと若干様相が異なってくる．切除療法を行うと深いポケットは歯肉退縮で治るし，組織付着療法を行うと付着の獲得（おもにLJE）で治る．再生療法ではうまく治れば新付着というタイプの付着の獲得が期待できる．つまり，歯周外科では術者の"意図"も反映されるようになる（図21）．

歯肉退縮で治癒した後は，根面が露出するために，根面カリエスや知覚過敏といった根面にまつわるトラブルに要注意である．カリエスリスクの高い患者さんの根面カリエス，健康オタクリスク（P.77，**問題56**参照）の高い患者さんの知覚過敏は，メインテナンスのチェックリストに入れておかなければならない．また，付着の獲得で治癒した後は，付着の喪失が心配である．そのため，付着の位置が変化していないかどうかを確認しておかなければならない．

ここまでの話は，うまく治った場合であって，日常臨床ではうまく治らないこともよくある．実はこの，"動的治療で改善しなかったところ"がメインテナンスにおけるもっともリスクの高い部位なのだ．この部位は重点的にケアをしていく必要がある．患者さんにも，プロケア，セルフケアの必要な部位であることを理解してもらわなければならない．もちろん，そのときには「悪いところ」と言うのではなく，「弱いところ」とか，「心配なところ」と言葉を変えることも忘れずに……．

図19 歯周動的治療における治癒
元々の組織の状態とそれに対して行う動的治療の内容によって治癒形態が左右される

図20 SRP後の治癒
SRPでは元々の組織の状態に治癒形態が左右される傾向がある．つまり，"組織依存的"で，非意図的治癒となる

図21 歯周外科後の治癒
歯周外科では術者の意図がある程度反映できる．つまり，"術者依存的"で，意図的治癒である

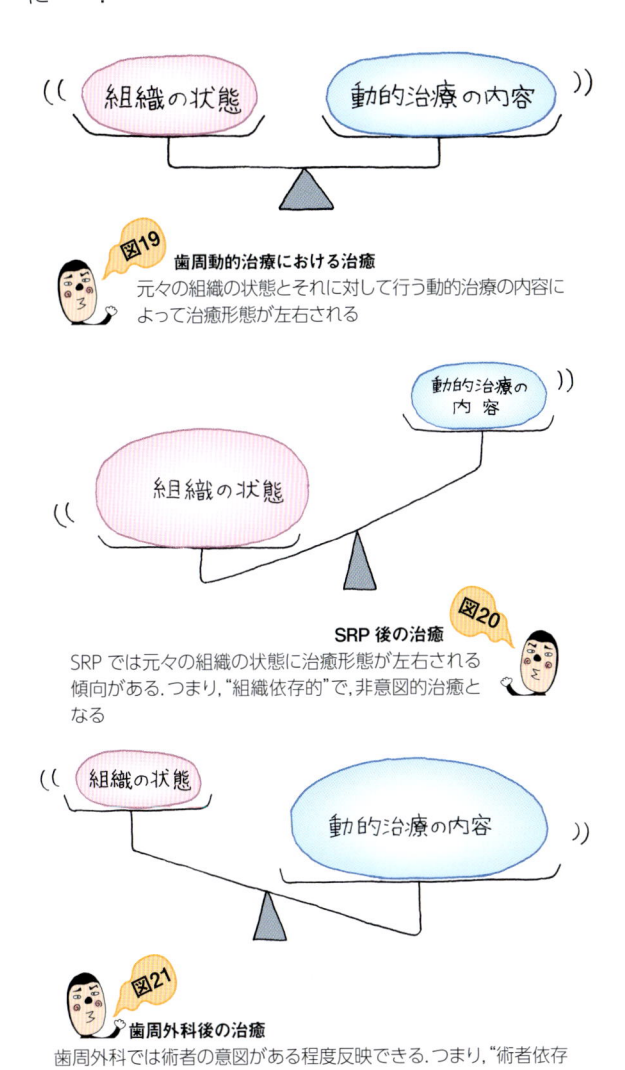

99 動的治療とメインテナンスで歯の寿命が10倍ほど延びる　　答え ✗

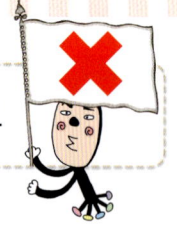

10倍も延びたらうれしいかぎりだ．きっと，保険治療におけるメインテナンスの評価も上がるように思う．残念ながら，私の知るかぎり，寿命は"3倍程度"延びるのがスタンダードのようだ．

「歯周治療を何もしない場合」と「動的治療だけしてメインテナンスをしない場合」「動的治療もメインテナンスもする場合」の3つに分けて比較してみよう．これに関してはBeckerが3つの論文で別々にデータを出している[5)〜7)]．それによると，「歯周治療を何もしないで（検査だけする）そのまま放置」していると，10年間で失う歯の数は平均3.6本．「動的治療だけしてメインテナンスをしない場合」は2.2本．「動的治療もメインテナンスもする場合」は1.1本であった．アメリカの歯周病専門医が出したデータなので，日本の一般開業医でそれが通用するかどうかはわからないが，少なくとも3.6本から1.1本まで少なくなるということは，3倍ちょっと寿命が延びたということになる（図22）（P.35，問題22も参照のこと）．

ときどき患者さんに，「私の歯はあと何年もちますか？」と聞かれることがある．これは，たいへん酷な質問である．根尖まで支持骨がなくなっているような状況であれば，エビデンスがなくても「歯の余命○カ月」と若干短めに宣告するかもしれない．当たれば私の言ったとおり，それより長ければ私の"おかげ（？）"と思ってもらえる．しかし，そんなに大きな問題がなければ「あと何年もつ」なんて言えない．もちろん，「どの歯のリスクが高いか」くらいはある程度言えても，それはリスクであって，保持できる年数までは教えてくれない．

「30年以内に地震が起こるリスクは70％」というデータは，何年後に地震が起こるかを教えてくれるわけではないのである．具体的な歯の寿命はわからなくても，メインテナンスまでしていると歯の寿命が3倍延びる，という情報はお伝えすることにしている．これで納得してもらえないようであれば，占い師を紹介している（うそです）（図23）．

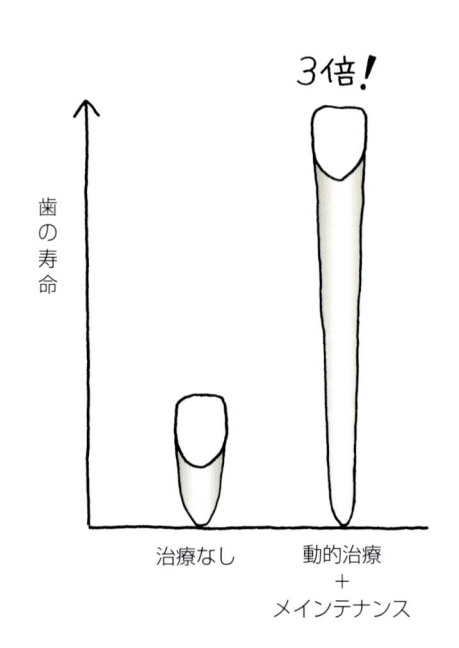

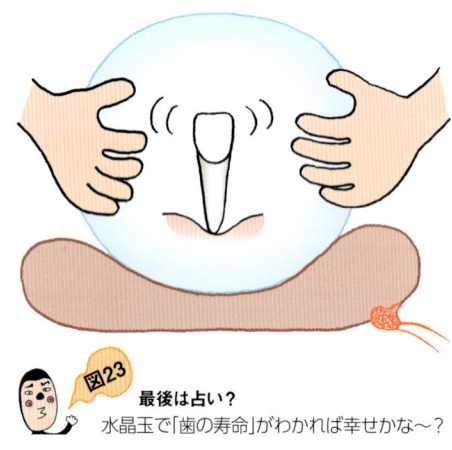

図23　最後は占い？
水晶玉で「歯の寿命」がわかれば幸せかな〜？

図22　動的治療とメインテナンスの効果
動的治療とメインテナンスによって，失う歯の本数は約1/3になる．あくまで「動的治療とメインテナンス」の組み合わせということであって，「メインテナンスのみ」というデータは存在しないのでしからず……

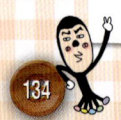

100 メインテナンスで最大のリスクは中断である

答え ○

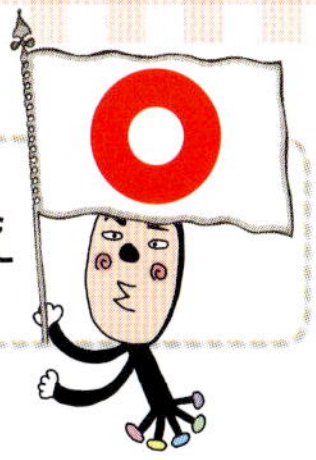

　歯周病においてリスクになるような要因はたくさんある．もともとの骨レベルやプラークコントロールレベル，喫煙，糖尿病のコントロール状態，残存歯数……，しかしながら，メインテナンスに入ってもっとも影響を与えるのは"メインテナンスにお見えにならないこと"である．まったくお見えにならない患者さんのデータはわからないので，"たまに来られる"患者さんのデータを集めてみると，前述したような要因よりもはるかに歯を失うリスクが高かった[8]．

　また，他の論文でも，メインテナンス中に歯を失うリスクに影響を与える要因は，喫煙と歯科衛生士によるケア頻度であるとされている[9]．つまり，患者さんが"きっちりと"メインテナンスにお見えになって，担当歯科衛生士が"しっかりと"ケアをすることで，歯を失うリスクがかなり下がるということだ（図24）．

　このようなデータは，メインテナンスを中断されて悪化してしまった患者さんに対して「あなたが悪い」と言うために用意されたものではない．患者さんに対しては，「メインテナンスを続けると歯が長持ちします」と言うためのデータであり，自分に対しては「継続して来院してもらうためにはどうすればよいか」を考えるためのデータである．動的治療で"結果"を出そうと頑張っている歯科衛生士は，おのずとその結果を"継続"するためにはどうすればよいかを考えるはずである．モチベーションが下がりがちなメインテナンスにおいて，いかに中断を防ぐかは永遠のテーマだ．

　動的治療での劇的な改善をともに分かち合った喜び．自分のことをすべてわかっている担当歯科衛生士が，つねにケアしてくれる安心感．いつも自分に特別感をもって開いている医院の空気．これらは，"継続"で成果をあげている医院の共通項である．メインテナンスはゴールを目指すわけではなく，継続していくことそのものが自己目的化している治療である．その目的をはたすため，担当歯科衛生士も離職することなく"継続"しなければならないのだ．

　歯科衛生士，頑張れ～！（図25）

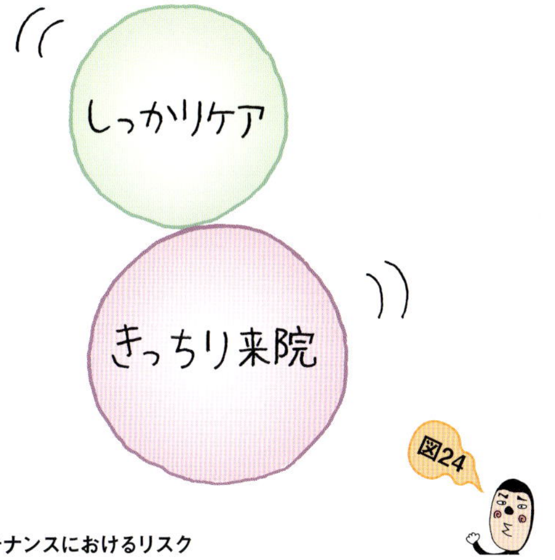

メインテナンスにおけるリスク
患者さんに来院していただかないことにはメインテナンスは始まらない．つまり，「どのようなケアをするか」ということに加えて，「どうすれば来院の中断を防げるか」という視点を忘れてはならない

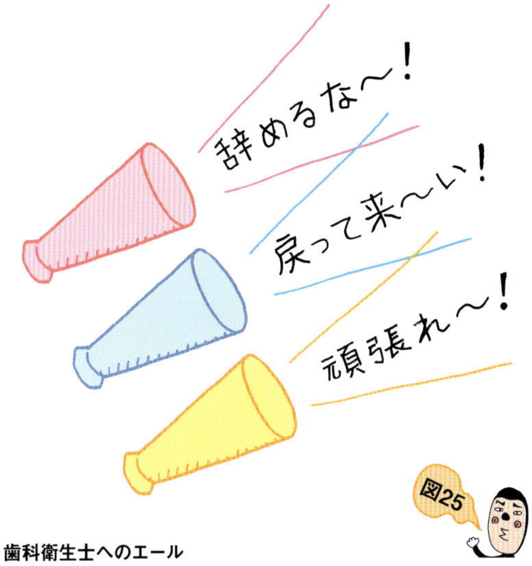

図24

歯科衛生士へのエール
メインテナンスで患者さんに継続を要求している歯科衛生士は，自分の仕事を継続しなければならない．一時離職したとしても，必ず復帰してほしい．あなたの復職を待ち望んでいる患者さんはたくさんおられるのだ

図25

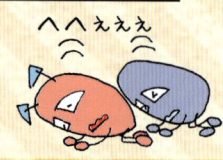

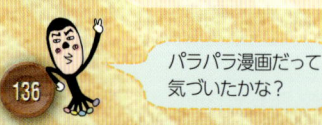

[ペリオバカ度診断 成績表]

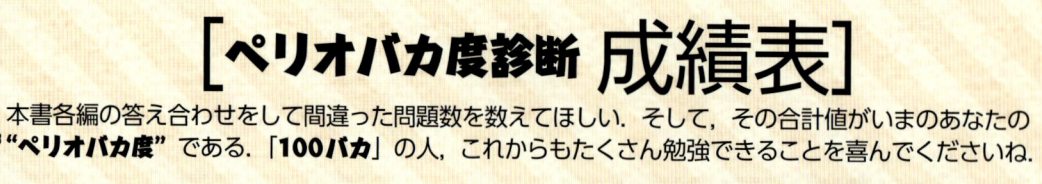

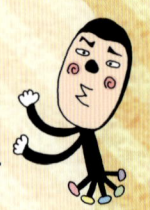

本書各編の答え合わせをして間違った問題数を数えてほしい．そして，その合計値がいまのあなたの"ペリオバカ度"である．「100バカ」の人，これからもたくさん勉強できることを喜んでくださいね．

ペリオバカ度（間違った問題数）

1. 歯周組織検査編 (P.14〜35)	／ 22バカ
2. 細菌編 (P.38〜49)	／ 12バカ
3. SRP 編 (P.52〜63)	／ 12バカ
4. 歯肉退縮編 (P.66〜74)	／ 8バカ
5. リスク編 (P.76〜81)	／ 6バカ
6. 根分岐部病変編 (P.84〜89)	／ 6バカ
7. 骨欠損編 (P.92〜97)	／ 6バカ
8. 口臭編 (P.100〜103)	／ 4バカ
9. 咬合性外傷編 (P.106〜109)	／ 4バカ
10. 歯周外科編 (P.112〜115)	／ 4バカ
11. 抗菌薬編 (P.118〜121)	／ 4バカ
12. メインテナンス編 (P.124〜135)	／ 12バカ

計　　／100バカ

パラパラ漫画だって気づいたかな？

ペリオバカ度診断 入学試験（低学年用）

　ここまで"バカ"と言われて傷つきながら「学び」の姿勢を守ってきたあなた．そんなあなたに一生"バカ"でいられるよう入学試験を行いたいと思います．死ぬまで学びの門戸を開いておくため，"知のありか"を追求し続けるために，ぜひ合格されることを祈っております．

ペリオバカ度診断　入学試験低学年用

1　プローブはいろいろな種類を使い分けるのがよい　　　　　　　　　　　　　（　）
2　低用量アスピリンでBOP率が上がることがある　　　　　　　　　　　　　　（　）
3　プロービング値が倍になると細菌数もだいたい倍になる　　　　　　　　　　（　）
4　ブラッシングでは深いポケット内には影響がでないので，やっても無駄だ　　（　）
5　もっともスケーラーを損傷するのは不適切なシャープニングである　　　　　（　）
6　適切なシャープニングでSRPの腕が格段に上がる　　　　　　　　　　　　　（　）
7　ペリオのリスクアセスメントには患者別と部位別がある　　　　　　　　　　（　）
8　1壁性骨欠損がもっとも再生しやすい　　　　　　　　　　　　　　　　　　（　）
9　動的治療では"アンダー"にならないよう，メインテナンスでは"オーバー"にならないように注意すべきである　　（　）
10　メインテナンスプログラムはそのときの状況に合わせて臨機応変に対応すべきだ　（　）

不正解数 × 10 ＝ あなたのペリオバカ度

「10バカ」から「100バカ」までのあなたは**合格**です．
学ぶことがたくさんあってワクワクしますよね．
その調子で学びを続けてください．
「ゼロバカ」だったあなたは残念ながら**不合格**となります．
次の高学年用入学試験の受験を許可します．

"低学年"とは学びのレベルが低いというわけではなく，学びの期間が浅いという意味である

【解答】1 × 2 ○ 3 × 4 × 5 ○ 6 ○ 7 ○ 8 × 9 ○ 10 ○

ペリオバカ度診断 入学試験(高学年用)

わからないところは必死で調べてね～

ペリオバカ度診断　入学試験高学年用

1　歯石の探知は偽陽性が多い　　　　　　　　　　　　　　　　　　　　　　　(　　)
2　顕微鏡で確認できる隣接面の歯石がX線写真で発見できるのは約4割　　　　　(　　)
3　アーカンサスストーンの主成分は水晶と同じである　　　　　　　　　　　　(　　)
4　シャープニングができているとカッティングエッジに白線が見える　　　　　(　　)
5　超音波スケーラーは圧電効果を利用している　　　　　　　　　　　　　　　(　　)
6　エムドゲイン®はブタの内エナメル上皮が分泌する物質を利用している　　　 (　　)
7　クロルヘキシジンはポケット内では効果が減弱する　　　　　　　　　　　　(　　)
8　メトロニダゾールやマクロライドはグラム陰性菌のポーリンを通過しにくい　(　　)
9　遺伝子多型の研究で遺伝子と歯周病の関係がかなりわかってきた　　　　　　(　　)
10　P.g.菌はポケット上皮細胞に侵入する能力をもっている　　　　　　　　　　(　　)

不正解数 × 10 = あなたのペリオバカ度

いかがでしたか？　「ゼロバカ」であればあなたの"いままで"の学びのレベルはそ～と～高いです．しかしながら，『自分にはまだ知らないことが無限にある』ということを自覚できていないようでしたら，あなたに"これから"はありません．
引き続き，「知の門戸」を広げ，学びを続けてくださいね．
そんなあなたに，私は敬意を表します．

【解答】1 × 2 ○ 3 ○ 4 × 5 ○ 6 ○ 7 ○ 8 ○ 9 ○ 10 ×

参考文献

プロローグ
1) Van Dyke TE：Control of inflammation and periodontitis. *Periodontol 2000*, **45**：158-66, 2007.
2) Naqvi AZ, et al.：n-3 fatty acids and periodontitis in US adults. *J Am Diet Assoc*, **110**（11）：1669-75, 2010.
3) El-Sharkawy H, et al.：Adjunctive treatment of chronic periodontitis with daily dietary supplementation with omega-3 fatty acids and low-dose aspirin. *J Periodontol*, **81**（11）：1635-43, 2010.

1. 歯周組織検査編
1) Kornman KS, et al.：The interleukin 1 genotype as a severity factor in adult periodontal disease. *J Clin Periodontol*, **24**（1）：72, 1997.
2) Armitage GC, et al.：Low prevalence of a periodontitis-associated interleukin-1 composite genotype in individuals of Chinese heritage. *J Periodontol*, **71**（2）：164, 2000.
3) Tai H, et al.：Association of interleukin-1 receptor antagonist gene polymorphisms with early onset periodontitis in Japanese. *J Clin Periodontol*, **29**（10）：882, 2002.
4) Dietrich T, Bernimoulin JP, Glynn RJ：The effect of cigarette smoking on gingival bleeding. *J Periodontol*, **75**（1）：16-22, 2004.
5) Tomar SL, Samira A：Smoking-attributable periodontitis in the United States：Findings From NHANES III. *J Periodontol*, **71**（5）：743, 2000.
6) Stern IB: Current concept of the dentogingival junction: The epithelial and connective tissue attachment to the tooth. *J Periodontol*, **52**（9）；465-76, 1981.
7) Gargiulo AW, Wentz FM, Orban B: Dimensions and relations of the dentogingival junction in humans. *J Periodontol*, **32**（3）：261-267, 1961.
8) Ingber JS, Rose LF, Coslet GJ: The "biologic width". a concept in periodontics and restorative dentistry. *Alpha Omegan*, **70**（3）：62-65, 1977.
9) Buser D, Warrer K, Karring T：Formation of a periodontal ligament around titanium implants. *J Periodontol*, **61**（9）：597-601, 1990.
10) Mombelli A et al.:Comparison of periodontal and peri-implant probing by depth-force pattern analysis. *Clin Oral Implants Res*, **8**（6）：448-54, 1997.
11) Badersten A, Nilveus R, Egelberg J.：Effect of non-surgical periodontal therapy. VII.Bleeding, suppuration and probing depth in sites with probing attachment loss. *J Clin Periodontol*, **12**（6）:432-40, 1985.
12) Haffajee AD, Socransky SS, Goodson JM：Clinical parameters as predictors of destructive periodontal disease activity. *J Clin Periodontol*, **10**（3）：257-65 ,1983.
13) Papapanou PN, Wenström JL：The angular bony defect as indicator of further alveolar bone loss. *J Clin Periodontol*, **18**（5）：317-22, 1991.
14) Nieri M, et al.：The prognostic value of several periodontal factors measured as radiographic bone level variation: a 10-year retrospective multilevel analysis of treated and maintained periodontal patients. *J Periodontol*, **73**（12）：1485-93, 2002.
15) Pontoriero R, Nyman S, Lindhe J:The angular bony defect in the maintenance of the periodontal patient. *J Clin Periodontol*, **15**（3）：200-4, 1988.
16) Lang NP, et al.：Bleeding on probing. A predictor for the progression of periodontal disease? *J Clin Periodontol*, **13**（6）：590-6, 1986.
17) Schrodi J, et al.：The effect of aspirin on the periodontal parameter bleeding on probing. *J Clin Periodontol*, **73**（8）：871, 2002.
18) Ravald N, Johansson CS：Tooth loss in periodontally treated patients. A long-term study of periodontal disease and root caries. *J Clin Periodontol*, **39**（1）：73 -9, 2012.
19) Becker W, Berg L, Becker BE.：Untreated periodontal disease : a longitudinal study. *J Periodontol*, **50**（5）：234 -44, 1979.
20) Becker W, Berg L, Becker BE.：Periodontal treatment without maintenance. A retrospective study in 44 patients. *J Periodontol*, **55**（9）：505-9, 1984.
21) Becker W, Berg L, Becker BE.：The long term evaluation of periodontal treatment and maintenance in 95 patients. *Int J Periodontics Restrative Dent*, **4**（2）：54-71, 1984.
22) Kressin NR, Boehmer U, Nunn ME, Spiro A 3rd.：Increased preventive practice lead to greater tooth retention. *J Dent Res*, **82**（3）：223 -7, 2003.
23) Bernadette P, Jens K, Ti-Sun K, Peter R, Peter E.：Tooth loss after active periodontal therapy.2: tooth-related factoces, *J Clin Periodontol*, **35**（2）：175-82, 2008.

2. 細菌編
1) Kumar PS, et al.:New bacterial species associated with chronic periodontitis. *J Dent Res*, **82**（5）：338, 2003.
2) Tuite-McDonnell M, et al. :Concordance of Porphyromonas gingivalis colonization in families. *J Clin Microbiol*, **35**（2）：455-61, 1997.
3) Asikainen S, Alaluusua S, Saxén L: Recovery of A. actinomycetemcomitans from teeth, tongue, and saliva. *J Periodontol*, **62**（3）：203-6, 1991.
4) Donlan RM & Costerton JW: Biofilms: Survival mechanisms of clinically relevant microorganisms. *Clin Microbiol Rev*, **15**（2）：167, 2002.
5) Socransky SS & Haffajee AD: Dental biofilms: difficult therapeutic targets. *Periodontol 2000*, **28**：12, 2002.
6) Parsek MR, Greenberg EP: Quorum sensing signals in development of Pseudomonas aeruginosa biofilms. *Methods Enzymol*, **310**；43-55, 1999.
7) Qasmussen TB, Givskov M: Quorum-sensing inhibitors as anti-pathogenic drugs. *Int J Med Microbiol*, **296**（2-3）：149-61, 2006.
8) Taggart JA, et al.: A clinical and microbiological comparison of the effects of water and 0.02% chlorhexidine as coolants during ultrasonic scaling and root planing. *J Clin Periodontol*, **17**（1）：32, 1990.
9) Greenstein G: Povidone-iodine's effects and role in the management of periodontal disease. a review. *J Periodontol*, **70**（11）：1397, 1999.

3. SRP編
1) Quirynen M, van der Mei HC, et al.: An in vivo study of the influence of the surface roughness of implants on the microbiology of supra- and subgingival plaque. *J Dent Res*, **72**（9）: 1304-9, 1993.
2) Bollen CM, Papaioanno W, et al.: The influence of abutment surface roughness on plaque accumulation and peri-implant mucositis. *Clin Oral Implants Res*, **7**（3）: 201-11, 1996.
3) Magnusson L, et al.: Recolonization of a subgingival microbiota following scaling in deep pockets. *J Clin Periodontol*, **11**（3）: 193-207, 1984.
4) Greenstein G: Periodontal response to mechanical non-surgical therapy. : a review. *J Periodontol*, **63**（2）: 118-130, 1992.
5) Sherman PR, et al.: The effectiveness of subgingival scaling and root planning.I. Clinical detection of residual calculus. *J Periodontol*, **61**（1）: 3-8, 1990.
6) Brayer WK, et al. Scaling and root planing effectiveness : The effect of root surface access and operator experience. *J Periodontol*, **60**; 67, 1989.
7) Caffesse RG, et al. : Scaling and root planning with and without periodontal flap surgery. *J Clin Periodontol*, **13**（3）: 205-10, 1986.
8) Buchanan SA, Robertson PB : Calculus removal by scaling/root planning with and without surgical access. *J Periodontol*, **58**（3）: 159-63, 1987.
9) Busslinger A, et al. : A comparative in vitro study of a magnetostrictive and a piezoelectric ultrasonic scaling instrument. *J Clin Periodontol*, **28**（7）: 642-9, 2001.
10) Taggart JA, Palmer RM, Wilson RF : A clinical and microbiological comparison of the effects of water and 0.02% chlorhexidine as coolants during ultrasonic scaling and root planning. *J Clin Periodontol*, **17**（1）: 32-7, 1990.
11) Rosling B, et al. : The use of PVP-iodine as an adjunct to non-surgical treatment of chronic periodontitis. *J Clin Periodontol*, **28**（11）: 1023-31, 2001.

5. リスク編
1) Nelson RG, Shlossman M, et al.:Periodontal disease and NIDDM in Pim indians. Diabetes Care **13**（8）:836-40, 1990.
2) Emrich LJ, Shlossman M, Genco RJ: Periodontal disease in non-insulin-dependent diabetes mellitus. *J Periodontol*, **62**（2）: 123-31, 1991.
3) Tomar SL, Samira A :Smoking-attributable periodontitis in the United States:Findings From NHANES III. *J Periodontol*, **71**（5）: 743, 2000.
4) Laine ML, et al. : Genetic susceptibility to periodontitis. *Periodontol 2000*, **58**（1）: 37, 2012.

6. 根分岐部病変編
1) HE Schroeder. 下野正基ほか訳：シュレーダー歯周組織. 医歯薬出版, 1989, 27.

7. 骨欠損編
1) Deas DE, et al.: Clinical reliability of the "furcation arrow" as a diagnostic marker. *J Periodontol*, **77**（8）: 1435-41, 2006.

8. 口臭編
1) Tonzetich J Production and origin of oral malodor : a review of mechanisms and methods of analysis. *J Periodontol*, **48**（1）: 13-20, 1977.
2) Yaegaki K, Sanda K: Biochemical and clinical factors influencing oral malodor in periodontal patients. *J Periodontol*, **63**（9）: 783-789, 1992.

9. 咬合性外傷編
1) Nyman SR, Lang NP: Tooth mobility and the biological rationale for splinting teeth. *Periodontol 2000*, **4**: 15-22, 1994.
2) Hallmon WW, Carranza FA, et al (eds) : The role of occlusion in periodontal disease. In : Periodontal Literature Reviews: A summary of current knowledge. American Academy of Periodontology, Chicago, 1996. p.89,

12. メインテナンス編
1) Schallhorn RG, Snider LE: Periodontal maintenance therapy. *J Am Dent Assoc*, **103**:227-31, 1981.
2) Ramfjord SP,et al.: Subgingival curettage versus surgical elimination of periodontal pockets. *J Periodontol*, **39**（3）: 167-75, 1968.
3) Ramfjord SP, et al.: Results following three modalities of periodontal therapy. *J Periodontol*, **46**（9）: 522-6, 1975
4) Morrison EC, et al.: The significance of gingivitis during the maintenance phase of periodontal treatment. *J Periodontol*, **53**（1）: 31-4, 1982.
5) Becker W, Berg L, Becker BE:Untreated periodontal disease : a longitudinal study. *J Periodontol*, **50**（5）: 234-244, 1979.
6) Becker W, Berg L, Becker BE: Periodontal treatment without maintenance. A retrospective study in 44 patients. *J Periodontol*, **55**（9）: 505-509, 1984.
7) Becker W, Berg L, Becker BE: The long term evaluation of periodontal treatment and maintenance in 95 patients. *Int J Periodontics Restrative Dent*, **4**（2）: 54-71, 1984.
8) Bernadette P, Jens K, Ti-Sun K, Peter R, Peter E: Tooth loss after active periodontal therapy.2: tooth-related factores. *J Clin Periodontol*, **35**（2）, 175-182, 2008.
9) Revald N, Johansson CS: Tooth loss in periodontally treated patients. A long-term study of periodontal disease and root caries. *J Clin Periodontol*, **39**（1）; 73-79, 2012.

索 引

あ

- アカデミックハイ……7, 9
- アジスロマイシン……61
- アスピリン……34
- アダプテーション……26, 28
- アドヒージョン……26, 28
- アラキドン酸カスケード……8
- アンダーブラッシング……63, 67
- アンダープロービング……16
- 安静時唾液……130
- インターロイキン-1……45
- インテグリン……24, 25, 26
- インプラント……28, 29
- 移植片……115
- 陰性的中率……32, 34, 92
- エナメル質……84, 94
- エナメル突起……84
- エピジェネティクス……19
- エムドゲイン……114
- エンドトキシン……44
- 炎症……14, 21
- 炎症性歯肉退縮……67
- オーバートリートメント……127
- オーバーブラッシング……63, 67, 72, 115, 124, 131
- オーバープロービング……16

か

- ガスクロマトグラフィ……101
- カリエスタイプ……76
- カリエスリスク……76
- 仮性ポケット……20
- 外毒素……44
- 角化歯肉……18
- 感染根管治療……89
- 感染ルート……40
- キュレット……60, 62
- 揮発性硫黄化合物……101
- 器具の選択……55
- 機械的除去……49, 119
- 喫煙……23, 34, 79
- 強酸性水……77
- 禁煙……79
- クエン酸……77
- クオラムセンシング……48
- クリーニング……128
- クロルヘキシジン……59
- グラム陰性菌……43, 44
- グラム染色……43
- グラム陽性菌……43
- グリコカリックス……14, 46
- 結合組織性付着……14, 18, 27, 28, 97
- 健康……77
- 健康オタクリスク……77, 124
- 健康な歯周組織……108, 109
- 嫌気性菌……42
- 嫌気性グラム陰性桿菌……118
- コラーゲン線維……14, 27, 28, 45
- 固定……107
- 口腔乾燥……130
- 口腔内写真撮影……68
- 口臭……100, 101, 103
- 好中球……46
- 抗菌薬……43, 46, 59, 61, 118
- 抗菌療法……119, 121
- 抗体……46
- 咬合性外傷……89, 108, 109
- 骨吸収……109
- 骨欠損……33, 93
- 骨欠損の分類……93
- 骨整形……96
- 骨頂……94
- 骨壁……93
- 骨膜……18
- 骨レベル……19
- 根分岐部……85
- 根分岐部病変……87, 89
- 根分岐部病変の分類……86
- 根面……52
- 根面カリエス……74, 131
- 根面カリエスリスク……73
- 根面被覆術……115

さ

- サイトカイン……45
- サウンディング……30
- サブカルテ……132
- 再生療法……97, 112, 114
- 再付着……97
- 細菌……48, 100
- 細菌の後戻り……54, 126
- 細菌の伝播……40
- 細菌バイオフィルム……46, 49, 119
- 暫間固定……107
- シャープニング……55, 62
- シャローサルカス……112, 114
- 刺激唾液……130
- 歯科衛生士……35, 121, 135
- 歯根……85
- 歯根の解剖学的形態……86
- 歯根膜腔……106
- 歯周外科……56, 112, 133
- 歯周形成外科……112, 115
- 歯周組織検査……19
- 歯周病……78
- 歯周病菌……39, 40, 41, 42, 43, 45, 52, 85, 118, 121
- 歯周ポケット……39, 42, 46, 49
- 歯石……55, 56, 57
- 歯槽骨……45
- 歯槽粘膜……18
- 歯肉……66
- 歯肉縁上のプラークコントロール……53
- 歯肉溝……14
- 歯肉溝滲出液……19, 42, 46, 102
- 歯肉増殖……129
- 歯肉退縮……67, 68, 71, 131, 133
- 歯肉退縮量……17
- 歯肉頂……20
- 歯磨剤……74
- 疾患感受性……80
- 出血率……22
- 上皮細胞……14, 24, 25
- 上皮性付着……14, 18, 24, 25, 26, 28
- 新付着……97
- 水平性骨欠損……95
- 垂直性骨欠損……95, 96
- 髄床底……89
- セメント-エナメル境……17
- セメント芽細胞……27
- セメント質……27, 94
- セルフケア……53
- 生物学的幅径……25, 68
- 切除療法……112
- 舌苔……103

線維芽細胞	27	
全身疾患	129	
組織付着療法	112, 113	

た

タバコ	23, 79
タンパク質	80, 101
ダイエット	66
唾液検査	130
耐性菌	61, 118, 120
知覚過敏	128
知のありか	10, 36
中断	135
超音波スケーラー	58, 59, 87
通性嫌気性菌	42
ディープサルカス	113, 114
デブライドメント	63
天然歯	29
糖尿病	78, 129
動的治療	35, 63, 133, 134
動揺	107
動揺度	106
特異的プラーク仮説	38

な

内毒素	44
長い接合上皮	25, 30, 95, 97

は

ハイドロキシアパタイト	74
ハンモック効果	16
破骨細胞	24, 45
ピラミッド	41, 47
引き継ぎ	132
非炎症性歯肉退縮	67, 71, 72, 115
非特異的プラーク仮説	38
ファーケーションアロー	92
ファーケーションプローブ	92
フッ化物	74
フルオロアパタイト	74
ブラキシズム	73, 77
ブラッシング	53, 72, 74, 77, 115

ブラッシング圧	72
プラーク	38
プラークスコア	22
プラスミド	48, 118
プロービング圧	15, 16, 29
プロービング時の出血	21
プロービング値	17, 18, 19, 20, 31, 69
プローブ	14, 15
プロドラッグ	118
付着歯肉	18
付着の喪失	31, 32
付着レベル	17, 19, 20, 69, 113
深い骨欠損	33
深い歯周ポケット	32, 54, 56
服薬	129
ヘミデスモゾーム結合	24, 26
ヘルトヴィッヒ上皮鞘	84, 94
ペニシリン	61, 120
ペプチドグリカン	43
ペリオタイプ	76
ペリオリスク	76, 79, 84
偏性嫌気性菌	42
ポケット療法	112
ポビドンヨード	59

ま

マイコプラズマ肺炎	120
マクロファージ	45
マクロライド系抗菌薬	61, 120
メインテナンス	35, 63, 73, 124, 125, 126, 127, 131, 132, 134, 135
メチオニン	102
メチルメルカプタン	102

や

薬液	59
陽性的中率	32, 34, 92

ら

ラミニン	24, 26
リコール間隔	54, 126, 127
リスクアセスメント	81

リスクファクター	23, 78
リポポリサッカライド	44
リモデリング	45
ルートトランク	88
レッドコンプレックス	41, 42, 46, 47

欧文

A.a. 菌	41
Aggregatibacter actinomycetemcomitans	41
Biologic width	25
BOP	19, 21, 34
BOP 率	22, 23, 34
CEJ	17, 20, 68, 94, 95
DNA	39
E.c. 菌	41
Eikenella corrodens	41
F.n. 菌	41
Fusobacterium nucleatum	41
Increased mobility	106
Increasing mobility	106
Lipopolysaccaride	44
LJE	25, 30, 95, 97, 113
LPS	44, 45
Micro-inflammation	78
P.g. 菌	40
Porphyromonas gingivalis	40
P.i. 菌	41
Prevotella intermedia	41
Red complex	41
SNP	80
SRP	52, 55, 60, 61, 69, 119, 133
T.d. 菌	41, 43
Treponema denticola	41
T.f. 菌	41
Tannerella forsythia	41
Thick-flat type	71
Thin-scallop type	71
VSC	101, 102

数字

1 塩基多型	19, 80

【著者略歴】
山本 浩正
1960年　和歌山県に生まれる
1985年　大阪大学歯学部卒業後，O-N Dental Clinic（現 貴和会歯科診療所）に勤務
1987年　Institute for Advanced Dental Studies にて研修
1989年　米国歯周病学会会員，JIADS 常任講師（2003年退任）
1994年　山本歯科開設
1998年　大阪大学大学院歯学研究科口腔分子免疫制御学講座在籍（〜2002年）
2006年〜 PEC（Postgraduate Education Course）主宰
2007年　新潟大学歯学部非常勤講師
2009年〜2016年　大阪大学歯学部招聘教員

ペリオバカ養成講座
──学びの門戸を開くための100の質問　　ISBN978-4-263-46313-0
2014年 8月25日　第1版第1刷発行
2021年 5月20日　第1版第6刷発行

著　者　山　本　浩　正
発行者　白　石　泰　夫
発行所　医歯薬出版株式会社
〒113-8612 東京都文京区本駒込 1-7-10
TEL. (03)5395-7636(編集)・7630(販売)
FAX. (03)5395-7639(編集)・7633(販売)
https://www.ishiyaku.co.jp/
郵便振替番号 00190-5-13816

乱丁，落丁の際はお取り替えいたします　　印刷・三報社印刷／製本・愛千製本所
Ⓒ Ishiyaku Publishers, Inc., 2014. Printed in Japan

本書の複製権・翻訳権・翻案権・上映権・譲渡権・貸与権・公衆送信権（送信可能化権を含む）・口述権は，医歯薬出版(株)が保有します．
本書を無断で複製する行為（コピー，スキャン，デジタルデータ化など）は，「私的使用のための複製」などの著作権法上の限られた例外を除き禁じられています．また私的使用に該当する場合であっても，請負業者等の第三者に依頼し上記の行為を行うことは違法となります．

JCOPY ＜出版者著作権管理機構 委託出版物＞

本書をコピーやスキャン等により複製される場合は，そのつど事前に出版者著作権管理機構（電話03-5244-5088, FAX 03-5244-5089, e-mail:info@jcopy.or.jp）の許諾を得てください．

"自分がどれだけわかっていないか"を知ることは学びのスタートである！

ペリオバカ養成講座 2
メインテナンス編
～学びの門戸を開くための102の質問～

山本浩正 著

AB判 / 176頁 / カラー
定価 5,940円（本体 5,400円+税10%）
ISBN978-4-263-46321-5 注文コード：463210

『ペリオバカ1』の続編として『デンタルハイジーン』に好評連載．
大幅加筆し，書籍化した待望の第2弾！

▶ メインテナンスにまつわる102の質問（ペリオバカ度診断）を収載．
豊富なエビデンスや臨床例を，Dr. Hiroの軽妙な解説と
イラストにより，楽しくわかりやすくまとめました．

▶ 間違えた問題の数が多いほど，学びの"可能性"は大きい──．
102のペリオバカ度診断を通し，自分が"何を知らないのか"を
「○」「×」でチェックしてみてください．

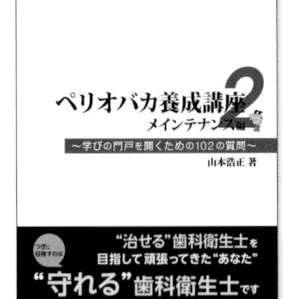

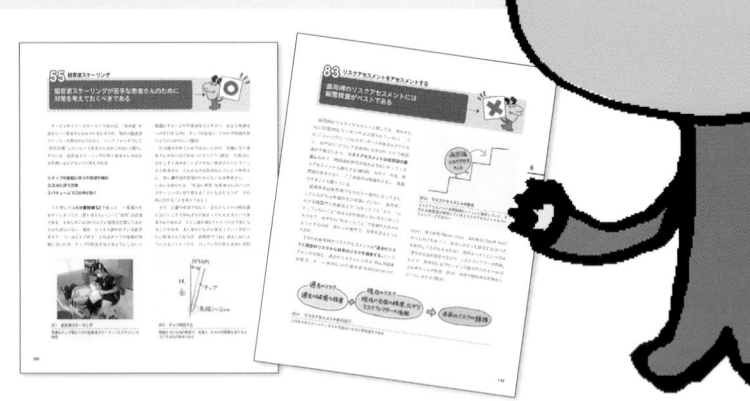

"治せる"歯科衛生士 を
目指して頑張ってきた"あなた"

つぎに目指すのは **"守れる"歯科衛生士** です!!

増刷を続ける好評書
『ペリオバカ1』のご案内

必携！

ペリオバカ養成講座
学びの門戸を開くための100の質問

山本浩正 著

● AB判 / 144頁 / カラー
● 定価 5,280円（本体 4,800円+税10%）
ISBN978-4-263-46313-0
注文コード：463130

医歯薬出版株式会社 〒113-8612 東京都文京区本駒込1-7-10 TEL03-5395-7630 FAX03-5395-7633 https://www.ishiyaku.co.jp/